路志正医学丛书

总主编　路志正

# 路志正中医心病学

主　　编　路志正

副 主 编　胡元会　李方洁　刘宗莲

编　　委　冯　玲　胡元会　李方洁　李　平

　　　　　刘签兴　刘宗莲　路京达　路京华

　　　　　路志正　王秋风　杨凤珍　周育平

学术秘书　陈了一　褚俞光　奎耀琴　师　帅

百岁国医大师路志正新书出版感言二维码

人民卫生出版社

·北 京·

**图书在版编目（CIP）数据**

路志正中医心病学／路志正主编. — 北京：人民
卫生出版社，2021. 10

（路志正医学丛书）

ISBN 978-7-117-26613-0

Ⅰ. ①路… Ⅱ. ①路… Ⅲ. ①心病（中医） Ⅳ.
①R256. 2

中国版本图书馆 CIP 数据核字（2021）第 195493 号

| 人卫智网 | **www.ipmph.com** | 医学教育、学术、考试、健康， |
| | | 购书智慧智能综合服务平台 |
| 人卫官网 | **www.pmph.com** | 人卫官方资讯发布平台 |

### 路志正中医心病学
Lu Zhizheng Zhongyi Xinbingxue

主　　编：路志正
出版发行：人民卫生出版社（中继线 010-59780011）
地　　址：北京市朝阳区潘家园南里 19 号
邮　　编：100021
E - mail：pmph @ pmph.com
购书热线：010-59787592　010-59787584　010-65264830
印　　刷：北京汇林印务有限公司
经　　销：新华书店
开　　本：710×1000　1/16　印张：25　插页：16
字　　数：325 千字
版　　次：2021 年 10 月第 1 版
印　　次：2021 年 12 月第 1 次印刷
标准书号：ISBN 978-7-117-26613-0
定　　价：99.00 元

打击盗版举报电话：**010-59787491**　**E-mail：WQ @ pmph.com**
质量问题联系电话：**010-59787234**　**E-mail：zhiliang @ pmph.com**

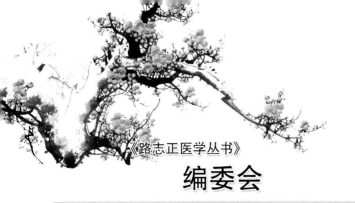

《路志正医学丛书》

# 编委会

**总主编**　路志正

**副总主编**　路喜善　高荣林　姚乃礼

**编委**(以姓氏笔画为序)

王九一　王小云　王承德　冯　玲　边永君

朱建贵　刘宗莲　苏凤哲　李　平　李方洁

李俊德　杨凤珍　张　波　张华东　赵瑞华

胡元会　胡镜清　姜　泉　姚乃礼　高社光

高荣林　海　霞　彭益胜　路　洁　路志正

路京达　路京华　路喜善

**学术秘书**

杨凤珍　刘宗莲　路　洁

百歲抒懷

信步杏苑八十煉百年風雲盡
眼收醫法護航強國勢存廢紛
爭似水流一世行知情未了幾
度筆書為國謀臨床療效是根
本辨証論治立潮頭人才工程
百千萬道經創新理重籌東學
西漸復興夢融會中西冠全球

已亥仲秋　廣州醫者路志正

百岁医翁自题词

祝賀

国医大师

路志正医学丛书正版

振兴中医之大作

培育后学之教材

二〇一五年春

邓铁涛题

邓铁涛题词

敬贺

路志正医学丛书出版

精研医旨求灵素圆机

活法见临床

程莘农题

程莘农题词

7

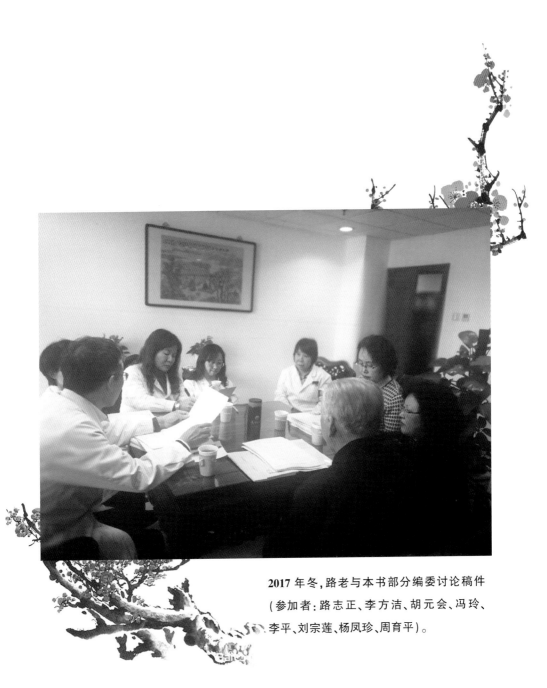

2017 年冬，路老与本书部分编委讨论稿件
（参加者：路志正、李方洁、胡元会、冯玲、李平、刘宗莲、杨凤珍、周育平）。

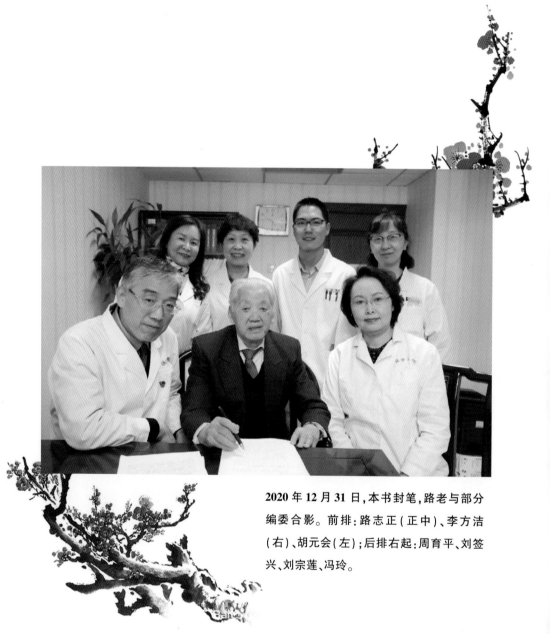

2020 年 12 月 31 日，本书封笔，路老与部分编委合影。前排：路志正（正中）、李方洁（右）、胡元会（左）；后排右起：周育平、刘签兴、刘宗莲、冯玲。

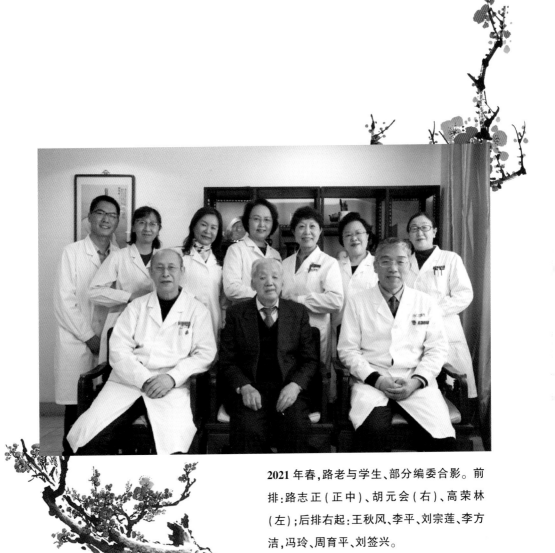

2021 年春,路老与学生、部分编委合影。前排:路志正(正中)、胡元会(右)、高荣林(左);后排右起:王秋风、李平、刘宗莲、李方洁,冯玲、周育平、刘签兴。

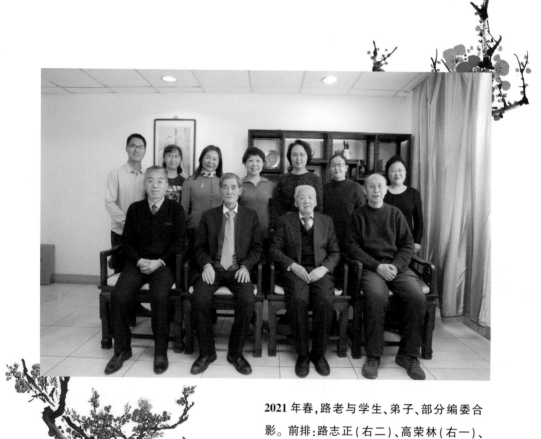

2021年春,路老与学生、弟子、部分编委合影。前排:路志正(右二)、高荣林(右一)、路喜善(右三)、胡元会(右四);后排右起:李平、王秋风、李方洁、刘宗莲、冯玲、周育平、刘签兴。

# 国医大师路志正教授简介

路志正(1920—)，字子端，号行健，河北藁城人，首届国医大师，首都国医名师，国家级非物质文化遗产传统医药项目代表性传承人，全国老中医药专家学术经验继承工作指导老师、师承博士后导师。曾兼任国家中医药管理局中医药工作专家咨询委员会委员、重大科技成果评审委员会委员、中华人民共和国药典委员会顾问、国家食品药品监督管理局新药评审顾问、国家中药品种保护委员会顾问等职，现兼任中华中医药学会风湿病分会终身名誉主任委员、中国医疗保健国际交流促进会中医分会名誉主任委员、太湖世界文化论坛岐黄国医外国政要体验中心主席，连任全国政协第六、第七、第八届委员，参政议政，建言献策，从"八老上书"以及后来的"五老上书"，殚精竭虑推动中医药事业的继承与发展，奠定了他成为中医智囊及在全国的影响力及号召力。

幼承家学，1939年毕业于河北中医专科学校，1952年入卫生部工作，在卫生部的二十多年中，他下乡求证，发掘、推广了许多宝贵的中医经验；他没有门户之见，敬重名家，团结同道，对有一技之长的"民间医"，也是虚心学习，关爱有加。他最早认定中医对乙脑治疗的成果；代表中医界参加血吸虫病的防治；下放支边，在包钢救治铁水烧伤的工人。1973年重返临床，进入广安门医院，建学科，兴特色，创学会，做科研，抓急症，育英才；出国讲学，把岐黄妙术广布海内外，注重中医药学术研究与传承，为中医学术的发展和中医理论的提高作出了积极的贡献。

杏林耕耘 70 余载,精通内外妇儿,擅治杂病,疗效显著,屡起沉疴,熟稔经典,融会百家,崇尚脾胃学说,依据时代疾病谱改变,铸就"持中央,运四旁,怡情志,调升降,顾润燥,纳化常"之调理脾胃学术思想。独树一帜,从脾胃论治胸痹;与时俱进,发展湿病理论,发明燥痹,研发痹病系列中成药,临床沿用至今;杂合以治,强调心身同调、药食并用、针药兼施、内外合治。

虽值耄耋之年,仍躬耕临床、手不释卷、笃思敏求、笔耕不辍,注重临床经验的整理提高和理论著述。先后主编《实用中医风湿病学》《中医内科急症学》《实用中医心病学》《中国针灸学概要》《路志正医林集腋》《中医湿病证治学》等专著 10 余部,发表学术论文百余篇,所主持的中医科研工作多次获奖。曾获 1994 年中国中医研究院中医药科技进步奖三等奖,1995 年国家中医药管理局中医药基础研究奖二等奖,1997 年中国中医研究院中医药科技进步奖二等奖,1998 年度国家中医药管理局中医药基础研究奖三等奖,2009 年中华中医药学会终身成就奖,2013 年中国中医学科学院唐氏中医药发展奖,2014 年岐黄中医药基金会传承发展奖,2015 年中国中医科学院广安门医院终身成就奖,2017 年岐黄中医药传承发展奖等。

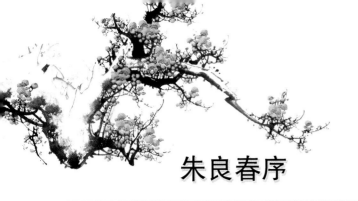

# 朱良春序

　　路志正教授,年届九十有四,步履轻健,思维敏捷,精神矍铄,犹有壮容。如此高龄,坚持临证,诊疾疗病,丝毫不乱;工作之余带领众弟子,将其毕生宝贵的学术思想、创新的思维模式、丰富的临床经验,汇集成《路志正医学丛书》,洋洋洒洒三百万字,叹为观止矣!我之与路老,耕耘岐黄术,神交数十年,路老此举,可谓老骥伏枥,壮心不已,利在当代,功在千秋。

　　先生幼承庭训,19岁即悬壶故里,因精明强干,中华人民共和国成立之初被调入卫生部中医司技术指导科,从事中医药科研技术指导管理20余年。先生在知天命之年,到广安门医院,专职从事临床、科研、教学,潜心治学,精研岐黄,由此翻开了新的一页。先生数十年如一日,辛勤耕耘,孜孜不倦,梦寐以求,善于思考,与时俱进,把握机遇,为发现问题明辨之,求解决疑难笃行之,在不断求索、大医精诚的道路上硕果累累、创新不断。

　　先生从医70余载,师古而不泥古,长期的临床实践积累了丰富的临床经验和精湛的医术,形成了自己独具特色的调理脾胃学说和湿病理论,为丰富和发展中医药学术宝库做出了积极贡献。

　　丛书字里行间透视出先生一身正气,怀仁济世、弘耀岐黄的远高志向;秉行"满招损、谦受益",虚怀若谷,博采众长的宽阔胸襟;鸡声灯影觅新知,学无止境,勇攀高峰,不断创新的治学方略。正因为此,先生学验俱丰,铸就德高望重的一代大医。

　　《中医基础讲稿与临证运用》汇集了先生讲授中医基础理论,涵盖内经、难经、伤寒、金匮、温病、针灸等内容,其中精辟见解体现了先生历来强调的中医治病遵循"一针二灸三食四服药"之重要理念。

先生于20世纪50年代初在卫生部工作时,就开展多种流行病调查研究,最早认定中医治疗乙脑成果;参加血吸虫病的中医防治,提出"中医先治腹水,后用西药锑剂杀虫"原则;支边包钢医院,以温病和外科火毒理论为指导论治重症烧伤,中西医合作取得满意疗效。数十年来,先生识病,强调气候、物候、地土方宜,以及个人体质、生活方式与发病的关系;主张临证贵知常达变,治病必求其根本,同病异治,异病同治,圆机活法等。如此识病辨证,方可纲举目张,先生治病屡起沉疴。这些充分体现在路志正学术思想、医论、医案、医话等文稿中。

先生认为,内科与专科是博与约的关系,随着时代的进展,既要具备大内科的扎实基础,也需要攻克专科的水平,这样在临床上才可游刃有余。丛书的《路志正风湿病学》阐述了先生论风湿、治风湿、防风湿的独特见解和临证经验;《路志正中医心病学》阐发了先生论治真心痛、肝心痛、脾心痛、胃心痛、肺心痛、胆心痛、肾心痛、心悸、心瘅、心水、心痹、脉痹等心病的理论认识和经验,以及数十年从湿论治冠心病的科研成果贯穿其中。丛书充分论述了路志正脾胃学术思想形成渊源,提出路志正脾胃学说核心思想是:持中央,运四旁,怡情志,调升降,顾润燥,纳化常,通络脉,畅气机。先生根据新脾胃思想制定组方用药的规律与特点,将风类药运用、经方的发展与运用、后世医家脾胃病名方的运用体会、寒温并用的体会、升降相依的运用、润燥结合的方法融合其中。先生将调理脾胃学术思想应用于临床治疗消化病、循环病、神经系统病、老年骨病、肺病、肝病、肾病、肿瘤、风湿免疫病、代谢病(高血压、高血脂、高血糖、高尿酸)等多种疾病,符合临床,切合实用,体现了先生与时俱进、充满创新意识的学术风格。

除了丰富的学术和临证经验,先生尚有中医发展与管理、教育与传承等方面建言献策。如针对日本小柴胡汤治肝硬化导致死亡事件、马兜铃医疗事故案(国外减肥药——西药加中药,将其毒副作用加于中药马兜铃;国内一高年心肺衰竭患者,因中医处方中有小剂量炙马兜铃,病逝后作为医疗事故),先生都秉执正义,捍卫中医药事业尊严,提出不同意见,直至被法院判为无罪。这些无不体现出他为国家中医药事业而浩然正气、大义凛然的风格。

《路志正医学丛书》充分反映了先生妙手回春的精湛医术、大医精诚的高尚医德、博极医源的治学态度和热爱中医药事业的赤诚情怀。路志正先生是我国中医药界的一面旗帜,为中医药学者树立了一个典范。此丛书面世,实属我国中医药界的一大幸事,有很高的学术价值,不可估量,可歌可贺。读过此书,必将开卷有益,受惠无穷。

书稿既成,即将付梓,先睹为快,爰以为序。

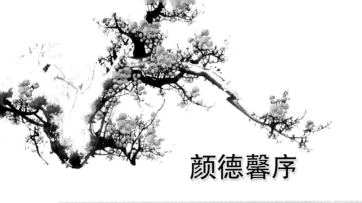

# 颜德馨序

我与路志正老同庚,相识于20世纪50年代,有颇为相似的人生经历。我出生于中医世家,1939年毕业于上海中国医学院;路老幼承家学,1939年毕业于河北中医专科学校。我随父亲颜亦鲁老中医学习;路老跟伯父路益修老中医侍诊。1939年路老在河北藁城悬壶济世;1941年我在上海中医执业。20世纪50年代初,我在上海组建联合诊所,后到上海铁路中心医院任中医科主任;路老则在北京中医进修学校学习,后到卫生部中医技术指导科工作。路老中医政务缠身,我则临床诊务繁忙,虽南北相隔,但相互仰慕,鸿雁传书,心息相通。路老在卫生部主管中医学术交流、推广、整理、提高等工作,经常能与全国名家交流。路老每次出差来沪,我们必互相造访,共述衷肠,切磋学术,交流心得,常有"与君一席话,胜读十年书"之感。路老到基层调研,抢救保护北京"捏脊冯",四平"易筋经拍打疗法"等民间医术;1953年路老参加卫生部抗美援朝医疗队,发现"遗精穴",收入《针灸经外奇穴图谱》;1955年路老总结鉴定中医治疗流脑的经验,为中医治疗急性传染病提供了典范;1956年路老参加卫生部防治血吸虫病专家组,提出了中医先治腹水、继以西药杀虫的中西医合作治疗晚期血吸虫病肝硬化腹水的方案,挽救了大批患者;1960年路老参加中医研究院包钢医疗队,运用中医温病和外科理论方法,成功抢救大面积钢水灼伤的危重患者。我对路老中医理论的造诣、中医创新的思维、出神入化的医术,极为膺服,不胜感叹。

"文化大革命"中我们共同经历了磨难,改革开放以后中医获得

19

了良好的发展机遇。我们与邓铁涛、任继学、焦树德等十位全国名老中医多次上书中央，提出建设性意见，促进了国家中医药管理机构的改革、中医继承教育的革新，按照中医药特有的规律，解决中医药管理、教育及后继乏人乏术等问题，以繁荣发展中医药大业。20世纪90年代初，我们共同获得国务院政府特殊津贴，共同成为首批全国老中医药专家学术经验继承工作指导老师，为中医药培养高级人才作出了奉献。

我注重中医气血理论，提出"气为百病之长，血为百病之胎""久病必有瘀，怪病必有瘀"的学术观点及以调气活血为主的"衡法"治则，在中医治则学研究中有所创新。1989年"瘀血与衰老的关键——衡法Ⅱ号抗衰老的临床和实验研究"获国家中医药管理局科技进步奖二等奖。路老崇尚中医脾胃学说，持中央以运四旁，用调理脾胃法治疗胸痹，开创了中医治疗冠心病的新思路、新方法。1995年"调理脾胃法治疗胸痹经验的继承整理研究"获国家中医药管理局中医药基础研究奖二等奖。2003年，我们共赴广东实地考察，与广东中医同道一起，制定广东中医药治疗传染性非典型肺炎的方案，付诸实施，并分别为上海、北京抗击非典型肺炎的战斗中作出了贡献，同被评为"全国防治非典型肺炎优秀科技工作者"。

2007年我们同被文化部评为第一届国家级非物质文化遗产中医生命与疾病认知方法项目传承人。2009年我们同被中华中医药学会授予的终身成就奖，被人力资源和社会保障部、卫生部、国家中医药管理局评为首届"国医大师"。

真可谓：共历杏林甘与苦，同为中医鼓与呼，我们情同手足，荣辱与共。今后，为了中医药事业，我们将并肩携手，相约共度百年。

《左传·襄公二十四年》引古训曰："太上有立德，其次有立功，其次有立言。虽久不废，此之谓不朽。"路老行医70余年，心惟仁爱，普度慈航，是谓立德；路老2009年获中华中医药学会终身成就奖，获"首都国医名师"、首届"国医大师"称号，2010年获中医药国际联盟"岐黄中医药传承发展奖",2011 年获第三届"首都健康卫士"称号,是谓立功;我置放案头,时时拜读的路老《路志正医林集腋》《中医实用风湿病学》《中医湿病证治学》等著作,是谓立言。

我近来得知,路老以九十有四之高龄,欣然命笔,撰写《路志正医学丛书》,且已杀青。《路志正医学丛书》分医论、建言献策、经典讲稿、学术思想、经验传承、医案医话、医籍序评,以及风湿病、心病、脾胃病等诸分卷。是书上及天文,下涉地理,中傍人事,述自然万物之规,人体生生之律;内涵中医五脏六腑之理,经络气血之纲,病因发病之机,防治养生之法。路老崇尚脾胃学说,继承前人的理论,结合自己的感悟,凝练概括出"持中央、运四旁,怡情志、调升降,顾润燥、纳化常"的调理脾胃为中心的学术思想。路老根据临床实践,提出北方亦多湿邪论、百病皆由湿作祟的学术观点,系统论述了湿病的发病规律、证候特点、常见疾病、治疗方略,辨别湿病,要善抓主症,治疗湿病,倡理气为先,注重通、化、燥、渗四法,集中医湿病之大成。这些充分体现了路老深厚的中医理论功底、丰富的临床积累和升华理论,创立新说的能力。路老精通中医内科、针灸,对妇科、儿科、外科等亦很有造诣,丛书展示了路老精细的临床诊察,深刻的临证思辨,精湛的医疗技能和卓越的临床疗效。

观《路志正医学丛书》,洋洋大观,凡 390 余万言,堪称当代中医巨著。我佩服路老卓越的胆识、充沛的精力和坚韧的毅力,在鲐背之年行此不朽之作,遂欣然为之序,以彰其说。

2015 年 4 月 20 日

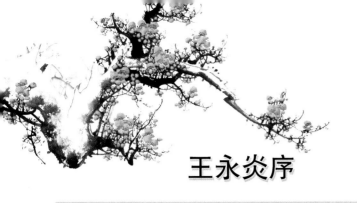

# 王永炎序

　　路志正先生,中医学家、中医临床家、中医教育家,系吾辈中医学人的参师。先生早年从政于中央卫生部中医司20余载,忠实贯彻了郭子化老部长与吕炳奎司长维护发展中医事业的意图,亲历参与开国之初党和国家中医政策的制定和执行,为中医事业日后的复兴起着重大的奠基作用。对于北京中医学院早期办学的困境,路老与中医司领导及同事亲历所为排忧解难,主管中医司帮助协调北京市与国务院领导,逐步解决了教师队伍、教材编撰与校舍建设等问题,作为首批中医大学生我们见证了开创现代高等中医教育的风雨历程,切身感悟到前辈中医事业管理者艰辛奋争、忠诚党的事业所作出的伟大的奉献。这一段历史吾辈学人永志不忘。

　　20世纪80年代初叶,崔月犁同志出任卫生部部长,在湖北武汉成立了中华中医内科学会,而后我与先生往来日渐增加,情谊日益增厚。追忆30多年常往来会议期间,或书房诊室,或研习讲座,或襄随会诊。先生所论最多者当属中医学科建设和事业发展的症结;先生力主以文化自觉宏扬国医国药国学以传承为主旨,在传承的基础上创新。1982年我与同辈中医学人始启动中医药标准化工作,来自老前辈的部分先生在"常见病证诊断标准与疗效评定标准"起草制定与广泛讨论过程中,提出中医学圆机活法,不需要标准的约束。我对老先生既往维护中医学术的深厚情感是尊敬与钦佩的,然而规划标准是时代的需求,是中医药学科成熟的重要标志,是衡量事物的基础。届时中医内科学会路老师及焦树德、巫君玉、步玉如先生等鼎力支持我主张,遂坚持中医原创优势特色,积极谨慎做一份创新的工作,拓展国内外的学术影响力。几位老先生帮我们度过了最艰难的阶段,有了良好的开端。路老师多次在内科年会上讲:"这一代中医学者是值得信任的,是我们培养的,他们忠诚中医事业,我们不应否定自己"。以后 30 年在行业、国家、国际标准及中医术语规范等方面,路老师等一代名医给予了中医标准化研究团队太多的激励、关怀和帮助。今年 9 月中国标准化委员会评选出中医标准化与中国水利水电标准化各一位授予终身成就奖。中医标准化工作在路老师等老一辈专家和全国中医医教研产专家的努力与支持下取得了阶段性成果。

记得我在任职北京中医学院行政领导期间,无论是学科学术建设还是相处人际关系的管理工作上,都曾得到路老师的教诲与点拨。由于我涉事不深,体悟钝拙,曾经遭遇坎坷之际,路老师告诉我应处事自然,不可气馁,不要郁闷,多责问自己,从中吸取教训。先生要我重新振作保重身心健康,令我痛定思痛之后,牢记"遇贬黜责己""失意需静心"。10 年后复职,于 1998 年底奉调中医研究院后,在先生指导下到基层(所、院)学科实验室层面,尽快恢复科研常态,设置苗圃工程,争取"863""973"与国家自然科学基金委的重点与重大课题,完善一级学科博士授权,全方位建立博士后科研流动站,扩大招生规模,大力提拔导师,很快地渡过了混乱的局面。

欣闻路老师之"医学丛书"将付梓面世,实乃可喜可贺之事。先生幼承家学,崇尚哲史国学。20 世纪 30 年代就读于河北中医专科学校,攻读 5 年毕业,于 1939 年通过河北中医师资格考试,即悬壶业医,凡 75 载可谓积学储宝。先生专攻临证,彰显效力,德艺双馨,仁术并重,拳拳之心,总以惠民为重,真乃吾辈良师。先生力主传承创新之举,悟道导航之功,甘为人梯之德,破策问难之论,令我同辈学人感受至切至深而历久弥新。先生诚心待人、博极医源、憺定淡雅、精进沉潜、惟仁惟学的精神也是吾辈做人治学的楷模。先生志笃岐黄,熟谙经典,汲取新知,善于思考,勇于探索,阐述中医理论;其间对于疑难复杂疾病,崇尚脾胃学说,发挥湿病理论,提出"持中央,运四旁,怡情志,调升降,顾润燥,纳化常"等系统的学术思想,值得学术界认真学习继承以推广之,为指导中医临床疗效的提高作出了重要的贡献。

纵观路老师之"医学丛书",内容宏富,贯穿中医理论与临床实践,有医论、医话、医案、临床基础讲稿、序评随笔;寓有脾胃论、心病证治、论治风湿病的新见解、新学说与新理论。可贵之处在于先生作为一代学者对事业的忠诚、自信心与责任感。建言献策,以文稿形式表述对中医学术方向及医教研管理的建设性意见,以见证65年来中医事业艰难曲折复兴发展的历程。还有人文科学的重要组成部分,诸如忆思故人,采风随笔,大医精诚路等。总之,"医学丛书"展现了路老师一生继往圣、开来学、弘医道、利民众的学术成就。先生及编撰团队邀我作序是对我的信任与鼓励,不敢懈怠,为表达对先生"惟德是从"的感恩,及同辈学人的嘱托,写了如上的文字,爰为之序。

学生 王永炎 鞠躬

甲午季秋

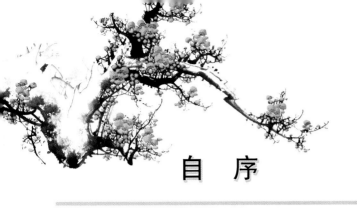

# 自　序

　　吾生于 1920 年,遥想当年,年少朦胧,秉父命承家学,入医校诵医经、修文史。年稍长智顿开,志岐黄意弥坚。1937 年,日寇入侵,医校停办,随师临证、抄方又两年。1939 年取得了医师资格,遂正式步入医林。白驹过隙,日月如梭,博击医海越七十六载。简言之,我的行医生涯可分为三个阶段:

**第一阶段:1939—1950 年**

　　初入杏林,时感力不从心。这就逼着我不得不白天出诊,晚上挑灯夜读,带着问题寻觅、判断每一诊治过程中的得失,以便及时调整。总的来说,这一时期仍是我夯实基础及养成学习习惯的一个重要阶段。说到经验,一是时间久远,二是当时的"脉案"已全部遗失,故在我的记忆中,能忆起的"教训"远比"经验"多,这一点在"路志正传略"中有所反映。如果没有这十几年在农村的锤炼,没有对《内经》《难经》《伤寒论》《金匮要略》《针灸甲乙经》及温病等典籍的深入学习和应用,在抢救包钢工人大面积烧伤的战斗中,就不可能那么从容地应对,更不会取得那么好的效果;同样,在 2003 年严重急性呼吸综合征(SARS)来袭时,也不可能通过电话对我的广东学生进行指导。因此我要说中医古典医籍和温疫学著作,是我们中医的宝贵财富,是战胜急性热病和重大疫情的重要法宝。我们应对其进行深入的学习、挖掘、整理、研究和提高,以便更好地造福世界人民。

### 第二阶段：1950—1973 年

中华人民共和国成立初期，为了向名医大家学习，1951 年我进入"北京中医进修学校"学习西医知识。1952 年 7 月毕业后，承分到中央卫生部医政司医政处中医科工作。1954 年 7 月中医司正式成立，遂调入中医司技术指导科，负责全国中医、中西医结合人员的进修培训，科研立项及其成果鉴定、临床经验推广工作。其间，作为专家组调查人员，分别于 1954 年，最早确认中医治疗流行性乙型脑炎的"石家庄经验"；1956 年，参加血吸虫病的防治工作；1961—1962 年，奉派到包钢职工医院支边，参加门诊、病房会诊、教学工作 2 年。另外，兼任卫生部保健医，每周在卫生部医务室出诊 2 个半天，以及担任《北京中医》（后改《中医杂志》）编辑校审等工作。

这一时期，由我主编或参与编写的医著 2 部；发表医学论文 3 篇。这些医著或论文，均与我当时的工作与流行时病密切相关。

《中医经验资料汇编》，由卫生部组织，为贯彻党的中医政策，将各地中西医密切合作治疗各种疾病的临床经验，进行总结编纂而成，不仅有利于提高中医治疗水平，对中医研究工作亦提供了丰富资料。全书分上、下两册，1956 年由人民卫生出版社出版，后改内部发行。

《中国针灸学概要》，是 1962 年应国外友人、华侨学习针灸之需，由卫生部中医司征调北京、上海等地多名针灸专家、外文翻译人员，共同完成的指令性任务，1964 年由人民卫生出版社出版。

论文《中医对血吸虫病症候的认识和治疗》，是 1956 年我作为专家组调查成员，经过调研后，提出"中医先治腹水，后用西药锑剂杀虫"的治疗方案，通过领导和基层防治人员广泛肯定并得以推广。

《中医对于伤风感冒的认识和治疗》，缘于 1957 年冬至 1958 年春流感全球范围流行。1957 年 12 月 27 日《健康报》载：法国 10—11 月间约有 1.4 万人因患流行性感冒而死亡。据日本厚生省宣布，到 14 日为止，已有 573 名日本儿童因感染流行性感冒而死亡。由于本病的侵袭,全国 104 万以上儿童不能上学,有 3 153 所学校完全停课。鉴于流感对人体危害的严重性,不能不引起我们的重视而完成本文,旨在提高对本病的认识,加强对策和防范是本文的重点。

《中医对大面积灼伤的辨证论治》,是 1960 年我赴包头钢铁厂职工医院支边期间,运用中医温病与外科理论作指导,参与多例大面积烧伤中西医合作救治后撰写本文,病案救治过程详见《包钢医院日记》。

这一时期医著不多,但它开创了我人生中的几个第一次,为后来的发展储备了知识、平添了才干,因此意义重大。上述 3 篇论文,已收入《路志正医论集》,以馈读者。

在卫生部工作的 20 多年时间里,由于工作性质,使我能近距离接触各地的名医大家和有一技之长的民间中医,并能看到各地报送的技术资料,为我理论水平和实践能力的提高带来难得的机遇;而另一方面,大师们虚怀若谷、谦逊诚恳的为人作风,以及心静若水、不尚虚浮、严谨认真、不断进取的治学精神,对我有着潜移默化的影响。因此,这 20 年的医政生涯,是我人生练达、眼界大开、学以致用、兼收并蓄,学识品识不断积淀和提高的重要时期。

## 第三阶段:1973 年至今

1973 年 11 月,在我的一再要求下,得以回归本行,调入广安门医院成为一名普通医生,从此走上了专心治学、精研岐黄之路。

在广安门医院工作的 40 多年,恰值我国社会政治、经济和各项事业急剧变化,由乱转治、由治转向高速发展的最好时期。和各行各业一样,中医药事业发展的外部环境日益宽松,而业内学术研究氛围也越来越浓;更由于中国中医科学院及广安门医院各届领导的大力支持,我得以读经典,做临床,重急症,倡湿病,行特色,搞科研,组建中医风湿病与心病学分会;发论文,著医书,弘扬中医学术;重传承,收弟子,带硕士、博士、博士后研究生,培养中医人才;自命为"中医形象大使",通过在国内外讲学交流、诊治疾病等一切时机,向广大群众、领导干部、外国友人推介中医,宣传中医药文化和"治未病"养生保健的理念。更是利用全国政协委员的身份，认真履行职责，积极参政议政，为中医药事业的生存和发展建言献策，做出了一些成绩。

此外，首开中医内科急症讲座班，出版《中医内科急症》专著。最早提出创办国家瘟疫研究所，以应对突发性传染病的发生，建议开办中医温热病(包括湿热病)医院，以传承其治疗瘟疫等经验和特色。随着党的中西医并重的方针确立，深刻认识到中医在妇科产科方面大有作为，具有求嗣、胎教、临产等特色和优势，于 2014 年两会期间提案建议成立中医产科医院、中医儿科医院，以更好培养新一代聪明伶俐、健康活泼的后继人才。

因此这 40 年，对我来说可谓是天道酬勤，厚积薄发，在学术上有所建树的黄金时期。

习近平主席说："中医药学凝聚着深邃的哲学智慧和中华民族几千年的健康养生理念及其实践经验，是中国古代科学的瑰宝，也是打开中华文明宝库的钥匙。深入研究和科学总结中医药学对丰富世界医学事业、推进生命科学研究具有积极意义。"前些年，我一直忙于组织和领导交给的诸多工作，无暇顾及自己的学术思想和临床经验的总结，故每当好友、学生提及，亦常引为憾事。作为国家非物质文化遗产传统医药(中医生命与疾病认知方法)项目代表性传承人之一，理应为中医药的传承工作再多作一些贡献。在学生和家人的鼓励与协助下，我和我的团队在百忙中倾注大量时间和精力，将我 60 年来医文手稿、各科医案等进行了整理，撰写《路志正医学丛书》系列。丛书包括医论、建言献策、经典讲稿、医案医话、医籍评介、学术思想研究、经验传承、风湿病、心病、脾胃病、妇儿科病等内容共 10 卷。吾已近期颐之年，然壮心未已，期待本丛书问世，为中医传承再尽绵薄之力。

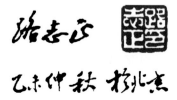

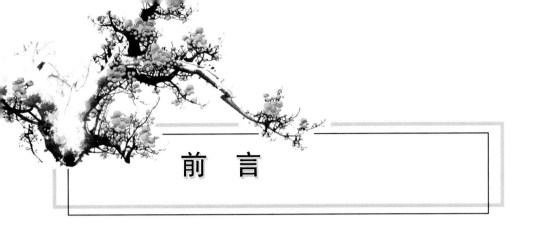

# 前　言

　　本书是《路志正医学丛书》的分册之一,是以反映路老学术思想和临证经验为主的中医心病学专著。全书分为上、中、下三篇,上篇为中医心病学基础,主要阐述心的生理功能及其与其他脏腑、经络、气血津液的关系,阐述心病病因病机,及路老的观点与认识;中篇为中医心病治法,重点阐述路老常用治法方药、调理脾胃辨治心病的理念和遣方用药规律;下篇为中医心病辨证论治,具体体现路老辨治心病的临证思维和经验。书后的附录是回顾路老中医心病学术思想的形成,见证一代宗师的风范和养成。

　　路老心病学术思想的形成,始于20世纪80年代,历经数十年,发表的许多医案、医话、论著及出版的专著中都载有心病内容,在《路志正医学丛书》的其他分册中也涉及相关内容。本书是站在中医心病学的角度,收集这些已公开发表和未曾发表的相关素材,系统整理成册,因此在内容上有部分重叠交叉。

　　在本书载录的中医心系疾病中,有些病名在古、现代典籍和医书中皆未见记载。在撰写作这部专著时,路老及其弟子根据古代医家论述,结合现代临床医疗实践,首次进行了命名。

　　本书是路老数十年临床经验的总结凝炼,内容丰富,资料翔实,结构紧凑,是对中、高年资中医师有临床指导意义的案头书、参考书和经典的专业收藏图书。

　　本书是在路老亲自指导下,由其多年之亲传弟子历经六载、十数次撰写删补修辑而成的"路志正心病学"临证医理和辨证精华。其中所列医案,均为路老所集亲临验案;按语部分是弟子在细细品读、揣摩甚或就其所疑,在请教路老后予以表述。然限于个人水平,难免有疏漏或不妥之处,望同仁不吝赐教、批评指正!

　　在本书撰写过程中,高荣林教授对全书稿件予以审阅把关,路喜善老师给予很多建议和支持,在此对他们表示由衷的感谢!

**编者**

2020 年 4 月于北京

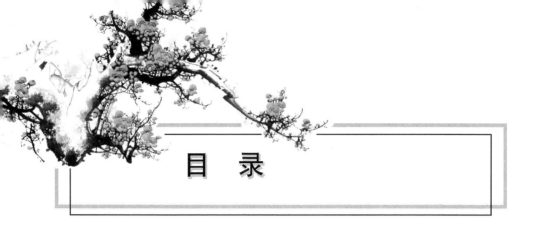

# 目 录

## 上篇 中医心病学基础

第一章 中医心病学概述 …………………………… 3

一、中医心病学定义 ……………………………… 3

二、中医心病学源流 ……………………………… 3

三、中医心病学的命名与内涵 …………………… 7

第二章 心的生理功能 ……………………………… 11

第一节 心的解剖 ………………………………… 11

第二节 心的生理功能 …………………………… 12

一、心主血脉 ……………………………………… 12

二、心藏神 ………………………………………… 13

三、心为阳中之太阳,为五脏六腑之大主 ……… 15

四、心在液为汗 …………………………………… 15

五、心在体合脉,其华在面 ……………………… 16

六、心开窍于舌 …………………………………… 16

七、心与小肠相表里 ……………………………… 17

八、心在志为喜 …………………………………… 17

九、心其应在虚里 ………………………………… 17

十、心与夏气相通应 ……………………………… 18

附:心包络 ……………………………………… 18

第三章 心与脏腑 …………………………………… 20

第一节 心与肝 …………………………………… 21

第二节 心与肺 ……………………………………… 22

第三节 心与肾 ……………………………………… 23

第四节 心与脾胃 …………………………………… 24

一、脾胃虚损,化源不足,气血亏虚,心神失养 ……… 25

二、运化失常,水饮不化,痰湿内生,心脉壅塞 ……… 25

三、升降不利,气机郁滞,协以痰瘀,心脉阻塞 ……… 26

第五节 心与胆 ……………………………………… 26

第六节 心与三焦 …………………………………… 27

第四章 心与气血津液 ……………………………… 29

第一节 心与气 ……………………………………… 29

一、心阳 ………………………………………… 29

二、心气 ………………………………………… 30

第二节 心与血 ……………………………………… 32

一、心主血 ……………………………………… 32

二、心主脉 ……………………………………… 33

第三节 心与津液 …………………………………… 34

一、心与津液代谢 ……………………………… 35

二、心与汗、溺 ………………………………… 35

第五章 心与经络 …………………………………… 37

第一节 心与十二经脉 ……………………………… 38

一、手少阴心经 ………………………………… 38

二、手太阴肺经 ………………………………… 38

三、手阳明大肠经 ……………………………… 39

四、足阳明胃经 ………………………………… 39

五、足太阴脾经 ………………………………… 40

六、手太阳小肠经 ……………………………… 41

七、足太阳膀胱经 ……………………………… 42

八、足少阴肾经 ………………………………… 42

九、手厥阴心包经 ……………………………… 43

十、手少阳三焦经 …………………………………… 44

十一、足少阳胆经 …………………………………… 44

十二、足厥阴肝经 …………………………………… 45

十三、小结 …………………………………………… 45

第二节　心与奇经八脉 ………………………………… 46

一、任脉 ……………………………………………… 46

二、督脉 ……………………………………………… 46

三、冲脉 ……………………………………………… 47

四、带脉 ……………………………………………… 47

五、阴跷脉、阳跷脉 ………………………………… 47

六、阴维脉、阳维脉 ………………………………… 47

七、小结 ……………………………………………… 48

第六章　心病的致病因素 ………………………………… 49

第一节　外感 …………………………………………… 49

一、风邪中心 ………………………………………… 50

二、寒邪中心 ………………………………………… 51

三、暑邪中心 ………………………………………… 52

四、湿邪中心 ………………………………………… 52

五、燥邪中心 ………………………………………… 53

六、火热之邪中心 …………………………………… 54

七、其他 ……………………………………………… 55

第二节　内伤 …………………………………………… 56

一、饮食失节 ………………………………………… 56

二、劳逸失度 ………………………………………… 57

三、七情过极 ………………………………………… 57

四、年老体衰 ………………………………………… 58

五、用药不当 ………………………………………… 59

第七章　心病的发病机制 ………………………………… 61

第一节　本脏病机 ……………………………………… 62

一、心气、心阳失调 ……………………………… 62

二、心血、心阴失调 ……………………………… 63

第二节　他脏病机 …………………………………… 64

一、脾胃功能失调 ………………………………… 64

二、肺、肝胆、肾脏腑功能失调 ………………… 66

三、其他病机 ……………………………………… 68

## 中篇　中医心病治法

第八章　心病常用治法 ……………………………… 73

一、调和营卫法 …………………………………… 73

二、活血化瘀法 …………………………………… 74

三、通脉法 ………………………………………… 75

四、理气法 ………………………………………… 77

五、通阳法 ………………………………………… 77

六、安神法 ………………………………………… 78

七、化痰法 ………………………………………… 80

八、交通心肾法 …………………………………… 81

九、开窍法 ………………………………………… 82

十、补心法 ………………………………………… 83

十一、燮理阴阳法 ………………………………… 84

十二、调理脾胃法 ………………………………… 85

第九章　调理脾胃法的理论基础 …………………… 86

一、脾胃学说及其应用源远流长 ………………… 86

二、气机升降理论 ………………………………… 88

三、脾胃失调与心病 ……………………………… 89

四、湿邪与心病 …………………………………… 91

第十章　调理脾胃辨治心法 ………………………… 94

第一节　调理脾胃的临床理念 …………………… 94

第二节　调理脾胃常用治法方药 ………………… 95

一、健脾益气法 ………………………………… 96

二、补益心脾法 ………………………………… 96

三、温中健脾法 ………………………………… 96

四、养阴益胃法 ………………………………… 97

五、健脾行气法 ………………………………… 97

六、疏肝理脾法 ………………………………… 98

七、补益肝脾法 ………………………………… 98

八、温补脾肾法 ………………………………… 99

九、醒脾化湿法 ………………………………… 99

十、芳香化浊法 ………………………………… 99

十一、清化痰热,温胆宁心法 …………………… 100

十二、清利湿热法 ……………………………… 101

十三、化浊解毒法 ……………………………… 101

十四、疏肝泄热和胃法 ………………………… 101

十五、温中祛寒,通阳散结法 …………………… 102

第三节　调气机升降用药心法 …………………… 102

第四节　辨证论治,圆机活法 …………………… 104

第十一章　顺应自然调神养生 …………………… 106

一、顺应自然 …………………………………… 106

二、养心性,调心神 …………………………… 108

三、饮食劳逸 …………………………………… 109

四、预防"空调肺""冰箱胃" ………………… 110

五、医者仁心 …………………………………… 111

下篇　中医心病辨证论治

第十二章　胸痹 ………………………………… 117

一、临证传薪 …………………………………… 117

二、验案举要 …………………………………… 122

三、综括拾遗 …………………………………… 127

**第十三章　真心痛** ……………………………… 129

一、临证传薪 ……………………………………… 129

二、验案举要 ……………………………………… 133

三、综括拾遗 ……………………………………… 136

**第十四章　脾心痛** ……………………………… 138

一、临证传薪 ……………………………………… 138

二、验案举要 ……………………………………… 142

三、综括拾遗 ……………………………………… 145

**第十五章　胃心痛** ……………………………… 147

一、临证传薪 ……………………………………… 147

二、验案举要 ……………………………………… 151

三、综括拾遗 ……………………………………… 154

**第十六章　肝心痛** ……………………………… 156

一、临证传薪 ……………………………………… 156

二、验案举要 ……………………………………… 160

三、综括拾遗 ……………………………………… 165

**第十七章　肺心痛** ……………………………… 166

一、临证传薪 ……………………………………… 166

二、验案举要 ……………………………………… 170

三、综括拾遗 ……………………………………… 171

**第十八章　肾心痛** ……………………………… 172

一、临证传薪 ……………………………………… 172

二、验案举要 ……………………………………… 177

三、综括拾遗 ……………………………………… 181

**第十九章　胆心痛** ……………………………… 183

一、临证传薪 ……………………………………… 183

二、验案举要 ……………………………………… 188

三、综括拾遗 ……………………………………… 189

**第二十章　心痹** ………………………………… 191

一、临证传薪 ……………………………………………………………… 191

二、验案举要 ……………………………………………………………… 195

三、综括拾遗 ……………………………………………………………… 205

## 第二十一章　心瘅 …………………………………………………… 206

一、临证传薪 ……………………………………………………………… 206

二、验案举要 ……………………………………………………………… 210

三、综括拾遗 ……………………………………………………………… 220

## 第二十二章　心水 …………………………………………………… 221

一、临证传薪 ……………………………………………………………… 221

二、验案举要 ……………………………………………………………… 226

三、综括拾遗 ……………………………………………………………… 229

## 第二十三章　心悸 …………………………………………………… 231

一、临证传薪 ……………………………………………………………… 231

二、验案举要 ……………………………………………………………… 235

三、综括拾遗 ……………………………………………………………… 243

## 第二十四章　迟脉 …………………………………………………… 245

一、临证传薪 ……………………………………………………………… 245

二、验案举要 ……………………………………………………………… 248

三、综括拾遗 ……………………………………………………………… 251

## 第二十五章　脉痹 …………………………………………………… 253

一、临证传薪 ……………………………………………………………… 253

二、验案举要 ……………………………………………………………… 258

三、综括拾遗 ……………………………………………………………… 264

## 第二十六章　血浊 …………………………………………………… 266

一、临证传薪 ……………………………………………………………… 266

二、验案举要 ……………………………………………………………… 270

三、综括拾遗 ……………………………………………………………… 274

## 第二十七章　眩晕 …………………………………………………… 276

一、临证传薪 ……………………………………………………………… 277

二、验案举要 ……………………………………… 281

三、综括拾遗 ……………………………………… 286

第二十八章　健忘 ………………………………… 288

一、临证传薪 ……………………………………… 288

二、验案举要 ……………………………………… 292

三、综括拾遗 ……………………………………… 294

第二十九章　不寐 ………………………………… 296

一、临证传薪 ……………………………………… 296

二、验案举要 ……………………………………… 299

三、综括拾遗 ……………………………………… 305

第三十章　多寐 …………………………………… 307

一、临证传薪 ……………………………………… 307

二、验案举要 ……………………………………… 311

三、综括拾遗 ……………………………………… 315

第三十一章　脏躁 ………………………………… 316

一、临证传薪 ……………………………………… 316

二、验案举要 ……………………………………… 319

三、综括拾遗 ……………………………………… 322

第三十二章　其他心系相关病证 ………………… 323

第一节　胁下积聚 ………………………………… 323

第二节　舌碎痛 …………………………………… 329

第三节　"更年心" ………………………………… 331

主要参考文献 ……………………………………… 334

附录一　路志正中医心病学术思想的形成 ……… 341

附录二　路志正中医心病相关科研课题名录 …… 359

附录三　路志正辨治心病常用方剂汇编 ………… 371

跋 …………………………………………………… 388

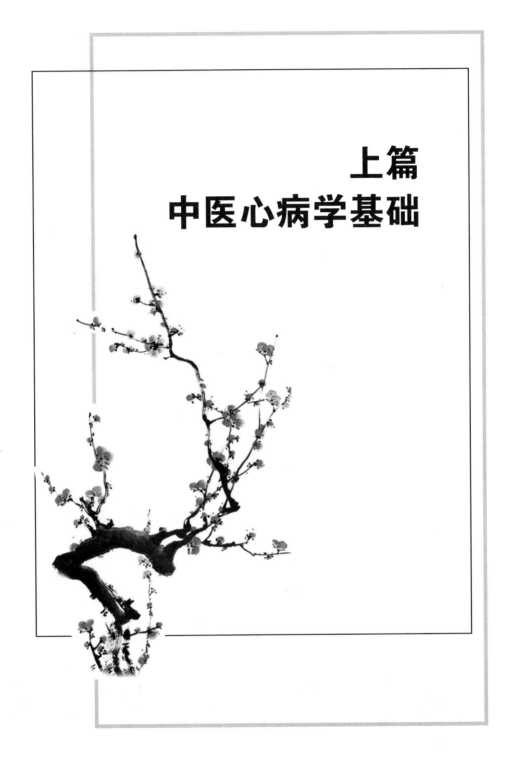

上篇
中医心病学基础

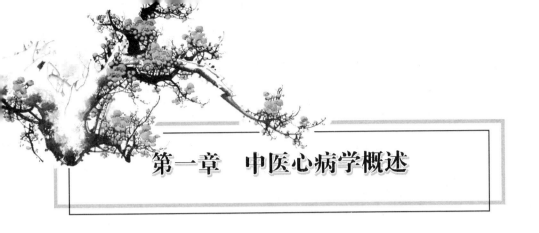

# 第一章　中医心病学概述

中医学源远流长，至今已有两千多年的历史。《黄帝内经》初步奠定了中医学的理论基础，历代医家又在其基础上不断地发扬充实，使之成为独特的、具有东方哲学色彩的、理论与实践紧密结合的医学体系。中医在心病学的认识方面，有着丰富且独具特色的记载可以考证，古人为我们留下的大量宝贵财富，也是我们提出中医心病概念，建立中医心病学的坚实基石。

## 一、中医心病学定义

中医心病学是中医学中专门研究心系病证的一门临床学科。它既古老又新兴。古老者应继承、光大；新兴者应规范、创新。言其古老，自《黄帝内经》始，历代医家对心病积累了雄厚的理论和丰富的经验，是中医药学优势和特色的充分展示；言其新兴，是历代均未将心病系统整理、科学规范，构成一门临床学科。

## 二、中医心病学源流

中医心病学，是一个不断发展、不断完善的学科，其进步与成长离不开中医学理论体系的自身发展，同时也要汲取吸收同时代的自然科学、人文科学等的新知识、新成果，以开拓视野，壮大自身。

"心"字，首见于甲骨文，其原始意义为人和动物的心脏实体形象。早在春秋战国时期，诸子百家就从不同角度对其加以论述，于是心的内涵从实体到概念化被逐步扩展。心既是人体的重要组织器官，又是人的生命主宰、思维之官，主人的思想认识、感情欲望、道德意识等，内容十分丰富广泛。儒家孔子和孟子以仁义道德论心，荀子以主体思维论心，管子以智之舍论心，道家以虚无之道论心，法家以欲利观念论心，这些论述，均表明我国古代先哲对自身内心世界，在实践基础上的认识不断发展和深化。心在中国古代哲学范畴中作为标志思维的主体，不仅规范了中国哲学发展的基本方向，还渗透到中医学的理论体系中，成为其重要的组成部分。研究发现，甲骨文中"心疾"的记录，是现存有关心病的最早记载。至西周时期，医巫分离，周朝建立起较完备的医政制度，并有了疾医、疡医、食医、兽医的分工，其中疾医可称最早的内科医师。这一时期便是中医心病学的萌芽时期。

先秦至两汉，是中医学理论体系确立、巩固和发展的上升时期，随着社会经济文化的变革与发展，当时的医家，开始广泛注意总结临床理论经验，出现了《足臂十一脉灸经》《阴阳十一脉灸经》《脉法》《五十二病方》《治百病方》《扁鹊内经》等医学著作。马王堆汉墓出土的帛书，一般认为早于《黄帝内经》，其中也有心病的记载。如《足臂十一脉灸经》谓："臂太阴脉，其病心痛，心烦而噫。"《阴阳十一脉灸经》谓："臂钜阴脉，其所产病：胸痛，脘痛，心痛，四末痛，瘕，为五病。"而《黄帝内经》则被认为是古代医学成就的经典代表作，是一部划时代的医学巨著。它系统总结了秦汉以前的医学成就，全面阐述了中医学关于解剖、生理、病理、诊法、治疗、摄生、未病先防的预防思想，体现了人与自然合一的整体观和以阴阳五行学说为标志的唯物论和辩证思维，奠定了中医学的理论基础。特别是其建立的四时五脏阴阳体系，对后世影响深远，成为中医各科学术发展的源泉。

中医心病学的理念，是在《黄帝内经》的基础上逐步发展起来的。《黄帝内经》对"心病"的相关记载丰富而具体，散见于各篇中，如《素问·脏气法时论》谓"心病者,日中慧,夜半甚,平旦静""心病者,胸中痛"。《素问·标本病传论》曰:"夫病传者,心病先心痛,一日而咳,三日胁支痛,五日闭塞不通,身痛体重……"《灵枢·厥病》云:"真心痛,手足清至节,心痛甚,旦发夕死,夕发旦死。"由此,可以看出古代医家对这些心病临床表现的描述相当详细而准确,并明确地阐述了疾病的预后。《黄帝内经》各篇中除了记载"心病",还记载了"心风""心热""心痛"等许多心系病证的诊治。在对这些疾病的论述中,《黄帝内经》一方面广泛采用了按五脏分证的方法,如痹有心痹、脉痹,咳有心咳、小肠咳;另一方面,又注意到脏腑之间在发病上的相互影响,如心痛有真心痛、厥心痛之分,厥心痛又有肾心痛、脾心痛、肝心痛、肺心痛、胃心痛之不同,并有相应的针灸治疗取穴。《难经》则进一步解释厥心痛系"五脏气相干"所致,为后期中医心病学辨证论治体系的提出,打下了坚实的基础。

中医心病学辨证论治的提出,并应用于临床,首见于《伤寒杂病论》。张仲景在《伤寒论》和《金匮要略》中,对心病的辨证论治进行了系统的阐发,提出相关的治疗方药。《伤寒论》对多种心悸、心下悸,按病机不同分立治法,如对心阳受损所致心悸、烦躁、惊狂、奔豚,分别施以桂枝甘草汤、桂枝甘草龙骨牡蛎汤、桂枝去芍药加蜀漆牡蛎龙骨救逆汤、桂枝加桂汤;对水气上逆、凌犯心阳者用茯苓甘草汤、茯苓桂枝甘草大枣汤;对心阴阳两虚所致脉结代、心动悸者用炙甘草汤。"辨少阴病脉证并治"一篇,则专论邪犯足少阴肾和手少阴心的病证及其处理。《金匮要略》则是将各科杂病证治,分门别类加以阐述,其中"胸痹心痛短气病脉证治"和"惊悸吐衄下血胸满瘀血病脉证治"两篇,是以心病和血脉病为主进行论述的,尤其对胸痹症状和"阳微阴弦"的病因病机的描述,对后世影响极大。且《金匮要略》中所立的栝蒌薤白半夏汤、人参汤、橘枳姜汤等,开创了从脾胃论治心系疾病之先河,其学术光辉照耀后世。

魏晋至唐宋,是中医心病学飞速发展的阶段,随着医疗经验的积累和认识的逐步深入,中医心病学的诊治理论体系也获得了整体升华。晋代葛洪《肘后备急方》和王叔和《脉经》,作为经方派和医经派的延续,对一些心病的脉证和治疗均有论述。隋代巢元方《诸病源候论》载内科病证 1 000 余种,其中就包括"心痛候"等心病学相关内容。到了唐代,《千金方》和《外台秘要》作为集前人经验之大成,对心病在内的诸多疾病的病因病机也进行了探讨,提出了不少新的看法,并记载了大量的临床效方,保留了古人的宝贵经验。宋代官修医书《太平圣惠方》《圣济总录》中,心病学内容十分丰富。现今广泛用于临床的冠心苏合丸(现代中成药),就是脱胎于宋代《太平惠民和剂局方》的苏合香丸。

金元时期,名医辈出,典型的就是"金元四大家"开创了四个新的医学流派,促进了中医学术的百花齐放、百家争鸣。但对于中医心病学,从脏腑辨证的形成与发展来看,其虽经历了《黄帝内经》《金匮要略》《中藏经》《备急千金要方》和《小儿药证直诀》等学术发展阶段,但直到张元素对脏腑病机进行系统研究整理之后,才使其进一步趋于完善,提出了五脏六腑十一经辨证系统。张元素对每一脏腑,首列其性质、功能、部位等生理特征,次叙脉之病理变化,再论其虚、实、寒、热和诸种病变、转归和预后,最后论其治疗。此外,张氏还依据临床实际经验,制定《脏腑标本寒热虚实用药式》,把药物的使用直接和脏腑病机联系起来,对中医心病学脏腑辨证的应用起到了很大的促进作用。

明清时期,众多医家对《黄帝内经》等医学经典进行研究,然而出现某些医家强调某些脏腑在疾病发生中的重要性,如李东垣主"内伤脾胃,百病由生",薛己主脾肾并重,而随着明代命门学说的兴起,肾的重要作用被特别突出,赵献可、张景岳就是其代表人物。相对而言,医家们对心为君主之官的阐发则较少。明清时期,《内科摘要》《医学纲目》《杂病证治准绳》《景岳全书·杂证谟》《张氏医通》等书,在全面继承既往的内科理论和临床经验的基础上,对各系疾病分门别类,分述概念、病因病机、辨证论治及方药等内容,博采百家之言,结合己验,加以发挥,使内科体系臻于完善。如王肯堂《证治准绳》将心痛与胃脘痛等加以区分,指出"心痛在歧骨陷处,胸痛则横满胸闷,胃脘痛在心之下"。王清任《医林改错》所倡导的活血化瘀和益气活血法,在当今心病临床治疗中已被广泛应用,并推动了相关的基础实验研究,影响遍及海内外。

清代末期及民国时期,随着列强侵略,西学东渐,中医药学的发展一度陷入困境,造成学术上的很大损失。中华人民共和国成立以来,在党和政府的重视关怀下,中医事业喜逢新春,得到蓬勃发展。先后成立了一大批中医院校、中医研究院所、中医医院和中医学会,在培养中医人才、发挥中医药临床特色、提高科研水平、促进学术等方面,取得巨大成就。尤其近几十年来,中医药在临床上得到更广泛的应用,中医心病的诊治水平得到极大提高,心病急症和常见病证的辨证论治取得可喜疗效,并逐步规范起来;治疗心病的中药新药如复方丹参滴丸、地奥心血康胶囊、通心络胶囊、血脂康胶囊等层出不穷,有的已进入国际市场;理论探讨和科学研究,也取得了丰硕成果。中医治疗心病独特的理论和疗效已为国内外医学界所广泛接受,并日益受到瞩目。

### 三、中医心病学的命名与内涵

1. 中医心病学的命名　中医心病学有着独特的理论内涵和临床意义,是基于传统中医核心理念,并结合现代中医临床的新概念,是在 2001 年由焦树德、路志正主编的《实用中医心病学》一书中首次提出。

在此之前,老中青几代中医人,曾为此付出不懈的努力。1979年在北京颐和园召开的全国首届中医学术会议筹备会议,时任国家中医药管理局局长的胡熙明和路志正、焦树德、董德懋等十几位中医老前辈参加,为筹备成立中医内科学会做了准备工作。在会议期间,大家将中医内科学会的工作划分为若干学组,其中心病学组由路志正和焦树德负责。在 1992 年召开的国际中医心病学术会议上,大会宣布心病学组扩大为中医内科心病专业委员会(现中华中医药学会心病分会的前身),焦树德为主任委员,路志正为副主任委员。心病专业委员会成立前后,共召开了四次中医心病专业学术会议,在此过程中,进一步厘清了一些中医心病的重要学术概念、古代中医心病的概念如何与现代中医临床相结合、建立中医心病学对于现代临床的意义、中医心病学方法在现代临床疾病辨治上的特点与优势。1994 年,经过两年的反复讨论和积极推进,确立了要撰写一部反映中医心病学理论和突出临床实用性的中医心病学专书。2001年《实用中医心病学》出版问世,正式提出"中医心病学"的名称。

2. 中医心病学的内涵与特点 中医心病学具有鲜明的中医理论和临床特色,其研究对象是五脏中的"君主之官"心。以心"主血脉"和"主神志"功能失调为着眼点,研究的范围主要是以心为中心,联系人体脏腑经络以及脏腑的关系和外窍、外合,涵盖了心包络、小肠及相关经络、舌、脉的临床病证及其他辨证论治等内容。中医心病学系统地阐述心的生理、心病的病因、病机、证候特点、治法方药、调护预防,以及心与其他脏腑疾病关系。本书还重点阐述路老对中医心病病因病机、辨证论治的学术观点、独特和行之有效的临床经验。

中医心病的"本脏疾病"包括了"心主血脉"与"心主神明"两部分,虽然前者主要表现为躯体异常,而后者主要表现精神情志失调,但都是"心"的功能失调的结果,都属于中医心病范畴。中医心病病位在"心",但人是有机的整体,心与其他脏腑的关系也常与中医心病的病因病机密切相关。

心主血脉,是推动血液在脉道中运行的原动力,"诸血者皆属于心"(《素问·五脏生成》);心的功能及病理变化在血、在脉,如《素问·脉要精微论》言:"脉者,血之府也。"所以"心藏血脉之气"(《素问·平人气象论》）。影响心血在脉道中运行所产生的临床病证，属于中医心病范畴，其中包括作为血液运行原动力的"心"和作为"血之府"脉的病证。

心主神明。"心者，君主之官也，神明出焉"（《素问·灵兰秘典论》），"心者，生之本，神之处也"（《素问·六节藏象论》），"心者，神之舍也"（《灵枢·大惑论》）等，都是对心主神明的阐述。后世医家张景岳诠释其意："心为一身之君主……脏腑百骸，惟所是命，聪明智慧，莫不由之。"可见心所主之"神明"，是人体"精气神"中的"神"。"失神者死，得神者生"（《灵枢·天年》），神的有无，全靠心血充养，故若心气不足不能推动血液运行；心血亏虚，血脉空虚；心血瘀阻，脉道不行等，诸多因素，都使神明失于濡养，而出现"无神"和"神乱"的病证。"无神"多出现在心病急重证阴阳俱损的危重阶段，"神乱"则多表现情绪、情志、寤寐、思维活动异常。因此，心主神明的功能是以心主血脉的功能为基础，而心主神明功能的异常，反映心主血脉功能的失常。

心主血，肺主气，肝藏血，脾胃为后天之本，气血化生之源，心肾相交，水火既济，故脏腑功能生理相联，病理相关。在五脏之中，脾胃为人体气升之枢，有执中央、运四旁的枢纽作用，与心病关系更为密切。

从病因病机而言，所有疾病的病因不外乎内因、外因和不内外因。但某些病因与现代心病发生关系密切，影响预后，需要重视。如湿邪致病是导致脉中之血，浊而不清，变生"血浊"，进而极易引发胸痹等；温热之邪从口鼻而入，若失治，可传变导致"心瘅"；风寒湿邪杂至，导致脉痹；心病久治不愈，发展为危重证的心水等。心病既发，导致病理产物堆积，出现特征性的腹胀、癥瘕积聚等，都是中医心病学的内容。

中医心病学有别于西医的心脏病学。在生理功能上，西医的心脏，主要包括中医"心主血脉"这部分内容，而中医心病包括"心主血脉"及其相关病证,如"神"的病证,涵盖最早的"双心"医学理念。在对病因病机的认识上,西医重视形态学方面的病理改变,如心脏和大血管的形态改变所引起的临床疾病,而中医对心病病因病机的关注点,是包括或不包括形态改变的功能性变化引起的临床病证。在治疗上,西医主要针对形态学上的异常和对外界病原菌的干预,而中医重视改变人体的内环境,以改变形态或非形态病理状态,所致的人体气机运行不畅,生理功能受阻的病态。西医学产生于近代,以实验和现代科技手段为支撑,在紧急情况下,可以经血管直接快速用药,中医给药途径主要经口鼻,个体化治疗的中药能迅速改变患者气机逆乱的内环境,争取到更多救治时间。

总之,中医心病学有丰富的内涵和鲜明的特点,是一门年轻的中医学学科,今后还需要不断完善与发展。本书以中医心病为视野,重点阐述路老在心病学领域中,重视整体、坚持辨证论治、重视调理脾胃、重视气机升降、重视湿邪致病的学术观点和临床经验,以供中医后学参鉴。

(李方洁　刘签兴)

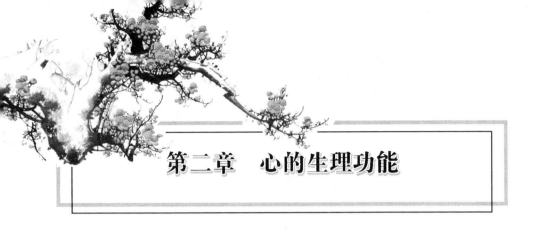

# 第二章 心的生理功能

心位于胸中,在五行中属火,为阳中之阳,与自然界夏气相通应。心为"君主之官""五脏六腑之大主",心为阳脏,主通明,在体合脉,其华在面,开窍于舌,在志为喜,在液为汗。手少阴心经与手太阳小肠经相互络属于心与小肠,互为表里。

## 第一节 心的解剖

心为五脏之一,居胸腔偏左,膈膜之上,圆而尖长,形似倒垂未开的莲花,有心包卫护于外。《黄帝内经》中论述了心的形质,明确了心位于胸腔之中,胸骨之后,外观色赤,形有大小坚脆之异,位有高下端正偏倾之别。《难经》则详细描述"心重十二两,中有七孔三毛,盛精汁三合"。明代医家李梴在《医学入门》中将心分为"血肉之心"与"神明之心",他指出:"心者,一身之主,君主之官,有血肉之心,形如未开莲花,居肺下肝上也;有神明之心,神者,气血所化生之本也。万物由之盛长,不着色象,谓有何有,谓无复存,主宰万事万物,虚灵不昧是也。然形神亦恒相应。"所谓"血肉之心"乃指位于胸中之心脏本体,其主血脉,心动则血行于诸脉。而"神明之心"则无具体形态,指主宰人体生命活动的功能,所以任物者谓之心,具体指心能接受外来事物刺激而发生思维精神活动。心主血脉和心主神志共同构成了人体

11

生命活动的基本条件,故《素问·六节藏象论》谓:"心者,生之本。"

## 第二节　心的生理功能

### 一、心主血脉

心主血脉,是指心有主管血脉及推动血液在经脉内运行的作用。心主血脉包括心主血和心主脉两个方面。如《素问·痿论》所说:"心主身之血脉。"

1. 心主血　心主血包括心行血与心生血。人体各脏腑形体官窍以及心脉自身皆有赖于血液的濡养才能发挥其正常的生理功能,以维持生命活动。血液的正常运行虽与五脏密切相关,但心的搏动泵血作用最为重要,它是血液运行的动力。而心脏的搏动,主要依赖心气的推动和调控作用。心气充沛,心阴与心阳协调,心脏搏动有力,频率适中,节律一致,血液才能正常地输布全身。若心气不足,心脏搏动无力,或心阴不足,致心脏搏动过快而无力,或心阳不足,致心脏搏动迟缓而无力,均可导致血液运行失常。

其二,心有生血作用,即"奉心化赤"之说。人体从胚胎至出生之前,生血为心、肾所主;既生之后,生血则为"中焦受气取汁,变化而赤,是谓血"之途,即饮食入胃,精微借脾以敷布,入于心,下通于肾,肾受五脏之精而藏封,精气借命火温煦,心火温化,生化为赤即为血。故李中梓曰:"血之源头,在乎肾,气之源头,在乎脾。"所以,中医指出,心者火也,是化生血液的重要脏腑。若心火不足,则常有心血亏虚,不能奉心化赤,濡养周身。

2. 心主脉　是指心与脉直接相连,形成一密闭循环的运行系统,心脏有规律地搏动,通过经脉把血液输送到各脏腑组织器官,从而把水谷精微运往全身,起营养组织器官的作用,以维持人体正常生命活动。如《灵枢·本神》说:"心藏脉,脉舍神。"

脉为血之府,心脏搏动是生命的标志,也是形成脉的动力。心与脉在组织结构上相互衔接,形成了人体的血液循环系统,在功能上亦相互依存和协调,故称为"心之合"。《灵枢·决气》言脉的生理功能是"壅遏营气,令无所避",说明脉不仅是运行气血的必要通道,尚有约束和推进血流运行的作用,是气血周流不息的重要条件。中医学认为,脉管的舒缩与心气的推动和调控有关。只有心阳和心阴协调共济,脉管才能舒缩有度,血流有节,循环往复,周流不息,营养全身,呈现面色红润光泽,脉象和缓有力等征象。若心气不充或阴阳失调,经脉壅塞,舒缩失常,常见心悸怔忡或心胸憋闷疼痛,唇舌青紫,脉细涩或结代等症。

心、脉、血三者紧密相连,构成一个整体。血在脉中,必须以心气充沛、心血充盈、脉管通利为基本条件。其中心在其中起着主导作用,故说"心主身之血脉"(《素问·痿论》)。

## 二、心藏神

心藏神,又称心主神明或心主神志,是指心有统帅全身脏腑、形体、官窍的生理活动和人体精神、意识、思维心理活动的功能。故《素问·灵兰秘典论》说:"心者,君主之官也,神明出焉。"神有广狭二义。广义的神,泛指自然界一切生命活动,如《荀子·天论》说:"万物各得其所合以生,各得其养以成,不见其事而见其功,夫是之谓神。"《素问·天元纪大论》也说"阴阳不测谓之神",都是指自然界奥妙神奇的运动变化。狭义的神,则是指人的内在生命活动的外在表现,即"人身之神"。但"人身之神"亦有大小之分。从大里说,是指整个人体生命活动的总括,即是通常所说的"神气",如《灵枢·小针解》所说的"神者,正气也"。从具体来说,是指人的精神、意识、思维、情感活动及性格倾向(包括知、情、意等)的"神"。中医学认为,神能驭气,神能控精,心神可接受外物刺激并协调各脏腑之气以达到适度反应,并完成生命活动之目的,故《灵枢·本神》说:"所以任物者谓之心。"《灵枢·邪客》称心为"五脏六腑之大主"。

神的物质基础是气血津液,心脉以通畅为本,心神以清明为要,心之所以称为"五脏六腑之大主",与心之主血脉功能密切相关。《灵枢·营卫生会》说:"血者神气也。"《灵枢·本神》云:"心藏脉,脉舍神。"《素问·六节藏象论》谓:"天食人以五气,地食人以五味……气和而生,津液相成,神乃自生。"故气血充盈,心神得昌,气血失和,心神则亡。《灵枢·口问》说:"心动则五脏六腑皆摇。"只有当心藏神的功能正常时,全身各脏腑组织器官才能发挥其正常的生理功能,使生命得以继续。若心神功能障碍,就会影响到其他脏腑器官。一旦心神活动停止,五脏六腑的功能也将丧失,生命亦随之结束。

张志聪认为:"心藏神而应变万事,故曰神之变。"说明心所藏之"神",是精神思维等生命活动的主宰。人体的五脏六腑,四肢百骸,形体官窍,虽各有不同的功能,但都必须在心神的主宰和节制下,分工合作,共同完成整体生命活动,如《淮南子·原道训》所言:"夫心者,五脏之主也,所以制使四支,流行血气。"《类经·藏象类》进一步总结说:"脏腑百骸,惟所是命。"心藏神的功能正常,则精神饱满,精力充盛,思维清晰,情志适度,耳聪目明,声音洪亮,身心康健;反之,则精神萎靡、怠惰嗜卧、少气懒言、喜怒无常、脑转耳鸣,表现为种种病态。

心藏神,心主神明的理论是对人体生理和心理活动的高度概括。在生理上,心是脏腑功能协调统一的调控中枢,是一切生命活动的主管;在心理上,心主神明包含了思维、储存、记忆、情感、梦寐等众多心理活动的基本内容。中医理论中的心,就整体而言,是心与脑的功能综合体,脑虽为元神之府,但为心所主。临床实践也证明,神志病证,可以反映在各脏腑的寒热虚实病证中,但以心的病证尤为突出。

### 三、心为阳中之太阳，为五脏六腑之大主

心居胸中，为阳脏，位于胸中而居膈上。心在五行属火，故《素问·六节藏象论》称心为"阳中之太阳"，又称为"火脏"。心有主持阳气而恶热的功能特性。心阳为生命的原动力，心阳充沛，始能温运血脉，振奋五脏，脾胃的纳运，肾阳之蒸腾，肝胆之疏泄，肺之治节，莫不赖之。正由于此，加之心主神明、心主血等功能，心才被称作"君主之官"（《素问·灵兰秘典论》）"五脏六腑之大主"（《灵枢·邪客》）。反之心气、心阳的功能发挥，也有赖于脾胃、肝、肺、肾等脏腑功能的正常发挥，这正是中医学整体观的体现。

心为火脏，火性光明，烛照万物，说明心以阳气为用，心之阳气有推动心脏搏动，温通全身血脉，兴奋精神，以使生机不息的作用。古代医家把心喻为人身之"日"，如清代高示宗在《医学真传·头痛》中说："盖人与天地相合，天有日，人亦有日，君火之阳，日也。"形象地说明了心为阳脏的特点。心为阳在上，肾为阴在下，在上之气宜降，位下之气当升，心阳心气宜降，肾阴肾水当升，如此，则心阳心气不会过亢为逆。临床所见，若患者心阳亢旺，常有面红耳赤、口干牙痛、舌尖灼痛等心火上炎之症，若患者心阳式微，则常有脉微、肢厥、畏寒、面色㿠白、冷汗等虚寒之象。

### 四、心在液为汗

汗为五液之一，为津液所化生，《素问·宣明五气》指明："五脏化液：心为汗。"《素问·阴阳别论》说："阳加于阴谓之汗。"心在液为汗，是指心精、心阴为汗液之源。而汗液的排泄，与心血、心神、心阳等的关系非常密切。心主汗，不仅因为心可主管汗的分泌和排泄，还因出汗过多，伤津耗血，耗散心气，甚则损伤心阳。中医认为，津液是血液的重要组成部分，津液和血液又是互相渗透的，故《注解伤寒论·平脉法》说："水入于经，其血乃成。"且血液由心所主，平素

津亏血少之人,虽有表证,亦禁发汗,正如《灵枢·营卫生会》所说:"夺血者无汗,夺汗者无血。"汗液调节还与心神关系密切,《素问·经脉别论》说:"惊而夺精,汗出于心。"可见骤然惊恐,损伤心神,可以导致大量汗出,甚者酿成"亡阳""虚脱"的严重后果。

## 五、心在体合脉,其华在面

心在体合脉,其华在面,既指心主身之血脉,又因人体十二经脉,三百六十五络,其血气皆上行于面,面部的血脉丰富,所以可以通过面部色泽的改变反映出心的气血盛衰。"有诸内,必形诸外",心主血脉的功能正常,则心气旺盛,血脉充盈,循环通畅,面色就显得红润光泽。若心血暴脱,面部色泽苍白,正如《灵枢·决气》所说:"血脱者,色白,夭然不泽"。至于某些原因引起的血液凝涩、血行不畅所致的心血被阻,常可见到面部两颊、舌质、口唇等处的颜色变成紫黯或青紫。因此,从面色变化,可以观察心的气血盛衰,故《素问·五脏生成》说:"心之合脉也,其荣色也。"

## 六、心开窍于舌

心开窍于舌,是指心的精气盛衰及功能变化可从舌的变化反映出来。中医认为,心与舌窍相通,是由于经络的循行而联系起来的。如《灵枢·经脉》说:"手少阴之别……循经入于心中,系舌本。"另心主血脉,而舌体血管丰富,外无肌腠覆盖,可灵活表现心主血脉之功能,故《素问·阴阳应象大论》指出"心主舌",心"在窍为舌"。在《备急千金要方·心脏脉论》说:"舌者,心之官,故心气通于舌。"这是说"心气"与舌体相通,而舌与语言、声音、味觉等相关,所以舌的形态活动,都由"心"主宰,心的生理病理表现都可以通过舌特异性地反映出来。若心的生理功能正常,则舌质红活荣润,一旦发生病变,如心血不足,则舌质淡白;如心血瘀阻,则舌质紫黯,或有瘀点等。

## 七、心与小肠相表里

心与小肠相表里,主要包括两个面:一是心主血与小肠主受盛和化物的关系;二是通过经脉的相互络属构成了表里关系。表里者,内外也。中医讲脏在内,腑在外,相表里即此意。心与小肠通过经脉的络属构成表里关系。心脉属心,下络小肠,小肠之脉属小肠,上络于心,心属里,小肠属表。二者经脉相联,故气血相通。《素问·灵兰秘典论》说:"小肠者,受盛之官,化物出焉。"生理上,心阳的温煦有助于小肠化物;而小肠吸收的水谷精微,经脾气升清,上输于心肺,助心血化生。若小肠功能失常,则饮食物不能化生水谷精微,清浊不分而引起多种病证。如心有实火,移热于小肠,引起尿少、尿热、尿赤、尿痛等症。反之,若小肠有热,亦可循经上炎,出现心烦、舌赤、口舌生疮等症。

## 八、心在志为喜

心在志为喜,是指心的生理功能与精神情志的"喜"有关。藏象学说将喜、怒、忧、思、恐称作五志,分属于五脏。《素问·天元纪大论》曰:"人有五脏化五气,以生喜怒思忧恐。"《素问·阴阳应象大论》指出"在脏为心……在志为喜",就是说五志之中,喜为心之志。喜,一般来说是对外界信息的良性反应,是有益于心的生理反应。故《素问·举痛论》曰:"喜则气和志达,荣卫通利。"但喜乐应有度,若过度,则伤心神。《灵枢·本神》曰:"喜乐者,神惮散而不藏。"中医认为,心主神志的功能亦有太过、不及之变化。心主神志太过则使人喜笑不休;不及则使人易悲。即《素问·调经论》所说:"神有余则笑不休,神不足则悲。"

## 九、心其应在虚里

虚里,位于左乳下方,是心尖搏动之处。《素问·平人气象论》

曰:"胃之大络,名曰虚里,贯膈络肺,出于左乳下,其动应衣,脉宗气也。盛喘数绝者,则病在中,结而横,有积矣。绝不至曰死。乳之下其动应衣,宗气泄也。"说明触诊虚里以候宗气之盛衰,从而可以诊察心搏的情况,以作为诊断疾病的依据。若虚里按之应手,动而不紧,缓而不急,是宗气内守、心搏正常的表现;按之动微而不应手,是宗气内虚,心搏减弱;不用手按,即可望见其动应衣,是宗气外泄,心搏太过;搏动疾促,则多为胸腹积聚而宗气受逼;若虚里搏动绝而不至,是宗气已绝,心搏停止,主死。

### 十、心与夏气相通应

人与天地四时相通,其中心与夏气相通应。夏季以炎热为主,而心为火脏,阳气最盛,同气相求,故夏季与心相应。夏季人体阳气隆盛,生机最旺,心之阳气在夏季亦最旺盛。一般来说,心阳虚衰患者,其病情往往在夏季缓解,而阴虚阳盛之心病,则在夏季往往加重。即《素问·阴阳应象大论》所说的"阳胜则身热……能冬不能夏"。从养生保健来看,中医认为,夏三月应当"夜卧早起,无厌于日",尽量延长户外活动时间,使人的身心符合阳气隆盛状态,这样可使心气达到最大限度扩展,发挥生命潜能。从治疗角度看,中医学"冬病夏治"理论,亦是利用夏季心火用事,内外阳气隆盛之时给予阳虚患者适当调理,借内外阳盛之机,可收到事半功倍之效。

此外,心与南方、热、火、苦味、赤色等也有着内在联系。如《素问·阴阳应象大论》说:"南方生热,热生火,火生苦,苦生心,心生血,血生脾,心主舌。其在天为热,在地为火,在体为脉,在脏为心,在色为赤……"

#### 附:心包络

心包络,简称心包,亦称"膻中",是心脏的外围组织,心居于包络之中,具有保护心脏的作用,《黄帝内经》以之比作心之宫城。《灵枢·胀论》说:"膻中者,心主之宫城也。"《医贯·形景图说》说:"心之下有心包络,即膻中也,象如仰盂,心即居于其中。"正因为心包络是保护心的,所以心包主要有保护心脏、代君行令和代君受邪的作用。在藏象学说中,喜乐本是"心"所主的生理表现,因膻中能代表心,所以《素问·灵兰秘典论》亦说:"膻中者,臣使之官,喜乐出焉。"又《灵枢·邪客》说:"心者,五脏六腑之大主也,精神之所舍也,其脏坚固,邪弗中能容也。容之则心伤,心伤则神去,神去则死矣。故诸邪之在于心者,皆在心包络。包络者,心主之脉也。"这亦说明心若受病,首先是包络受病。所以当"温邪内陷"出现神昏、谵语等心神异常症状时,往往称为"热入心包"。由痰浊内闭引起的神志异常、意识障碍等病证时,往往称为"痰浊蒙蔽心包"。实际上,心包代心受邪所出现的病变与心受邪的表现是一致的,故辨证与治疗上亦大致相同。

(刘签兴)

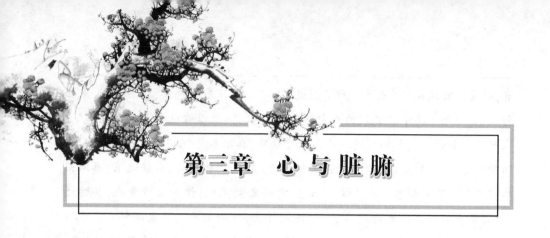

# 第三章 心与脏腑

《素问·灵兰秘典论》有云："心者,君主之官也。"自此以降,心被认为对全身脏腑功能活动发挥协调指挥作用,是其他生命活动系统的主宰。张景岳在《类经》中说："心当五椎之下,其系有五:上系连肺,肺下系心,心下三系连脾肝肾,故心通五脏之气而为之主。"可见心主脏腑的信息传递,首先是以经络相连,经气相通为基础的。心为五脏六腑之大主的功能,主要依赖其"主血脉"和"主神明"的功能来实现。心居胸中,主血主脉,心脉相连,脉布全身,在心阳心气的温煦推动下,气血精微循脉道输布到全身脏腑四肢百骸。心主神明,调控机体认知和情志,助脏腑安和,如张景岳云："五神藏于五脏而心为之主,故志意通调,内连骨髓,以成身形五脏,则互相为用矣。"由此可见,心通过有形的血脉、无形的经络和精神意志,影响其他脏腑功能。

血液的生成及运行同样离不开其他脏腑,如《素问·经脉别论》中有云："食气入胃,浊气归心,淫精于脉。脉气流经,经气归于肺,肺朝百脉,输精于皮毛。毛脉合精,行气于府。府精神明,留于四脏。"并以"权衡"两字概括其间的协同和制约。朱丹溪在《金匮钩玄》中将这种承制状态做了这样的描述："荣者……源源而来,生化于脾,总统于心,藏于脾肝,宣布于肺,施泄于肾,灌溉一身。"气血调畅,五脏藏神,则精神御,魂魄收,意志调,神役气,气役精,脏腑安和。

# 第一节 心 与 肝

肝禀春气,属风木之脏,有生升之能。火者,心之所主,化生血液,濡养周身。心肝两脏,经络相连,母子相生。肝脏疏泄有度,气机条达,藏血主魂,随神往来,则母壮子健,心血畅通,形神安宁。

李梴在《医学入门》中云:"人身动则血行于诸经,静则血藏于肝脏,故肝为血海,心乃内营运之,是心主血也。"肝脏一方面储藏血液,供心血运行充足,另一方面调节血量,助血运有序不妄动。唐宗海在《血证论》中提出肝脏调节血运依赖其木性条达疏泄的功能,指出:"肝属木,木气冲和条达,不致遏郁,则血脉得畅。"并以"木郁为火,则血不和,火发为怒,则血横决"的血证作为佐证。因此肝又被称为"气血调节之枢"。

肝脏疏泄失常有太过与不及之别。何梦瑶在《医碥》中说:"百病皆生于郁……郁而不舒,则皆肝木之病矣。"肝血不足,肝气虚馁,或寒邪抑郁,导致肝脏失于疏泄,气血怫郁,发为心病。因此王纶在《明医杂著》提出:"肝气通则心气和,肝气滞则心气乏,此心病先求于肝,清其源也。"肝脏疏泄太过临床上多有肝阳、肝火、肝风,三者共同的特点是性喜炎上,最易扰动心神,耗损肝血(阴),母病及子,又常出现心血不足,心火上炎。

心系操运神机,主宰精神活动,肝系藏血舍魂,随神往来依存,因此五脏藏神,尤以心肝为重。肝脏体阴而用阳,阴血充足,气机条达,血脉通畅,神魂得以荣养,在内情志舒畅,在外精神饱满。如精神至上,曲运神机,七情内伤,多表现为肝先受伤而后累及心神。肝为风木,最赖血液滋养,阴血不足,失于条畅,郁而化热,木火偏亢,肝阳愈炽,若升腾化风,风火相煽,冲肆横逆,必扰乱心神,暗耗心血,心神失养。

# 第二节 心 与 肺

心肺两脏,同位上焦,毗邻而居。《素问·灵兰秘典论》中言:"心者,君主之官也,神明出焉。肺者,相傅之官,治节出焉。"可见心为君,肺为臣,肺为心君之相傅,朝百脉,助行气血,主治节,节而有律,司职辅佐君主之令。《太平圣惠方·治肺气喘急诸方》中指出:"夫肺为四脏之上盖,通行诸脏之精气,气则为阳,流行脏腑,宣发腠理,而气者皆肺之所主也。"肺内主气,外司皮毛,开窍于鼻,其司主呼吸的功能不仅生成宗气,推动营卫之气循脉道运行,还是主一身治节的基础,维持人体脏腑功能有节制、有秩序地运行。心的神明清静,开合有时,搏动有律,需要肺气充沛和宣降适度。西医学早已证实,血液必须经过肺脏进行氧气交换,方能周行全身,完成人体新陈代谢。张锡纯提出肺气虚弱,宗气衰少,不能贯走心脉,"心机之跳动亦受其病",治宜升提大(宗)气,以升陷汤加减,此方是临床治疗心力衰竭、冠心病等疾病的常用方剂。损其心者,调其营卫的治法,确立于仲景的《伤寒论》,桂枝汤及其类方是治疗心病的重要手段,其理论基础也在于心肺共主营卫之气,气血随行。

张景岳在《类经》中指出,肺是五脏六腑之华盖,为清气所注,独受阴之清。故唐宗海在《中西汇通医经精义》中提出:"心火恐其太过,则肺有清气以保护之。"《医学集成》也有类似的观点,认为:"肺气清则神安,肺气扰则心跳。"这是由于心血化生,不但依赖脾胃运化,还要肺气辅助。如《灵枢·营卫生会》记载:"中焦亦并胃中,出上焦之后,此所受气者,泌糟粕,蒸津液,化其精微,上注于肺脉,乃化而为血。"因此临床中治疗心阴(血)不足,心火偏旺,心神失养诸证,常加滋养肺阴之品。

肺为水之上源,主通调水道,下输膀胱,调节一身之水液代谢。

现代研究认为在心力衰竭等疾病中,肺脏局部肾素-血管紧张素-醛固酮系统过度激活,对前列腺素代谢调节异常都是导致机体水钠潴留的原因。肺气不能流通,湿聚气阻,胸中窒塞,水饮凌心,会导致胸闷喘促,心悸怔忡等症。传统的"开鬼门"法,启上闸,提壶揭盖,能够使多余的水液从膀胱排出,一定程度缓解水凌心肺,水火激荡的症状。

# 第三节 心 与 肾

心为火脏,肾为水脏,水火者,阴阳之兆,互根互用;心位于上,肾位于下,上下者,升降之因,职权有度。经典的心肾相交理论还阐述了心火下降于肾,温煦肾阳,使肾水不寒;肾水上济于心,滋助心阴,制约心火偏亢,以达到水火既济。因此心肾两脏的生克制化体现了机体阴阳水火的平衡。

心为阳中之阳,火气宣明,烛照万物,故而司神明,化生血液,血脉流行,流畅筋脉。《本草问答》中将心阳(火)称为热气,并提出:"此气虽属于心,实根于肾,乃肾命门坎水中之一阳,交于心而成此热气。"故而心肾之阳又称为一身之原阳。因此临床中针对心阳虚散,心阳不振,治疗既有桂枝甘草汤及其类方宣通心阳,又有肾气丸、右归丸等补肾助阳之法。《诸病源候论·虚劳病诸候》提出:"肾藏精,精者,血之所成也。"肾主五脏之精,心主一身血脉,精与血都是维持生命活动根本物质,心肾精血之间互育互化,为心肾交关的建立奠定了基础。中国中医科学院广安门医院基于精血相生理论提出"肾(精)生骨髓,髓生血液",用以治疗地中海贫血,是对传统理论的创新。心血不足,血脉不畅,心神动摇之胸痹心痛、心悸怔忡、眩晕不寐之重证均可从补肾益精着手,特别是运用血肉有情之品,如龟鹿二仙胶,每获良效。

心藏神,肾藏精,精舍志,神生于精,志生于心,精神内守。历代医家早已意识到脑对人体精神活动影响,例如张锡纯提出:"神明之功用,原心与脑相辅而成。"肾主精,生髓充脑,故而积精可以全神,反之精神失用,出现健忘失眠,善恐易惊等症。戴思恭在《推求师意》中说:"心以神为主,阳为用;肾以志为主,阴为用……乃乎水火既济,全在阴精上承,以安其神;阳气下藏,以安其志。不然,则神摇不安于内,阳气散于外;志感于中,阴精走于下。"

心肾不交是心肾两脏的一种特殊的病理关系,既可以表现为肾水不能上济于心,心火独亢,筑筑心动,心烦不寐等轻症,也可以表现为心阳式微,不能藏归、温养于肾,肾阴必寒凝而无生化之机,寒水泛滥,以致喘息气短、胸闷心痛、心悸怔忡;心阳不振,失于温养,不能助肾阳蒸腾气化,肾阴不能上济于心,心阳亢盛,阴阳离决的汗出不绝、频饮冰水、躁扰不宁的危重证候。黄连阿胶汤、交泰丸、镇阴煎等都是常用方剂。

## 第四节 心 与 脾 胃

路老认为,在五行上,心与脾为母子关系,在气血上心主血,脾生血,在气机升降上,脾胃为人体气机升降之枢,执中央而运四旁,脾胃有调节全身气机运行的作用。故在五脏之中,心与脾胃的关系最为密切。

心与脾胃,火土为用,母子相济,经络相贯,气血相生,气化相依。脾胃能消化腐熟水谷,吸收输布精微,故被称为后天之本,气血生化之源。《医方考·脾胃证治》中说:"盖中气者,脾胃之气也。五脏六腑,百骸九窍,皆受气于脾胃而后治。"两者之中胃为阳明燥土,属阳,主通降,喜润而恶燥,脾为太阴湿土,属阴,主运化水液,喜燥而恶湿。

《素问·经脉别论》云:"食气入胃,浊气归心,淫精于脉。"心主血脉,不仅需要中焦受气取汁,变化而赤,化为血液,维持自身的功能,更加需要气血充足,运行正常,方能和调五脏,洒陈六腑,以荣四末。脾胃居于中焦,脾主升清,肝气随之而升,胃主降,肺气随之而降,是为气机升降之枢纽。脾升则水谷上注于心,化为营血,尚能统摄气血,约束脉道,推动气血运行;胃降则水谷下降于小肠,以资转输,尚能清利浊气,防其冲逆,上攻于心。

脾不能为胃行其津液,或火土失用,气血不调,心脉失养,或脾胃失调,痰湿内蕴,阴火内生,扰犯心神,是导致心系疾病的重要原因,其病理状态大致可以归纳为以下几个方面。

### 一、脾胃虚损,化源不足,气血亏虚,心神失养

在《黄帝内经》《难经》《伤寒论》中始终贯穿着"有胃气则生,无胃气则死"的观点,李东垣在此基础上提出"脾胃内伤,百病由生"的学术思想,他认为:"若胃气之本弱,饮食自倍,则脾胃之气既伤,而元气亦不能充,而诸病之所由生也。"倘使思虑过度,饮食不节,劳伤脾胃,心脾两虚,生化无源,则营血不能灌注心脉,宗气不能积于胸中,心脉不畅,心神失养,就会发生胸痹心痛、怔忡心悸、心虚失眠等症。

### 二、运化失常,水饮不化,痰湿内生,心脉壅塞

《本草求真》有云:"凡人中气不运,则是气是血,靡不集聚为殃,是瘀是水,靡不蔓延作祟。"饮食不节,脾胃受损,过食肥甘,或年老体衰,脾胃功能衰退,水谷精微难以完全被运化输布,津液停滞,聚而成湿,凝而为痰,或膏脂不化,堆积体内成为膏浊。目前有研究认为膏浊、痰浊类似于升高的血脂和血糖,贯注心脉,壅塞沉积,最终导致心脉变性,失于柔和而硬化,发生胸痹心痛。停饮痰浊,湮塞心脉,日久成瘀,导致胸闷气短,喘息气促,心悸怔忡的发生。

### 三、升降不利，气机郁滞，饮以痰瘀，心脉阻塞

脾胃作为中土，斡旋气机，燮理阴阳，交媾水火，而有黄婆之称。痰饮水湿，浊邪相干，忧愁思虑，恼怒过度，都能够损伤脾胃，影响气机，以致升降失司。现代人致病因素逐渐发生改变，有研究显示高血压、冠心病等疾病与精神因素的关系越来越密切。"脾藏意""在志为思"，过度的思虑紧张都可损伤脾胃，导致气机郁滞，正所谓"思则气结"。心居胸中，本为清阳之地，清阳不升，出现头目昏昧气短胸闷，神疲乏力等，谷气下流，反变阴火，导致心火独盛，李东垣描述其症状是"心下有筑墙然""心下有动气"。元气与火不两立，最终必将导致虚实夹杂，寒热错杂之证。

## 第五节 心 与 胆

心者，君主之官，神明出焉；胆者，中正之官，决断出焉。胆属少阳，主枢机，司表里开阖，藏精汁，主疏泄，喜条达，是气机出入之枢；主决断，内寄相火，朝气蓬勃，如日之初，全身脏腑的新陈代谢都要赖其温煦和长养，激发和推动，故李东垣认为："胆者，少阳春生之气，春气升则万化安，故胆气春升，则余脏从之，所以十一脏皆取决于胆也。"

早在《黄帝内经》就提出了胆气通于心的概念，心胆通过经络相互络属，经气相注，共司人体精神情志。《遵生八笺》将其总结为："心主火，胆主水，火得水而灭，故胆大者心不惊，水盛火煎，故胆小者心常慎重。"胆病累及心脏，主要表现为胆气虚弱，相火内亏，决断失职，心气不和，或是胆气虚弱，疏泄失常，七情六淫或痰浊瘀血郁而化热，热扰心神，或者是胆气升发太过，其中所寄相火炽，而君火上炎，导致胸闷心悸，失眠怔忡等症状，与《灵枢·邪气脏腑病形》描述的"胆病者……心下澹澹，恐人将捕之"相一致。

　　《周慎斋遗书》指出胆是阴阳转合之枢,他说:"阳之初生而始发,则从胆,胆为转阴至阳之地,为少阳,是阳之枢也。"《重订通俗伤寒论》也提出:"少阳是开阖之枢。"胆能斡旋气机主要是依赖它的藏精汁,调控精汁疏泄作用。水谷得到精汁辅助,化生气血,上肝贯心;土得木则疏,脾胃受到胆汁疏泄,升降开合正常,气血运行通畅,心脉得到濡养。若胆腑受邪,不能司生长发陈之令,而致木郁土壅,胃失和降,水液代谢失常,痰浊内生,扰于胆腑,使之欲清不得清,欲静不得静,枢机不利,阴阳水火升降失调,气血不畅,心脉阻滞,心神被扰,神明不安,会出现胸闷气短,窒塞不畅,心慌烦乱等症。现代有学者研究认为:胆的排泄精汁,主表里开阖,三焦升降与痰湿的生成密切相关,其功能失调可以促发血脂升高和冠状动脉硬化性心脏病(简称冠心病)的发生。因此温胆汤、黄连温胆汤、竹茹温胆汤、十味温胆汤都是临床治疗胸痹心痛、心悸病的常用方剂,目的在于辛开苦降,分消走泄,清胆安神,恢复胆的升发之气。

# 第六节　心与三焦

　　《难经·三十一难》说:"三焦者,水谷之道路,气之所终始也。"三焦依其部位划分有其各自的生理功能特点。其中上焦主宣,能将水谷精气敷布周身,如雾露滋养脏腑经络四肢百骸,而喻为"上焦如雾"。中焦主运,能腐熟水谷,变化精微,化生气血,而喻为"中焦如沤"。下焦主分别清浊、排泄尿液与大便,故称"下焦如渎"。上、中、下三焦,仿若自然之天、地、人三才,与脾胃之升降、胆腑的开阖一起,调整人体气机的升降出入。三焦与心的相关性实际上体现了全身气血生成,气机升降和水液代谢的关系。

　　心居上焦,其主血脉运行,有赖元气之充养,上焦之敷散。中医学认为三焦是元气之别使,能够统领五脏、六腑、营卫、经络,通行全身上下内外左右,气血得以周身灌溉,营左养右,宣上导下。这里的元气,来源于命门,以三焦为通路,主宰人体生命活动和脏腑功能。三焦通畅,则元气达于上焦,补充心气,化气生血,推动血脉运行。根据喻昌的论述:"胸中阳气,如离照当空,旷然无外,设地气一上,则窒塞有加,故知胸痹者,阳气不用,阴气上逆之候也。"临床中常常使用宣通上焦的方法,驱散上焦的阴霾之气,使元气上达胸中,例如应用小陷胸汤、藿朴夏苓汤、三仁汤等都可用来治疗心系疾病。

　　三焦还是气机升降和水液运行的通路,三焦不畅,气化无权,则会出现气滞三焦,阳郁三焦,湿阻三焦,水溢三焦,营卫不和,表里不通,最终影响元气的功能和气血化生。在心脏方面主要表现为心阳(气)亏虚,心阳不振,气滞血瘀,水停痰阻的病理变化,出现胸闷气短、胸中窒塞、尿少水肿等症。治疗宜以通为用,使水湿、瘀血速去,水去则气机通畅,瘀去则血脉通畅。治疗上宣肺利水,健脾化湿,通腑导滞,都是调三焦,治心病的治法,因此有的医家倡导从三焦治疗心系疾病具有理论和实践意义。以三仁汤为例,既可以用来治疗湿阻气机,三焦不通,上焦窒塞的胸痹心痛,也可用来治疗湿浊中阻,充斥三焦,气机阻滞,心阳欲绝的心水重症。可见"善治三焦可愈百病"之说确有一定的实用价值。

（周育平）

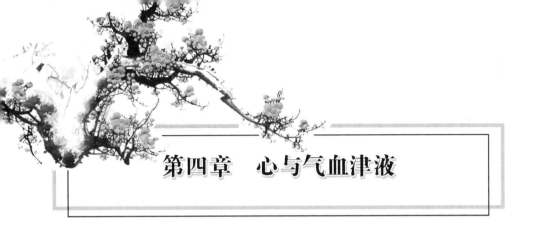

# 第四章 心与气血津液

## 第一节 心 与 气

### 一、心阳

心为五脏六腑之大主,为阳中之太阳,以阳气为用。心的阳气具有温煦和推动作用,能维持人体正常的血液循环,并使心神振奋,进而维持人的生命活动,使之生机不息,故又称为心火、君火。心的阳热之气不仅维持心脏本身的生理功能,而且对全身具有温养作用,凡脾胃之腐熟和运化水谷,肾阳之温煦和蒸腾气化,以及全身的水液代谢、汗液排泄的调节等,均有赖于心之阳气的温煦和推动作用。心阳虚衰,则温煦、推动、升发功能减退,阴寒内生,可见心悸胸闷、形寒肢冷、精神困倦、气喘自汗,面浮肢肿、心痛暴作、面色㿠白,舌淡润、脉迟弱。

在危急重症的治疗抢救中尤其要强调心阳的作用。心阳式微,必浊阴充斥,阴阳离决,即《素问·生气通天论》云:"阳不胜其阴,则五脏气争,九窍不通。"治疗中当区分振奋心阳和温阳救逆。张仲景在《伤寒论》《金匮要略》中多处使用桂枝,即体现了振奋心阳在阻止全身疾病发生发展过程中的重要作用。再如《金匮要略·胸痹心痛短气病脉证治》治疗心阳虚馁,阴邪窃踞,阳微阴弦之胸痹的栝蒌薤白诸方,并无温补阳气之品,反以薤白、桂枝、白酒通阳散结,振奋阳气,可见温通心阳能够迅速调动脏腑功能,维持机体正常代谢。治疗急性心力衰竭、肾衰竭时可以仿仲景之方法。路老曾治一女患,因心肾功能衰竭而至喘息咳唾,短气不足以息,尿少浮肿,仅以仲景之桂枝甘草汤扶阳抑阴,药效迅捷,救人于生死。著名老中医李可也有用仲景茯苓四逆汤,治慢性肾功能不全尿毒症以致无尿关格、喘脱神昏,一剂则喘闷渐减,安然入睡的病例记载。此均乃阳气得复,则阴霾四散,而效如桴鼓。

自然界中天气在上而下降,地气在下而上升,阴阳相合,天地交泰。在人体心居上为阳,肾居下为阴,一阴一阳,络脉相连。心阳在其寄藏的阴气的制约和牵制下,下降于肾,以助肾阳,是维持机体阴阳平衡,协调脏腑功能的关键,故有"心气宜降"之说。若心阳不足,不能藏归、温养于肾,肾阴必寒凝而无生化之机;若心阴不足,则心火不降,心阳必独亢于上。在重视温振心阳的同时,宜强调引火归原,临证中可运用黄连阿胶汤、交泰丸等,以求阴阳平衡、上下交通。

## 二、心气

中医理论认为心气为心阴与心阳和化而成,是推动心脏搏动、血液运行、振奋精神的动力。心气充沛则心脏搏动有力,血运畅通,精神振奋,思维敏捷。若心气虚衰则心搏无力,血运失常,精神委顿,出现心悸气短、乏力自汗,脉弱或结代等症状。心气虚系心阴失养,心阳不足失于和化,临证可结合营卫、宗气理论区别治疗。

1. 心气与宗气 《灵枢·邪客》指出:"宗气积于胸中,出于喉咙,以贯心肺,而行呼吸焉。"宗气与心气相互协同,具有推动血液运行至全身的作用,并能协调心气与肺气,连接心之搏动和肺之呼吸吐纳,使心肺得以维持正常的呼吸和循环功能,故心气病变与宗气功能失调密切相关。宗气功能失调主要体现在宗气亏虚、宗气郁滞和宗气下陷。宗气亏虚,不能正常地司呼吸行血脉,则表现为胸闷、心悸、乏力,动则加剧;宗气郁滞,气机紊乱,阴阳气血失调,则表现为胸闷、心痛,病情受情绪影响;宗气下陷,丧失走息道以行呼吸之功能,则呼吸困难,动则喘甚,语声低微。治疗心气病变时必须兼顾宗气,如心气不足除补益心气外,常兼补肺脾之气,乃由于宗气来源于呼吸的清气及脾胃化生的水谷精微,同时宗气最易下陷,须时时顾护升提中上二焦之气,多选补中益气、升陷辈;心气郁滞时除宽胸理气外,必须兼顾脾胃升降,肺卫宣肃,多选藿梗、荷梗、苏梗、枇杷叶、厚朴等随症加减。

2. 心气与营卫之气　《难经·十四难》云:"治损之法奈何?……损其心者,调其荣卫。"《灵枢·营卫生会》曰:"人受气于谷,谷入于胃,以传于肺,五脏六腑,皆以受气,其清者为营,浊者为卫,营在脉中,卫在脉外,营周不休,五十度而复大会,阴阳相贯,如环无端。"可见营气在生理状态下,泌其津液注之于脉,化生为血,在心的动力作用下行于脉中,卫气与营气同起于中焦,营行脉中,卫亦与之相随而行于脉外,周行于人体五脏六腑,四肢百骸。《难经集注》有云:"心者,营卫之本。"营卫的充养之功及它们的运行与心气直接相关,因此营卫之气与心脏在病理上关系密切。如营卫不和之汗出,即为心液外泄,常损伤心脉,误汗或发汗过度,耗散营卫,每致心阳受损而见心动悸、脉结代等症。治疗上《伤寒论》桂枝汤类方为"损其心者,调其荣卫"的典范,其中桂枝甘草汤、桂枝加附子汤扶卫气助心阳,桂枝加桂汤、桂枝甘草龙骨牡蛎汤和阳护心,小建中汤、桂枝去芍药加蜀漆牡蛎龙骨救逆汤、桂枝加芍药生姜各一两人参三两新加汤以调和营卫为本,变化而成资助气血、养心安神之用。卫气外固,营液内守,血脉充盈,心气充足,心阳振奋,心脉乃复,此即调营卫补治心脏虚损之机。例如,炙甘草汤中地、麦、胶、麻、枣益营血,参补心气,桂补心阳,以治疗心律失常、胸痹心痛、心力衰竭,正如岳美中先生所说:"阴药非重量,则仓卒间无能生血补血,但阴本主静,无力自动,凭借阳药主动者以推之挽之而激促之,才能上入于心,催动血行,使结代之脉去,动悸之症止。"

# 第二节 心 与 血

《素问·五脏生成》有云:"心之合脉也……诸血者皆属于心。"正是由于心主血脉,故称之为"五脏六腑之大主""君主之官",主宰人体生命活动。心与血的关系包括主血、主脉两个方面。

## 一、心主血

《素问·经脉别论》曰:"浊气归心,淫精于脉。"饮食水谷之气经脾胃之气化为水谷之精,通过脾主运化、升清散精的作用,上输给心肺,在肺部吐故纳新之后,化为营气,贯注心脉,变化而赤,成为血液,新陈交替,血液得到补充,故《素问·阴阳应象大论》有云"心生血"。血行于脉中,心气推动血液循环运行,运载营养精微供养全身,濡润五脏六腑、四肢百骸、肌肉皮毛,维持其正常的功能活动。心血充盛,则血脉充盈,脉道流利,不疾不徐,周行往复。心血有广义、狭义之分,广义心血包括心精、心血(狭义)、心阴,虽功在滋养濡润,但又各有不同。

心精,即藏于心中之精,往往溶于心血之内,化生心血。《素问·经脉别论》有"惊而夺精",可见心精是神志活动的物质基础。心精不足,不能濡养心神,可见健忘少寐,惊悸怔忡,神识涣散,悲伤欲哭。心在志为喜,喜乐愉悦则心精充沛,气和志达,荣卫通利,喜乐过度则心精耗伤,神惮散而不藏。

狭义心血,即流经于心并行于脉,色赤稠厚者,与西医学的血液相似。《难经·二十二难》将血的这一作用概括为"血主濡之"。五脏六腑、四肢百骸均在血的濡养作用下而发挥功能,"目得之而能视,耳得之而能听,手得之而能摄,掌得之而能握,足得之而能步,脏得之而能液,腑得之而能气。是以出入升降,濡润宣通者,由此使然也"(《金匮钩玄·血属阴难成易亏论》)。故此血充足则精神振奋,精力充沛,活动敏捷,神志清楚。候心血之盈亏,首从舌象,次从面色。《灵枢·脉度》云:"心气通于舌,心和则舌能知五味矣。"心血旺盛则舌体红活荣润,柔软灵敏,语言流利;心血不足则舌淡瘦薄,舌强语謇;心血瘀阻则舌质紫滞;心血不足,心火上炎则舌红生疮。《灵枢·邪气脏腑病形》说:"十二经脉,三百六十五络,其血气皆上于面而走空窍。"心血旺盛则血脉充盈,面部红润光泽;心血亏虚则面色萎黄无华;心血瘀阻则面色青紫;心血不足,心火上炎则面色红赤。除心悸怔忡、失眠不寐等症从心血论治外,治疗血压相关疾病时也要重视调补心血。如高血压治疗中多以白芍、当归、鸡血藤等养血和血通络,滋养软化脉道;低血压治疗选用四物汤、荆防四物汤加减,补益心血,充养脉道,以维持正常血压。

心阴与心阳被认为是心气的阴阳两种不同属性的成分。心阴是心气的滋养、宁静、沉降等功能的表达,由心精中属阴的部分所化,能够抑制心火,防止心火亢盛,维持阴阳协调平衡。心阴不足,则凉润、沉静功能减退,虚火上炎,可见心悸而烦,手足心热,潮热盗汗,少寐多梦,舌红少苔,脉细数,临证可选天冬、麦冬、生地、百合等。例如百麦安神饮(路志正经验方)即以《金匮要略》的百合地黄汤合甘麦大枣汤加减化裁,滋心阴,清心火,安神志,治疗更年期综合征或脏躁之心阴不足,心火独亢疗效显著。再如治疗复发性口腔溃疡也可从心阴不足,心中伏火论治,选择三才封髓丹养心肾之阴,清心中郁热。

## 二、心主脉

脉,即是脉管,又称脉道,为血之府,是血液运行的通道。生理上心脏和脉管相连,形成一个密闭的系统,成为血液循环的枢纽。心脏不停地搏动,推动血液在全身脉管中循环无端,周流不息,成为血液循环的动力,如《素问·痿论》所云"心主身之血脉"。心脏有规律地跳动,与心脏相通的脉管亦随之产生有规律的搏动,称为"脉搏",这是狭义的心主脉。正常生理情况下,心脏的功能正常,气血运行通畅,全身的功能正常,则脉搏节律调匀,和缓有力,否则脉搏便会出现异常改变。中医临证历来强调脉诊,以了解全身气血的盛衰,同时掌握心之形质与功能。心脏阳气充沛,血液充盈,脉道流利是脉象和缓有力的前提。以弦脉为例,有弦长、弦紧、弦滑、虚弦之不同。《素问·平人气象论》认为弦脉应如长竿之直而乏柔和之象,但滑利尚有流动之象,倘如新张弓弦之紧急硬劲,则是气血将绝之真脏脉。《脉诀刊误》也云:"弦而软,其病轻;弦而硬,其病重。"临床上弦长、弦滑乃邪盛而正不衰,正邪交争,治当祛邪扶正,弦紧、虚弦为心脏阳气衰微,心血不足,脉道不利之象,必当扶正为本,逐邪为标。

广义的脉为血府,是容纳血液,运输血液的通道,血液通过脉道输送精微物质以营养五脏六腑、四肢百骸、肌肉皮毛。心在体合脉,《素问·六节藏象论》云:"心者……其充在血脉。"脉道通利是指脉管富有弹性和畅通无阻,而脉管舒缩与心气推动调控、心阴心阳协调共济有关。心血充盈、心气充足、心阳振奋则脉管舒缩有度,血流通畅,既不过速而妄行,又不过缓而迟缓。活血化瘀、益气活血理论更多表现为心主脉,血脉空虚,而见面色无华,脉象细弱无力等,脉道不利,血液不畅,甚则发生气血瘀滞,血脉受阻,而见面色晦暗,唇舌青紫,心前区憋闷和刺痛,脉象结、代、促、涩等。

## 第三节　心 与 津 液

津液是指由饮食水谷精微化生、富于营养的液体物质,是脏腑、经络等进行生理活动的物质基础。《灵枢·决气》中阐述:"何谓津? 岐伯曰:腠理发泄,汗出溱溱,是谓津。何谓液? 岐伯曰:谷入气满,淖泽注于骨,骨属屈伸,泄泽,补益脑髓,皮肤润泽,是谓液。"中医学认为津液代谢与肺、脾、肾、三焦关系密切,但临床中发现,很多心脏疾病,特别是心脏疾病的晚期,患者往往出现津液代谢异常,表现为消瘦、口渴、水肿、舌苔光剥等现象。西医学也证实,心脏能够产生神经内分泌物质,作用于肺肾等脏器,影响水液代谢。因此心与津液代谢有着密切的关系。

## 一、心与津液代谢

有关津液代谢的论述以《素问·经脉别论》最为经典:"饮入于胃,游溢精气,上输于脾;脾气散精,上归于肺,通调水道,下输膀胱。水精四布,五经并行。"但是这里完全没有提及心对津液代谢的作用,因此目前多借助心为五脏六腑之主及血水相关的理论来阐述心与津液的关系。

心为君主之官,具有统摄协调其他脏腑生理活动的作用。心与小肠互为表里,小肠主液,心阳下煦小肠,助小肠受盛化物,吸收水液;心肺同居上焦,胸阳振奋,津液得以温煦输布,宣散运行;心与脾胃,母子相生,心阳旺盛,脾阳得助,中焦水液得运;心肾君相之火为一身阳气之根本,心火下降,温煦肾命,助气化而司水液代谢,肾水上潮,心肾交泰,水火既济,津液可免燔灼、凝滞之虞。心主血脉,水谷精微物质在体内的运行、转输、布散必须以血脉为通路。《灵枢·决气》云:"中焦受气取汁,变化而赤,是谓血。"此处的汁,即是含有精微营养物质的津液,水谷精微中清稀流动者渗入血脉,在心阳、心气的推动下环周不休,滋润脏腑经络、四肢百骸。同时中医理论认为津血同体,如《灵枢·痈疽》曰:"中焦出气如露,上注溪谷,而渗孙脉,津液和调,变化而赤为血。"津液与血能够相互渗透,津入脉内则为血,血渗脉外则为津。因此血的运行也就包含了津液的运行,心主血行血的功能,也体现在主津液行津液。基于这一理论,临床中治疗津液不足诸症,往往有养阴润燥,养血润燥的不同。经典理论"血不利则为水"也是对心功能障碍导致痰湿水饮积聚的补充说明。因此对心虽然不似肾主水、肺通调水道、脾司运化有明确的论断,也是津液代谢的重要脏器。

## 二、心与汗、溺

汗为五液之一,《灵枢·决气》言:"腠理发泄,汗出溱溱,是谓津。"《温病条辨》云："汗也者,合阳气阴精蒸化而出者也。"可见汗是津液通过阳气的蒸腾气化,从玄府排出的液体,发挥调节体温、润泽肌肤的作用。中医理论认为汗与血在生理上密切相关,故称"血汗同源",心主血脉,故又称"汗为心之液"。汗出过多,可耗伤心血,出现心悸怔忡、失眠不寐,大汗淋漓还可导致心阳暴脱,因此临证使用汗法要强调遍身微汗,并须患者啜饮热汤,温覆防风,以避免大量出汗导致脱水以致坏病。由于心的功能失调导致的多汗,主要见于三种情况:一是心经热盛,心经郁火,心经湿热熏蒸,迫津外泄,可选择栀子豉汤、导赤散等清心止汗,二是心阴虚,阳亢津泄,可选用酸枣仁汤、柏子养心汤等滋阴敛汗,三是心阳虚,心气虚,不能固摄津液,可选择四逆汤、桂枝汤等温阳固脱。

心为君主之官,心主神明,肾为水脏主津液,膀胱为州都之官,气化则溺出。然其职虽在肾,肾司膀胱开阖,其主却在心。尿液的排泄是受到心神的控制,所谓"肾为都会,关司之所,听命于心",条件允许,心行君主之令,肾司开合,膀胱开启,则尿出,条件限制,心令不行,肾不司开,膀胱不启,则能憋忍。心肺同居上焦,在心肺之阳气共同发挥温煦布散作用下,津液得以宣散运行;津液属阴,需要阳气的温煦气化,而心肾之阳息息相通,君相之火为一身阳气之根本,司温煦蒸腾之责,心在五行属火,肾则为水脏,心火下煦,肾水上潮,心肾交泰,君火不炎于上,上焦津液可免燔灼,肾水不寒于下,下焦无凝滞之虑,津液的代谢方可以正常运行,周流全身。

心在液为汗,肺司呼吸、主皮毛,汗的排泄关乎心之阴阳气血,心阳心气蒸津摄汗,心阴心血充津化汗。阴阳气血的相互协调,是汗出的基础。腠理的开阖为肺-卫气所司,而阴阳气血的协调,汗液之排泄有度,又赖心神为之主持。

综上所述,心参与并调节津液代谢,心病则致津液代谢失调,可见水肿、痰饮、汗证及小便失常。治疗除了调理肺、脾、肾三脏,从心论治亦为重要途径之一。

（周育平）

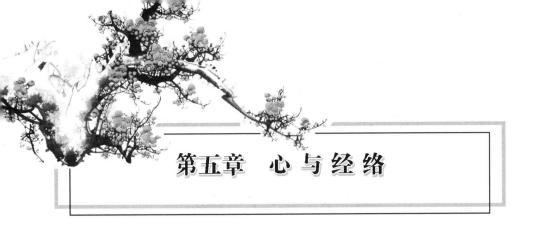

# 第五章 心与经络

《素问·灵兰秘典论》指出："心者,君主之官也,神明出焉……凡此十二官者,不得相失也。故主明则下安,以此养生则寿,殁世不殆,以为天下则大昌。主不明则十二官危,使道闭塞而不通,形乃大伤,以此养生则殃,以为天下者,其宗大危,戒之戒之!"由此可见心在脏腑中的重要地位。

经络是心与其他脏腑沟通联络的纽带,《灵枢·海论》言:"十二经脉者,内属于腑脏,外络于肢节"人体的十二条经脉与其络属的脏腑及其相应的体表、肢节相联系,使人体的组织、器官成为一个有机的整体。十二经脉在体内循行中,阴经属脏络腑,阳经属腑络脏。由于阴经重于体内循行,因而手足六阴经除属络脏腑外,大多还联系了其他的一些脏器,作为君主之官的心即是通过经脉系统加强了与其他脏腑的联系。

经别乃别行之正经,为经脉的组成部分之一,其循行分布具有离、入、出、合的特点。大多数经别从经脉上分出进入体内后,均联系到它所别出经脉属络的脏腑,且足六经经别均联系到心,这又为心的君主地位奠定了一定的经络基础。

奇经八脉与十二正经不同,其循行别道奇行,既不直属脏腑,又无表里配合关系,但其交错循行分布于十二经之间,故可沟通十二经脉之间的联系,又可对十二经气血的蓄积渗灌等起到调节作用。

心为君主,余诸脏腑以经络系统与心互联,脏腑病变,皆可于相应循行部位出现相关症状,临证时需详审病机,明辨经络脏腑定位,治疗互相参合,不可拘泥于一经一脏一腑。

# 第一节　心与十二经脉

十二经脉是经络系统的主要组成部分,也是最为重要的气血通行渠道,十二经脉通过手足阴阳表里经的连接而逐经相传,组成了一个周而复始,如环无端的流注系统。心行君主之令,主血脉,十二经与君主之官息息相通。

## 一、手少阴心经

手少阴心经是心脏最直接的附属经脉,其经属心络小肠,上接足太阴脾经于心中,下接手太阳小肠经于小指。《灵枢·经脉》言其循行:"起于心中,出属心系,下膈,络小肠;其支者,从心系上挟咽,系目系;其直者,复从心系却上肺,下出腋下,下循臑内后廉,行太阴、心主之后,下肘内,循臂内后廉,抵掌后锐骨之端,入掌内后廉,循小指之内,出其端。"

凡经脉及其分支循行处所出现症状及相关疾患皆可从心论治。

## 二、手太阴肺经

《灵枢·经脉》言:"肺手太阴之脉,起于中焦,下络大肠,还循胃口,上膈属肺,从肺系横出腋下,下循臑内,行少阴、心主之前,下肘中,循臂内上骨下廉,入寸口,上鱼,循鱼际,出大指之端。"手少阴心经通过分支与手太阴肺经相连,"其直者,复从心系却上肺,下出腋下",即手少阴经从心中出来后,经心系上达肺部,使得心与肺之间相联系。

心肺同属上焦,心与肺相连,百脉朝会于肺,心肺血脉相通,肺主气,心主血,血之运行赖气之推动,而气之输布亦赖于血之运载,两者结合,才能敷布到全身,气血密不可分,所谓"气为血帅,血为气母""气行则血行,气滞则血瘀"。若肺气虚弱,宗气不足,则运血无力而导致心脉瘀阻,出现胸闷胸痛等症状,此即"肺心痛"也;若心气不足,血运不畅,也会影响肺之宣降功能而致胸闷、咳喘等症。

### 三、手阳明大肠经

在经脉循行上,心与手阳明大肠经并无直接的联系,但因心肺同属上焦,肺主气,心主血,两者密不可分,而肺与大肠通过经络互相络属,构成表里关系,在生理病理上互相影响(如肺气肃降正常,则大肠传导如常,大便通畅;若肺失肃降,津液不能下达,则大便秘结;反之,若大肠实热,腑气不通,也可影响肺气不利而咳喘),故而心与手阳明大肠间接地通过手太阴肺经而有所联系。

### 四、足阳明胃经

从经脉循行可以看出心与胃的密切关系。《灵枢·经脉》言:"胃足阳明之脉……从缺盆下乳内廉,下挟脐,入气街中。"并通过经别与心相联系,《灵枢·经别》云:"足阳明之正,上至髀,入于腹里,属胃,散之脾,上通于心,上循咽,出于口,上頞顿,还系目系,合于阳明也。"《素问·平人气象论》曰:"胃之大络,名曰虚里,贯膈络肺,出于左乳下,其动应衣,脉宗气也。"胃腑直接分出的大络脉,与十五别络不同。循行路线自胃上行,贯通横膈,连络肺,出于左乳下的虚里,即心尖搏动的部位。

从解剖结构上看,心胃两者关系密切。心居胸中,胃居膈下。《伤寒论》与《金匮要略》中所论之"心"常指胃,如"心下""心中"多指胃脘,"泻心"实是"泻胃"。《证治准绳》云:"胃脘之受邪,非止其自病者多,然胃脘逼近于心,移其邪上攻于心,为心痛者亦多。"这些均说明胃心位置相邻，关系密切。

在病候上，心与胃相互关联，《灵枢·经脉》："是动则病……心欲动，独闭户塞牖而处。"《类经》："虚里跳动，最为虚损病本，故凡患阴虚劳怯，则心下多有跳动，及为惊悸慌张者，是即此证。"

心与胃，位置毗邻，生理功能上又密切相关，相互资生。足阳明胃经即为胃气循行之所，其循行范围广泛，联络到身体从上到下的许多部位，充分体现了胃受纳水谷之气之后，通过足阳明胃经将水谷之气运行到了全身，以起到营养的作用。病理上，心痛常因脾胃病变而发生，如暴饮暴食，胃气壅塞，或肠腑不通，排便费力，皆可加重心脏负担而引发心痛，此即"胃心痛"也。

## 五、足太阴脾经

足太阴脾经在循行过程中"其支者，复从胃，别上膈，注心中"，即足太阴经的一个分支，从胃中分出后，向上通过横膈，注入于心中，从而加强了心与脾之间的联系。经别乃别行之正经，为经脉的组成部分之一，足阳明胃经的经别通过脾与心相关联。经筋是十二经脉之气"结、聚、散、络"于筋肉、关节的体系，《灵枢·经筋》记载："足太阴之筋……结于肋，散于胸中。"

心主血脉，但血液之所以能够在全身周流循环，主要依靠经气运行的力量。经气主要包括营气、卫气、宗气和元气。其中宗气和营气与血的生成和运行关系密切。生成上，《灵枢·决气》曰："中焦受气取汁，变化而赤，是谓血。"运行上，心虽主血脉，但是其动力来源在于宗气。《灵枢·邪客》曰："故宗气积于胸中，出于喉咙，以贯心脉，而行呼吸焉。"《灵枢·营气》亦云营气"从脾注心中"。而营卫和宗气的化生就是由中焦脾胃运化而成。《灵枢·五味》："谷始入于胃，其精微者，先出于胃之两焦以溉五脏，别出两行营卫之道。"心主气血之盈亏，实则由脾胃之盛衰决定的。

与胃经相同，脾之大络布于胸胁，经脉所过，主治所及，可通过调节足太阴脾经来治疗心病,早在《灵枢·杂病》中即有记载:"心痛腹胀,啬啬然大便不利,取足太阴。"

脾胃乃"后天之本""气血生化之源",如果脾胃之经气不足,则气血不能充盈旺盛,从而导致心失所养,进而出现心悸心慌、胸闷胸痛、乏力短气等临床症状,同时常伴有脾胃经之症状,此即"脾心痛"。故每见心疾,不可单纯治心,而当溯本求源,寻诸脾胃。以冠心病为例,早在20世纪80年代,即有医者对冠心病的经络敏感穴位做过研究,结果发现在手少阴心经及手厥阴心包经上并未发现敏感穴位,而于足阳明胃经却可寻及。而冠心病心绞痛的发病部位均为胃经、胃之大络、脾之大络循行之处。足阳明胃经经头行齿,至颈、咽及锁骨上,再经上腹部,而胃之大络正处左乳下,脾之大络布于胸胁,此皆为心绞痛发作时的主要或放射部位,在临床表现上,冠心病发作时常伴有乏力、恶心、呕吐、上腹不适等症状,此皆为脾胃经病变的表现。这些均是心与脾、胃经密切相关的佐证。故在20世纪80—90年代,路老提出调理脾胃治疗冠心病的大法,多年来验之临床不谬也。

## 六、手太阳小肠经

《灵枢·经脉》云:"小肠手太阳之脉,起于小指之端……入缺盆,络心,循咽,下膈,抵胃,属小肠。"又云:"心手少阴之脉,起于心中,出属心系,下膈,络小肠。"心与小肠相表里,其间有经络相通,即手少阴心经属心络小肠,手太阳小肠经属小肠络心,心与小肠间通过经络的沟通而紧密联系,构成脏与腑间的相合关系。

手少阴心经与手太阳小肠经络脉、经别相通,心居胸中,心包络围护于外,为心主的宫城。其经脉下络小肠,两者相为表里,心主血脉,又主神明,开窍于舌。小肠分清泌浊,具有化物的功能。

在生理上心与小肠相互为用,心主血脉,心阳之温煦,心血之濡养,有助于小肠的化物;小肠化物,泌别清浊,吸收水谷精微,其精华部分经脾气转输于心,化血以养心脉。故说"浊气归心,淫精于脉"。

在病理上心与小肠相互影响,心经实火,可下移于小肠,"心主于血,与小肠合,若心家有热,结于小肠,故小便血也"(《诸病源候论》)。心经有热可出现口舌糜烂,若心经移热于小肠,则可兼见小便短赤,尿道涩痛等症。反之,小肠有热,亦可循经脉上熏于心。

## 七、足太阳膀胱经

足太阳膀胱经的经别与心相连,《灵枢·经别》言:"足太阳之正,别入于腘中,其一道下尻五寸,别入于肛,属于膀胱,散之肾,循膂当心入散;直者,从膂上入于项,复属于太阳。"即足太阳经别散布联络肾脏后,沿脊柱两旁的肌肉,进入心散布开。

心俞穴位于背部,系足太阳膀胱经循行部位,而心俞穴对于心疾是有一定治疗意义的。通过针灸心俞可以补心养血、温通心脉,治疗心脏疾病时常常使用。而心主神明,针灸心俞还可以起到安神定惊的作用。

足太阳膀胱经与心相联系不仅是通过背俞穴的方式,还通过足少阴肾经与心相联系。在生理情况下,心阳须下降于肾,以资肾阳,共同温煦肾阴;肾阴上济于心,以资心阴,共同滋养心阳,阴阳互相制约,心肾二脏处于这种"水火相济""心肾相交"的良性状态。而足少阴肾经的经络循行,既联络膀胱,又联络心脏,流注于胸中,与手厥阴心包经相接。可见无论从脏腑功能角度还是经络循行角度,膀胱都通过足少阴肾经与心紧密联系。

## 八、足少阴肾经

《灵枢·经脉》言:"肾足少阴之脉,起于小指之下……贯脊,属肾络膀胱;其直者,从肾上贯肝膈,入肺中,循喉咙,挟舌本;其支者,从肺出络心,注胸中。"

足少阴肾经的支脉直接联络心脏,流注于胸中,所以心与足少阴肾经之间有着密切的联系,且足少阴肾经夹舌本,舌为心之苗,肾经连心,肾阴可靠元阳温煦气化,通过经脉上升至心。

足少阴肾经还进一步与手厥阴心包经相连,心包为心外的包膜,心通过心包来行使功能,而足少阴肾经通过心包进一步联系与心。使得心肾相交,水火既济。心居胸中,属阳,在五行属火;肾在腹中,属阴,在五行属水。心肾相交,水火相济。心肾相交是对心肾两脏之间相互资生、相互制约的生理功能的高度概括。它包括心肾之间的水火既济、阴阳互补、精血互化、精神互用等内容。而气机的升降,则依赖于足少阴肾经与心的沟通和联系。病理上,凡因年老体衰、房劳伤精、惊恐伤肾等因素导致肾虚,则水火不能相济,精血不能相生,心脉失养,因虚而血运无力,可致瘀滞不通,不通则痛,不荣亦可致痛,此即"肾心痛"也。

### 九、手厥阴心包经

《灵枢·经脉》言:"心主手厥阴心包络之脉,起于胸中,出属心包络,下膈,历络三焦;其支者,循胸出胁,下腋三寸,上抵腋下,循臑内,行太阴少阴之间,入肘中,下臂,行两筋之间,入掌中,循中指出其端;其支者,别掌中,循小指次指出其端。"手厥阴之络脉,名内关,在腕关节后二寸处,出于两筋之间,分支走向手少阳经脉,并沿经向上联系心包,散络于心系。

心包是心脏的外围,具有保卫心脏并能反映心脏某些功能的作用,可"代心行令"。正如《素问·灵兰秘典论》所说:"膻中者,臣使之官,喜乐出焉。"心为五脏六腑之主宰,如果受到外邪侵袭,极易发展为危急重症,故当邪气侵犯时,心包首当其冲,可"代心受邪",从而避免或减轻君主所受的伤害。除手少阴心经外,手厥阴心包经在脏腑络属及经脉循行上与心最为密切,在《黄帝内经》时期,心经与心包经在主治上并无区分。在针灸治疗时,心包经腧穴主要用来治疗心、胸、胃、神志病及经脉循行部位的其他病证。

### 十、手少阳三焦经

《灵枢·经脉》言:"三焦手少阳之脉,起于小指次指之端……入缺盆,布膻中,散落心包,下膈,循属三焦;其支者,从膻中上出缺盆……以屈下颊至颐;其支者……至目锐眦。"手少阳络脉,名外关,在腕关节后二寸处分出,绕行于臂膊的外侧,进入胸中,会合于心包。手少阳经之经别于头部从手少阳经分出,向下进入缺盆,经过上中下三焦,散布于胸中。手少阳三焦经并没有直接联系于心,而是分布于胸中,联络心包,通过心包而实现调整心的功能的作用。

三焦有名而无形,主持诸气,总司全身的气机和气化。三焦是气机的升降出入的通道,又是气化的场所。气血之间密切的关系得益于三焦与心之间的密切联系,联系的通道则依赖于经脉。

### 十一、足少阳胆经

《灵枢·经脉》言:"胆足少阳之脉……其支者,别锐眦,下大迎,合于手少阳……合缺盆,以下胸中,贯膈,络肝属胆。"足少阳胆经通过与手少阳三焦经间接与心相连。且《灵枢·经别》云:"足少阳之正,绕髀入毛际,合于厥阴;别者,入季胁之间,循胸里,属胆,散之肝,上贯心,以上挟咽,出颐颔中,散于面,系目系,合少阳于外眦也。"其经别循行通过心,与心密切相关。

少阳为枢,足少阳胆经循行于人体头、身侧面,如同掌管门户开合的转轴,为人体气机升降出入之枢纽,能够调节各脏腑功能,为十二经脉系统中非常重要的部分。足少阳胆经枢机不利、开合失司,可致多种病变。

胆气通于心,其经"上肝,贯心",胆经出现病变,胆气可循经上扰于心,心神紊乱,则出现心悸不宁,胸闷气短、惊恐畏惧,嗜睡或不眠等症。路老把这种由胆病引起的胸闷胸痛、心前区疼痛,称为"胆心痛"。诚如《灵枢·邪气脏腑病形》所云:"胆病者,善太息,口苦,呕宿汁,心下澹澹,恐人将捕之。"可见,心病怔忡,可从胆治;胆病战栗、癫狂,尤当治心。

## 十二、足厥阴肝经

《灵枢·经脉》言:"肝足厥阴之脉,起于大指丛毛之际……挟胃,属肝络胆,上贯膈,布胁肋,循喉咙之后,上入颃颡,连目系,上出额,与督脉会于巅;其支者,从目系下颊里,环唇内;其支者,复从肝别贯膈,上注肺。"足厥阴肝经亦是通过其他经脉间接与心相连。

肝胆之气皆属于木,而肝为体、属阴,胆为用、属阳。胆汁是由肝的精气所化生,故曰"肝胆相照"。可见肝经的气血亦可以通过足少阳胆经而联络于心。并且足厥阴肝经亦"上贯膈,布胁肋",其特点主要是循行分布于胸胁、体侧,以行胆经少阳枢机之气。肝胆经脉之气相辅相佐,同联于心,对于调解神志起到了巨大的作用。临床诸多不寐、心悸之证患者,据其主症及伴随症状,可循经定位,多与肝失疏泄,肝血不足,肝经之气失于条达有关,治疗时当明辨。另外,劳伤虚损,心肝血虚,筋脉挛急,也可诱发心痛。七情所伤,紧张焦虑、惊恐烦躁等情绪变化,亦可诱发胸闷胸痛,此即"肝心痛"也。

## 十三、小结

十二经脉首尾相接,如环无端,使得气血在人体周流不息,由此形成了十二经脉的气血流注。手太阴肺经于手食指端连接手阳明大肠经,于鼻旁交足阳明胃经,于足大趾内端连接足太阴脾经,于心中注入手少阴心经,于手小指端连接手太阳小肠经,于目内眦连接足太阳膀胱经,于足小趾端连接足少阴肾经,于胸中连接手厥阴心包经,于手无名指端连接手少阳三焦经,于目内眦连接足少阳胆经,于足大趾外侧连接足厥阴肝经,肝经又于肺内连接手太阴肺经。气血在十二经脉相互衔接所形成的圆环内运行,周流不息。《灵枢·脉度》中记载:"气之不得无行也,如水之流,如日月之行不休,故阴脉荣其脏,阳脉荣其腑,如环之无端,莫知其纪,终而复始。"十二经直接相互连接,脉气相通,气血运行相互影响,各经病变可以通过经络而影响心。治疗时,当循经定位,细分经络及其所属脏腑,或调护脾胃,或交通心肾,或疏肝养心,或温胆宁心,凡此种种,不再赘言。

## 第二节　心与奇经八脉

奇经八脉是任脉、督脉、冲脉、带脉、阴跷脉、阳跷脉、阴维脉、阳维脉的总称。

### 一、任脉

任脉行于腹面正中,为阴脉之海,其脉多次与手足三阴经交会,《素问·骨空论》言:"任脉者,起于中极之下,以上毛际,循腹里,上关元,至咽喉,上颐循面入目。"巨阙穴、膻中穴皆为任脉的重要穴位,巨阙为心经募穴,膻中为心包经募穴。故对于与心相关的疾患亦可通过调理任脉来辅助治疗。

### 二、督脉

督脉行于背部正中,为阳脉之海,其脉多次与手足三阳经交会,其支脉之一与心脏有着直接的络属关系。《素问·骨空论》曰:"其少腹直上者,贯脐中央,上贯心,入喉,上颐环唇,上系两目之下中央。此生病,从少腹上冲心而痛,不得前后,为冲疝。"督脉之神道穴是心中阳气往复循行于督脉的通道;灵台穴是心气蛰藏之处,有温煦心阳的功用;至阳穴为神道、灵台转输阳气,助其温煦心阳、调摄心神,故心之阳气不足,血脉瘀阻,皆可通过调节督脉来辅助治疗。

### 三、冲脉

冲脉自小腹内起始,下出于会阴部,向上行于脊柱之内,其在体表走行的部分经腹股沟中央部位,与足少阴肾经交会,沿腹部两侧,上达咽喉,环绕口唇。《针灸甲乙经·奇经八脉》云:"冲脉者,起于气街,并少阴之经,挟脐而上,至胸中而散。"冲脉为"血海""十二经之海""五脏六腑之海"禀受一身气血,上通脑府。而心主神明,冲脉虽与心脏无直接交会,但其循行终于胸中,且与神志精神密切相关,故冲脉相关疾病可通过调节心之气血以辅助治疗,反之亦然。

### 四、带脉

带脉出自季胁部,交会于足少阳胆经的带脉、五枢、维道穴,围绕腰腹部一周。带脉可约束纵行之经脉,对足之三阴、三阳以及阴阳跷脉皆有约束作用。带脉环绕腰部,约束交通各经脉,带脉与心经、心包经虽无交会,但亦可通过调理带脉而起到疏通经络的作用。

### 五、阴跷脉、阳跷脉

阴阳两跷之脉与人身之动静关系密切,动则为阳,静则为阴。有濡养眼目、司眼睑开合和肢体运动的功能。阴跷脉下出于肾经,上通脑海,阴精循此上达,充益脑髓。阳跷脉下连膀胱经,上入脑中,主持阳气,与阴跷脉相合,"阴升阳降",使脑有所主,神有所依。阴阳跷脉司眼睑开合,主持机体的动静与寤寐。而心藏神,主神明,不寐与心神失养关系密切,通过心与两跷脉的互动调整,可共同达到寤寐得宜的目的。

### 六、阴维脉、阳维脉

阴维脉、阳维脉分别调节六阴经和六阳经的经气,以维持阴阳的协调和平衡,故与十二经脉及人体的气血阴阳密不可分。

## 七、小结

奇经八脉交错循行于十二经脉之间,与正经在人体多处相互交会,可涵蓄十二经气血并调节十二经的盛衰。提示在对多种心系疾病的辨治中,调整奇经八脉的气血均有一定意义。

(王秋风)

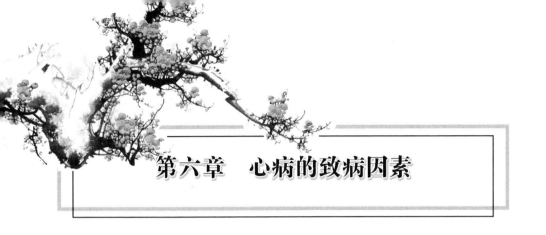

# 第六章　心病的致病因素

心藏神,为君主之官,统领肝脾肺肾,主司七情之和合,应对四时之寒温,作用于呼吸之间、动静之际,为生命安危所系,其务最劳。但从中医学整体观出发,心病的病位亦不止于心,此与五脏相关,任何一脏功能失调都可累及心脏,出现心脏病变。五脏之中,心与脾胃关系尤为密切。这不仅因为脾胃为后天之本,气血生化之源,化气以上贯心脉,生血以充养心血,行津液以布散周身,还在于脾胃为人体气机升降之枢纽,执中央以运四旁,在五脏生理、病理过程中都占有重要地位。若七情过极、寒温骤变、将息不慎,影响脾胃运化功能,脾胃一衰,心失气血充养,则出现心系病变。

## 第一节　外　　感

风、寒、暑、湿、燥、火(热)是自然界的六种正常气候现象,称为"六气"。"六气"是万物生长的条件,《素问·宝命全形论》云:"人以天地之气生,四时之法成。"也就是说人依靠天地之间的大气和水谷之气而生存,遵循四时生长收藏的规律而成长发育。当气候变化异常,六气生发太过或不及,或非其时而有其气,或变化过于急骤时,就会成为致病因素,侵犯人体引发疾病。这种情况下的"六气",便称为"六淫"。六淫是外感疾病的致病因素,多以肌表、口鼻为途径侵犯人体,故亦称"外感六淫"。风、寒、暑、湿、燥、火(热)均可乘

49

袭心脏而引起心脏病变。随着近几年来空气污染的加重,雾霾已经成为一种新的致病因素,并受到广泛关注,雾霾是一种特殊的外感邪气,具有一定的毒性,又称为"霾毒"。雾霾袭人,于秋冬干燥季节多发,随呼吸而入,毒邪入里,致肺之宣发肃降失司,日久伤及心脉可发展至心肺亏虚、气虚血瘀之证。

## 一、风邪中心

风为春季的主气,但四季皆有,无处不在。风为阳邪,其性疏泄。若春天风气太过,阳气发散过度、不能固护肌表,则使人恶寒、体倦,风气直中于心经,心胸之气不利,升降过极,则使人胀满心痛,故《素问·至真要大论》言"民病洒洒振寒,善伸数欠,心痛支满""民病胃脘当心而痛,上支两胁……舌本强""厥心痛"。风属阳邪,易袭阳位,而心居阳位,故感受风邪,心神被扰,可致心悸。《诸病源候论》中有"风邪搏于心,则惊不自安,惊不已,则悸动不定"的论述,表明风邪可扰乱心神,导致心悸的发生。《圣济总录·伤寒后惊悸》云:"伤寒病后,心气不足,风邪乘之,则令精神不宁,恍惚惊悸,由此忧愁思虑,致心气虚,邪气内乘,故神气不得泰定而生惊悸也。"指出正气不足兼感受风邪致悸的病机。或因体虚心气不足,心之府为风邪所乘;或因恐惧忧迫,令心气虚,后外受风邪,终致心中惊悸不定。《诸病源候论》认为"心痛者,风冷邪气乘于心",明确指出风邪入侵是心痛发病的重要因素。风邪犯心,也常常与他邪兼夹。巢元方在《诸病源候论》中对此论述较详,后世医家略有发挥。如风冷乘心,可致心痛、多汗、惊悸。风热蕴积乘于心,可致恍惚不安,发为癫痫。巢氏把风邪致眩一病称为"风眩",其在《诸病源候论·风头眩候》中提及"风头眩者,由血气虚,风邪入脑,而引目系故也……逢身之虚则为风邪所伤,入脑则脑转而目系急,目系急故而成眩也……诊其脉,洪大而长者,风眩"。临床上素有肝阳亢盛者,平素仅有烦躁易怒,面红并无眩晕之苦,但是一旦遇外风侵袭则作头晕目眩,甚则发为中风,此即所谓"外风引动内风"。风热伤心脾两经,可致舌强不语,《诸病源候论》:"心脾虚,为风热所乘,邪随脉至舌,热气留心,血气壅涩,故舌肿,舌肿脉胀,急则舌肿强。"风寒伤心,致心腹痛,气不得息。风寒暑湿闭塞诸经,致怔忡。风热灼伤心肝两经,则(目)暴赤生翳。风火凝结心肺,则生肺痈。由此可见,风邪伤心亦为临床常见。

## 二、寒邪中心

寒为阴冷之物,其性凝结、收引,且易伤阳气。人之气血津液的运行,依靠人体一身阳气的温煦和推动。若人受阴寒之邪的侵袭,或自身阳气虚损而致阴寒内盛,使人体失于温煦,可见经脉气血运行不通,甚至凝结阻滞不畅。寒邪犯心历代记载很多,最早见于《素问·痹论》,曰:"脉痹不已,复感于邪,内舍于心""心痹者,脉不通,烦则心下鼓"若寒邪侵犯心脉易致心脉凝滞不通,不通则发为胃心痛。手少阴心经之脉出心系,经腋下沿内侧后缘过掌,其分支挟咽连目系。故脉痹不通则心气郁,心下鼓气(心悸),上气,咽干善噫。若寒凝经脉或气滞血瘀,阻遏阳气,则可见心痛、上肢内侧后缘疼痛、厥冷等症,这与心的经脉循行部位有密切关系,病变由经脉波及脏腑所致。寒性凝滞,主收引,故寒邪致病症状以疼痛为主,《素问·举痛论》曰:"经脉流行不止,环周不休,寒气入经而稽迟,泣而不行,客于脉外则血少,客于脉中则气不通,故卒然而痛。"《金匮要略·五脏风寒积聚病脉证并治》亦明确指出:"心中寒者,其人苦病心如啖蒜状,剧者心痛彻背,背痛彻心,譬如蛊注。"历代有关心痛因脏虚、复感寒邪而发的论述更多。《诸病源候论》曰:"寒气客于五脏六腑,因虚而发,上冲胸间,则胸痹。"《圣济总录》曰:"卒心痛者,本于脏腑虚弱,寒气卒然客之。"寒邪内侵,素体阳虚,胸阳不振,阴寒之邪乘虚而入,寒凝气滞,胸阳不展,血行不畅,而发真心痛。"脏腑虚弱,阴阳不和,风邪冷气,攻注胸中。"《济生方》曰:"体虚之人,寒气客之,气结在胸,郁而不散,故为胸痹。"《仁斋直指方论》曰:"心之正经,果为风冷邪气所干,果为气、血、痰、水所犯,则其痛掣背。"均说明古代医家对寒邪伤心甚为重视。观各家所论,寒邪对心的影响,多表现为风寒外袭,血脉凝滞的胸膺内外疼痛,阳气虚衰,心气不足之人,更易受寒邪的侵袭。

### 三、暑邪中心

暑为阳热之邪,为夏令之主气,其性炎热,暑邪为病,有明显的季节性。暑在天为热,在地为火,为火热所化。因心为火脏,同火热之气相求,故暑邪最易直犯于心。特别是心虚之人,暑气易乘而入之。《医方考》曰:"暑,阳邪也,干于心则烦心。"《难经·四十九难》曰:"何以知伤暑得之?然:当恶臭。何以言之?心主臭,自入为焦臭,入脾为香臭,入肺为腥臭,入肾为腐臭,入肝为臊臭,故知心病伤暑得之,当恶臭也。其病身热而烦,心痛、其脉浮大而散。"心为火脏,主神明,又主血脉。若所感暑邪不甚,暑热扰心,则心烦多梦,或难寐,即为夏季失眠。若暑邪炽盛,则可见阴脱、神昏、厥逆之证,如暑伤心阴,燔灼津液,可致汗大泄,身热而烦,喘喝,心痛,脉虚迟的阴脱证;暑闭心窍,元气耗散,可见高热,神昏,肢厥的暑厥证;暑陷心营,引动肝风,则出现猝倒不省人事,发热项强,抽搐的暑风证。正如李时珍在《濒湖脉学》中载:"脉虚身热为伤暑,自汗怔忡心悸多,发热阴虚须早治。"《济生方》载:"夫中暑所以脉虚者,盖热伤气而不伤形也。且暑者在天为热,在地为火,在人脏为心。是以暑气伤心,令人身热头痛,状类伤寒,但背寒面垢,此为异耳。甚则昏倒不知人,手足微冷,烦渴口燥,或吐或泻,或喘或满,此皆暑气之所为也。"

### 四、湿邪中心

路老强调,在中医心病的病因中,湿邪致病尤为重要,湿邪伤脾,湿为阴邪,易伤阳气,湿郁化痰,均可引发心病,尤其最易成为血浊、胸痹等病的直接病因。

　　湿在正常情况下,为自然界六气之一,称为湿气,具有滋润万物之功。若因久居低下卑湿之地,或长期水上作业,或雾露浸渍,或天阴多雨,空气潮湿,或突遭雨水浇淋,湿衣贴肤等,加之人体正气不足,则乘机侵入人体而造成湿病。湿属阴邪,为长夏主气,易伤人体之阳气,阻遏气机。湿邪袭人,其停留时间较长,常易侵犯人体各部。若阴湿初袭肌表,湿遏卫阳者,症见:恶寒、身热不扬、无汗、身重头痛、胸痞。若湿邪入里乘心,可致心病,湿性弥漫,常充斥三焦。湿阻上焦,壅滞心脉,则见胸闷、心悸、喜太息、隐痛不适。如《素问·至真要大论》谓"湿淫所胜……民病饮积心痛,耳聋"及"太阴之胜……病在肢胁,甚则心痛热格,头痛喉痹项强",即属此类。而《类经》所载"心为湿乘,故心痛"更为明确。湿伤于心可有寒湿与湿热之分。湿邪阻滞于心脉,常见胸闷、气短、心悸、隐痛之证,若寒从湿化,可则闭阻胸阳,令胸阳不振,气血不畅,胸络痹阻而发生胸痹、心痛、小便不利、浮肿等;若湿从热化,湿热化火,可进一步深入营血,灼伤心包,则表现为发痉、神昏、谵语等症状。湿邪为病,又多为内外合邪,外感湿邪,伤脾胃而滋生内湿。而素体脾虚湿盛,同气相求,又易感外湿,清代王士雄《温热经纬·薛生白湿热病篇》曰:"太阴内伤,湿饮停聚,客邪再至,内外相引。"素有内湿之人,易为外湿所伤。正如清代尤在泾《金匮要略心典》所言:"中湿者,亦必先有内湿而后感外湿。"由于脾胃虚则易生内湿,而湿邪对人有易侵性及亲和性,故脾胃虚损之人极易受外在湿邪的侵入。痰源于湿,若外湿助内湿,导致水湿内停,积聚生痰,痰阻中焦,清阳不升,头窍失养而易发眩晕。

## 五、燥邪中心

　　燥为秋天主令之气,五行属金,干涩是其特性,易伤人体津液。

《素问·气交变大论》称"岁金太过,燥气流行……岁木不及,燥乃大行"。秋主收敛,其气清肃,呈现一派肃杀之象,气候干燥,燥气太过,伤人致病则为燥邪。燥邪侵入人体而成外燥病。燥邪外束,风寒交侵,最易使营卫凝滞,皮毛首当其害,皮毛失润,一者伤津,再者伤营,损伤人体阴液,津液血脉干涩,气血痹阻,发为胸痹心痛。燥邪为病有温燥和凉燥之分:初秋有夏热之余气,或久晴无雨,秋阳以曝,燥与温热结合侵入人体,则成温燥;深秋近冬,西风肃杀,燥与寒邪结合侵犯人体,则形成凉燥。燥邪伤心,可表现为心燥,费伯雄在《医醇賸义》中明确提出:"心燥,心受燥热,渴而烦冤。"《素问·气交变大论》:"岁金太过,燥气流行……胸痛引背""岁金不及,炎火乃行……民病口疮,甚则心痛。"燥热气盛则肺金伤,津气伤则大肠津枯燥结传导失职,邪气上干心肺而诱发心痛。燥邪本易伤阴,阴亏则阳亢,气血失和,气血运行逆乱,导致眩晕、头痛。燥邪为病,耗伤津液、化热化火,热扰心神,则发为心悸、不寐。

## 六、火热之邪中心

火与热均为阳邪,火为热之甚,热为火之渐,火热之邪,其性猛烈,其势甚彰。心病病因以内伤多见,劳神过度或久病耗损可导致心之气血阴阳不足,表现为心气虚、心血虚、心阴虚、心阳虚等证。然导致心病证的因素非独内生,外感伤心亦占有重要地位,古代医家对此十分重视。如《景岳全书》云:"火热受邪,心病生焉。"心为阳脏属火,同气相求,故火热为病,最易扰心。心通夏气的意义在于,生理上夏季心的阳气较为旺盛,病理上则由于夏季气候炎热,火气偏胜,热灼心阴,精气耗伤,心之阴血阳气随之而泄,心失所养,致心病发作。故《素问·至真要大论》言,火热大行则"心痛""暴喑心痛,郁冒不知人,乃洒淅恶寒,振栗谵妄,寒已而热""烦心胸中热""善惊谵妄,暴热消烁"。火热扰心,可致心下热,心中痛,心烦失眠,火性炎上,侵扰神明,可致神志逆乱、癫狂、心痛懊侬。《素问·刺热》曰:"心热病者,先不乐,数日乃热。热争则卒心痛,烦闷善呕,头痛面赤无汗。"火热逼灼心营,扰乱心神,致心主神明功能失常而致心悸、怔忡。正气不足,热毒侵心,损及心络可致心瘅。而外邪伤心,非独火热,六淫之邪皆可致病。但火热确为心病最多发的致病因素。

## 七、其他

目前,我国经济迅猛发展,城市化进程快速推进,很多地区出现了严重的空气污染,其中以雾霾天气危害最大。"雾霾"一词在古代文献中已早有提及,《说文解字》:"雾,地气发,天不应;霾,风雨土也。"雾霾主要由空气中微颗粒物超标导致,属外感邪气,邪气由口鼻通过呼吸道进入人体,人体受邪而致病。雾霾悬浮空中,其性轻扬;雾霾本为雾露兼夹污浊而成,其性秽浊、黏滞,自口鼻而入,循咽喉,走息道而直中肺脏深处,引起肺脏的宣发肃降功能失常,秽浊之邪上扰清窍,可见头脑昏蒙、眩晕。雾霾颗粒物等成分在肺内累积日久,小毒变大毒,不易排出,遏阻气机,使肺不化气,津液不通,内生痰饮,内生之痰又会进一步阻滞气机。"气为血之帅,血为气之母",气机不畅,痰瘀胶结,痹阻气道血脉,血脉不通,渐生胸痹、真心痛。雾霾弥散悬浮于空中,无孔不入,则人体皆可受侵。长期处于雾霾环境中,病邪可由表及里,由轻至重。邪恋不去,阳气受阻,日久则气血壅塞,伤及脏腑。秋冬之时雾霾肆虐,同时秋冬燥邪盛行,霾燥相合,毒邪更胜,致正邪交争,病势更为猛烈。

综上所述,六淫邪气既可单独伤人致病,又可两种以上相兼同时侵犯人体而致病。如风寒湿邪或风湿热邪侵袭人体后,可导致风湿、风热等痹证,其留着于肌肉、筋骨、关节等部位,若日久不愈,则病邪循血脉累及于心,出现胸痹、真心痛等病;正如《素问·痹论》中记载:"风寒湿三气杂至,合而为痹也……五脏皆有合,病久而不去者,内舍于其合也……脉痹不已,复感于邪,内舍于心。"风热、暑热、燥热之邪入里皆可化火,导致脏腑功能失调,扰及心神,出现心悸、不寐等诸多病理改变。

# 第二节 内 伤

## 一、饮食失节

《素问·痹论》指出:"饮食自倍,肠胃乃伤。"饮食是人类赖以生存和保护健康的最必要物质基础,饮食失节也是造成内伤脾胃而致心病的最主要原因,这一点在当今社会尤为突出。现代社会人们经常食用过多肥甘厚腻之品,饥饱无度,再加饮酒无节制,嗜食辛辣、生冷,嗜饮浓茶、咖啡等,皆造成脾胃受损。脾胃受损,运化失常,一则气血生化乏源,五脏不得气血濡养而病,二则生湿、蕴热、生痰。湿、湿热、痰瘀郁结阻滞气机,进一步影响气血运行而变生他病。或气血不足无以濡养心脉而生真心痛;或湿浊阻隔脉道,发为脉痹;或壅遏于中,致脾胃气机升降失调,气血运行受阻,脑髓失养,而遇事健忘;或痰热上扰于心,而不得安寐;或痹阻三焦,影响气机升降,进一步阻碍阴阳出入而生多寐;或湿浊痰热上犯心胸,清阳不展,气机不畅,心脉痹阻,发为胸痹;或痰郁化火,火热炼液为痰,灼血为瘀,痰瘀交阻,痹阻心脉而成真心痛;或湿浊痰热蒙蔽清窍,而发眩晕。正如《症因脉治》言:"饮食不节,水谷过多,胃强能纳,脾弱不能运化,停滞中脘,有火则灼炼成痰,无火者凝结为饮,中州积聚。清阳之气窒塞不通,而为恶心眩晕矣。"若痰迷心神,则见神昏,甚或发为癫狂。由此看来,内伤饮食乃是造成脾胃损伤,进而引发心病的重要因素。

路老认为,近几十年来,由于人们生活水平提高,饮食结构发生变化,饮节不节,过食肥甘厚味,损伤脾胃,是导致中医心病最常见的"不内外因"。

## 二、劳逸失度

现代社会经济发展迅速,竞争激烈,许多年轻人夜以继日地工作,深夜不寐,生物钟颠倒,人们常常没有喘息之机,大脑不得休息,未能做到很好地劳逸结合,有的甚至青年夭折,过劳而死者亦不乏其人。《素问·举痛论》谓"劳则气耗",《圣济总录》曰:"若劳伤血脉,心气不足……则令人精神惊惕悸动不定。"过劳耗气,气因而受损,见心中悸动不安。脾为后天之本,为水谷之海,人体之气依赖于脾胃之气的不断补养。脾胃是人体水谷精气转输的重要纽带,若起居无时、劳倦过度,脾胃之气必损。脾胃之气虚弱则气血乏源,心神失养,心气不足,则无力推动血液运行,脉管凝滞不畅,津血无法上承于心,导致心血亏虚,皆可致心悸、心痛、胸痹或不寐。劳欲过度,导致肾精不足,精微布散迟缓,气血运行不利,停于脉中引发血浊,同时肾虚影响脾胃的运化和散精功能,清浊难分,也可导致血浊发生。此外,快节奏的生活,高压力的工作,使人们处于高度的紧张状态而不敢懈怠,而一到节假日放松下来,则睡到中午,宅在家中,导致"久卧则伤气",身体缺乏适当的锻炼和运动,过逸少动亦致脾虚气弱,运化不健,气血生化乏源,不能上奉于心,以致心神失养而失眠。安逸少动则气血运行缓慢,而致脾气虚弱,不能输布水谷精微,气血生化乏源,劳倦过度,耗伤气血,均导致心神失养而发为多寐。

路老认为,过劳伤脾医者尽人皆知,但过逸也能致脾胃虚弱,气血不行,日久化源不足,心无所养,发为心病,故需得到临床重视。

## 三、七情过极

路老不仅重视脾胃致病,也十分重视情志致病。因临床上常见情志致病最先伤及脾胃,扰乱心神。在气血层面,最易导致气滞血瘀,而痹阻脉道。

心藏神，为君主之官，主宰人的精神意识思维活动，故喜、怒、忧、思、悲、恐、惊七情过极，均能影响于心，而致心之病变。人有五脏心、肝、脾、肺、肾，而以心为君主，五气化生怒、喜、思、悲、恐，皆为神所统摄。暴怒则气逆而血乱、神不安位，暴喜则气缓而神逸、心无所主，是以七情过极多扰乱气机，而内伤于心。"愁忧思虑则伤心，心伤则苦惊，喜忘善怒"（《脉经·心手少阴经病证》），情志失调，气机郁滞，百病从生，影响于心即导致心病。《灵枢·口问》曰："心者，五脏六腑之大主也……故悲哀愁忧则心动，心动则五脏六腑皆摇。"《杂病源流犀烛·心病源流》曰："心痛之不同如此，总之七情之由作心痛，七情失调可致气血耗逆，心脉失畅，痹阻不通而发心痛。"说明七情太过可致心痛。《灵枢·口问》曰："大惊卒恐，则血气分离，阴阳破败，经络厥绝，脉道不通。"情志失调，脏腑气机逆乱，气虚失运，气滞化火，痰瘀化火，聚于脉道，闭塞不通，发为脉痹。现代社会竞争日趋激烈，工作生活压力加剧，因此产生的喜怒哀乐等过极情志，均可导致脏腑功能的失调。如情志不遂，暴怒伤肝，肝气郁结，克伐脾土，肝郁化火，脾虚生痰湿，痰火扰动心神，神不安而夜不能寐。随着时代的发展，人们的工作生活压力增大，恼怒忧思，内心纠结。《素问·举痛论》云："思则气结。"脾为后天之本，在志为思，思虑过度会损伤脾气，气血生化乏源，心脏失养；劳心则营血暗耗，致气血失和，血行不畅，涩滞成瘀，郁闭心脉，而终成心病。脾气结滞，则脾失其运化升清和化生气血之职，以致清窍失养而导致头目眩晕；怒为肝志，木喜条达，欲怒太过，则易侮脾犯胃，升降失常，肝风夹痰浊之邪上蒙清窍，亦可导致眩晕。

## 四、年老体衰

《灵枢·天年》曰："六十岁，心气始衰。"《备急千金要方》认为，年过半百，机体阳气日益衰减，心脏功能也会随之减退。年老体衰，根基减弱，君火亦弱。君弱则五脏皆弱，邪气易至，百病易生。肾气自半,精血阳气渐衰,肾阳温煦心阳无力,脉道失却温养,心阳不振,则为惊悸怔忡;阳虚水泛,水饮上乘,扰及神明,则为心悸,阻塞气机,则为心下痞。肾气虚则不能鼓舞五脏,而致心气不足或心阳不振,营血虚少,脉道不充,血液运行不畅,心失所养,心脉痹阻而成胸痹、或真心痛;肾阴不足,则不能滋养五脏之阴,肾水不能上济于心,则阴伤气耗,心脉失于充养而运行滞涩,阴虚火旺,热灼津液而为痰,痰瘀痹阻,皆致胸阳不运,心脏阻滞而发生心痹。年高体衰,饮食减少,脾胃虚弱,气血生化乏源,精血亏损,气阴渐伤,心脉失于滋养,亦发为心病。《诸病源候论·胸痹候》载“胸痹之症,因虚而发”。劳倦太过,损伤心脾,或禀赋不足,房劳过度,久病缠绵,耗伤肾精,暗耗心血,导致心脾两虚或心肾不交,进而髓海空虚,健忘渐生。若脾失健运,痰浊上扰,痰瘀交阻,清窍不利,则发眩晕。久病大病,脾胃受损,运化愈差,气血亏虚,奉养心神无权;高龄年迈,脾胃功能逐渐下降,气血生成匮乏,无力上奉于心,引起心失所养,心神不安而致不寐。

## 五、用药不当

药之为物,祛邪扶正,故多有偏性,用之不当,则正气受累。过用寒凉,则心阳受过。过用温热,则心气被耗。神主于心化于气,阳气充盛则神机健旺,阳虚气弱则神机疲惫。随着疾病谱的改变,现代疾病的复杂化、细分化,化学药品服用的品种越来越多,有的人甚至一次服用十余种西药,药物的误服或超剂量服用,轻者可引起心悸、头晕头痛、失眠,重则发生心跳、呼吸骤停甚至死亡。如抗生素在杀灭致病菌的同时,也抑制了人体正常菌群,而引起胃肠道功能失常,称为抗生素相关性腹泻。抗生素属寒性药,过量过久使用后,常会损伤脾胃,脾胃虚弱则升降失职、运化失司,湿浊内停,表现为脘腹痞胀、便溏等症。疾病失治或治疗不佳,都会损伤脾胃,耗伤中气,胃虚不能盛受水谷,脾虚不能化生精微,致心血亏虚,脉络不利;

耗伤心气,损伤心阴,引起心悸;脾胃虚衰,无以充养脑髓,脑髓不充,则发为眩晕。药物过量或毒性剧烈,如中药附子、乌头、雄黄、蟾酥、麻黄等,西药洋地黄、奎尼丁、阿托品、肾上腺素等,或补液过多、过快等均可引起心系疾患。

总之,时代不同,环境变迁,生活水平的提高,致病因素也随之发生了改变,除外感"风、寒、暑、湿、燥、火"之六淫致病外,工业废水、汽车尾气等造成的大气污染成为新的外感致病因素,而饮食肥甘厚腻、吸烟嗜酒、冷饮冰糕、过度劳心、用脑费神、安逸过度、懒于运动、缺乏锻炼,工作压力大等也是现代心病的主要原因。因此,一方面应该结合时代特点,吸取前贤的理论和经验,勤于临床,着重实践,融会新知,不断进取,使中医学继往开来、发展壮大。另一方面作为现代的中医师,我们有义务教育患者饮食清淡、勿暴饮暴食、忌烟限酒、调畅情志、添衣保暖、适当运动、劳逸结合等,只有做好平时的养生保健,尽量减少致病因素,才能减少疾病的发生。

(冯 玲)

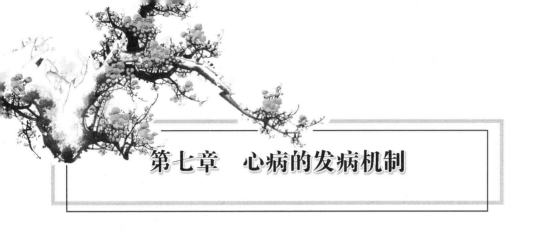

# 第七章 心病的发病机制

心病是指饮食不节、情志失调、劳逸过度等各种致病因素导致阴阳失衡、脏腑功能失调,气血津液代谢失常,痰浊、水湿、瘀血等病理产物内生,从而影响心脏气血阴阳及心主血脉、心主神志功能而发生的各种心系疾病,如胸痹、心痹、脉痹、心悸、不寐、五脏心痛。心病病位主要在心脏,然五脏六腑生理上存在着生克制化关系,病理上亦存在着相互影响、相互传变的乘侮亢害关系,故而心病常涉及肺、脾胃、肝胆、肾脏腑功能失调。脏腑之中,脾胃同居中焦,以膜相连,为后天之本,气血生化之源,人体气机升降之枢纽,正如《素问·太阴阳明论》曰:"脾者土也,治中央,常以四时长四脏。"《素问·玉机真脏论》曰:"脾脉者土也,孤脏以灌四傍者也。"故而各种致病因素导致脾胃功能失调,脾失健运,气血生化无源,或水谷不能化生精微,出现水液代谢异常,痰湿、水饮内停,气血循行阻滞,均可致使心脏气血阴阳失调,发生胸痹心痛、心悸、多寐、不寐、脾心痛、胃心痛、血浊等病证。因此,脾胃功能失调是心系疾病的重要病理机制。同时,外感病邪、饮食情志失调、劳逸过度、禀赋不足、失治误治、久病不愈等致病因素致使肺、肝胆、肾功能失调,痰浊、水湿、瘀血等病理产物形成,导致肺气不足、肺气郁闭、肝失疏泄、肝风内动、胆气虚怯、胆郁化火、心肾不交、肾精不足等,进而影响心脏气血阴阳及心主血脉、心主神志功能,亦为心系疾病的常见病理机制。故而,现将心系疾病的常见病理机制概述如下。

# 第一节 本脏病机

心为十二官之主,主血脉,藏神明。心的气血阴阳是心脏进行生理活动的基础。心气心阳主要推动血液运行,心阴心血则可濡养心神。心病的病理基础主要为心气血阴阳失调,心主血脉和心主神志功能失常,表现为血液运行障碍和情志思维活动的异常。饮食不节、情志失调、劳逸过度、久病体虚等各种致病因素,以致心气血阴阳亏损,心神失养,或痰饮、水湿、瘀血等扰乱心神,心神不宁,或病邪阻滞心脉,血脉不畅,可发生多种心系疾病。因此,心气血阴阳失调,心主血脉或心主神志功能失常,为心系疾病发生的根本病理机制。

## 一、心气、心阳失调

心的阳气,又称为心火、君火,具有温煦和推动作用,能促进人体正常的血液循环和促使心神振奋,进而维持人体正常的生命活动,使之生机不息。若君火虚衰,则温煦、推动功能减退,阴寒内生,则可见迟脉、心水、心悸、无脉症、多寐等病证。《灵枢·邪客》指出:"宗气积于胸中,出于喉咙,以贯心脉,而行呼吸焉。"心气与宗气相互协同,具有推动血液运行至全身的作用,并能协调心气与肺气,连接心之搏动和肺之呼吸吐纳,使心肺得以维持正常的呼吸和循环功能,故心气病变与宗气功能失调密切相关。若宗气不足,不能正常地司呼吸行血脉,则胸闷、心悸、乏力,动则加剧;宗气郁滞,气机紊乱,阴阳气血失调,则胸闷、心痛,病情受情绪影响。心气与营卫之气在生理病理上亦具有密切联系。卫气外固,营阴内守,血脉充盈,心气充足,心阳振奋,心脉乃复。如营卫不和,汗出过多,心液外泄,常损伤心脉,且误汗或发汗过度,耗散营卫,每致心阳受损而见心动悸、脉结代等症。心气、心阳失调在心系疾病中主要表现为各种原因导致心气不足、心阳不振、心阳暴脱等,以虚为主,如心气不足,鼓动脉搏无力,血行迟缓,则可见迟脉;心阳不振,心神失养则心悸;心阳暴脱,寒凝血瘀,血脉不畅则真心痛。与此同时,各种致病因素导致心阳偏盛,或其他脏腑功能失调,致使心阳偏盛,亦为心系疾病的重要病机。因此,心气、心阳失调是心系疾病发生的根本病机之一。

## 二、心血、心阴失调

心为五脏六腑之大主、心主血脉,《素问·五脏生成》云:"心之合脉也……诸血者皆属于心。"心血有广义、狭义之分。广义心血包括心精、心血(狭义)、心阴,虽功在滋养濡润,但又各有不同。心精,即藏于心中之精,往往溶于心血之内,化生心血。心精是神志活动的物质基础,若各种致病因素耗伤心精,心精不足,不能濡养心神,则可见健忘少寐,惊悸怔忡,神识涣散,悲伤欲哭。狭义心血是指流经于心并行于脉,色赤稠厚者,与西医学的血液相似。心血充足则精神振奋,精力充沛,活动敏捷,神志清楚。若思虑过度,心血暗耗,心血不足,心神失养,脉道不充,则可表现为心悸、不寐、健忘、脏躁、迟脉、无脉等;若情志郁结,气机不畅,气血运行不利,心血瘀阻则可表现为胸痹心痛、真心痛、五脏心痛等。心阴是心气的滋养、宁静、沉降等功能的表达,由心精中属阴的部分所化,能够抑制心火,防止心火亢盛,维持阴阳协调平衡。若情志不遂,肝郁化火,耗伤心阴,心阴不足,虚火上炎,影响心主神志功能,则可见心悸怔忡、虚烦不得寐等。心主一身之血脉,在生理情况下,心脏的功能正常,气血运行通畅,则脉搏节律调匀,和缓有力,否则脉搏便会出现异常改变,如心阳不振或痰湿瘀阻,脉道不利,血液不畅,则可见面色晦暗,唇舌青紫,心前区憋闷和刺痛,脉象迟、结、代、促、涩等。心血、心阴失调在心系疾病中主要表现为心血不足、心阴亏虚、血脉瘀阻、心脉痹阻等。心主脉,各种病理产物如痰湿、湿浊痹阻脉络,血脉不利,亦为心系疾病的重要病机之一。因此,心血、心阴失调是心系疾病的根本病机之一。

## 第二节 他脏病机

心系疾病病变脏腑主要在心,然五脏六腑生理功能上存在着生克制化关系,病理上亦存在着相互影响、相互传变的乘侮亢害关系,因此,不仅心脏功能失调,可波及肺、脾胃、肝胆、肾脏,导致多脏腑功能失调,而且各种致病因素导致肺、脾胃、肝胆、肾脏功能失调,亦可影响于心,致使心气血阴阳亏虚,或心主血脉、心主神志功能失调,发生多种心系疾病。脾胃同居中焦,为后天之本、气血生化之源,人体气机升降之枢纽,各种致病因素损伤脾胃,导致脾失健运,气血生化无源,或水湿不化,痰湿、水饮内生,常可影响心气血阴阳、心主血脉和/或心主神志功能,发生多种心系疾病,因而脾胃功能失调为心系疾病的重要病理机制。同时,肺、肝胆、肾脏腑功能失调,波及于心,进而导致心气血阴阳失调,心主血脉和/或心主神志功能失常,亦为心系疾病的常见病理机制。

### 一、脾胃功能失调

脾胃同居中焦,以膜相连,为"后天之本""气血生化之源"。脾体阴而用阳,喜燥恶湿,以升为健,胃体阳而用阴,喜润而恶燥,以降为和,两者纳化相得,升降相因,燥湿相济,正如叶桂云:"太阴湿土,得阳始运,阳明燥土,得阴自安。"路老在继承李东垣"脾胃内伤,百病由生"、叶桂"养胃阴"、吴澄"理脾阴"等历代医家脾胃思想的基础上,结合自己多年的实践经验,对脾胃学说进一步阐发,创造性提出了"持中央,运四旁,怡情致,调升降,顾润燥,纳化常"为核心的调理脾胃学术思想。"持中央,运四旁",强调了调理脾胃治疗疾病的重要性,其理论依据来源于《素问·太阴阳明论》:"脾者土也,治中央,常以四时长四脏。"《素问·玉机真脏论》:"脾脉者土也,孤脏以灌四傍者也。""持中央,运四旁"就是围绕中央脾胃的特性与生理功能,结合脾胃和其他脏腑、经络、气血、津液等生理病理联系,治疗与脾胃相关的各种疾病。"怡情致,调升降"即和悦情志、调畅气机,强调了肝和脾的关系,治病时注重"怡情致"以调肝,"调升降"以恢复脾升胃降的功能。"顾润燥,纳化常"是从脾胃的特性和生理功能来阐述调理脾胃的方法,"顾润燥"即照顾"脾喜燥恶湿、胃喜润恶燥"的生理特性,"纳化常"即脾主运化和胃主受纳的生理功能,只有脾胃润燥相宜,才能纳化正常。路老临床善于调理脾胃治疗脾胃功能失调所致的各种病证,尤其善于从调理脾胃治疗冠心病、高脂血症等心系疾病,认为脾胃失调,纳化失常,或升降失和,或气血亏虚,或心胃同病,是多种心系疾病的重要病理机制。

1. 纳化失常　纳化失常是脾胃常见的病理改变。脾失健运,中土不得运,纳运无常,清阳不升,浊阴不降,散精无力,不能灌溉四旁。若津液停聚,积水成饮,饮凝成痰,痰阻脉络,血滞则瘀,痰夹瘀血,窠囊遂生;若血瘀脉中或溢脉外,停而为瘀,阻滞气机,水湿亦停,聚而成痰,痰瘀互结。胃失受纳,传化不行,则饮食停滞,食积易蕴热,易痰热互结。湿浊上蕴胸中,则胸阳不展;痰瘀上逆,阻滞血脉,则闭塞不通。中阳虚弱,则寒自内生,与外寒内外合邪,上犯心君,则心系疾病发生。

2. 升降失常　升降失常是由于脾胃为邪所干的病理变化。李东垣曾言:"脾胃不和,谷气下流,秋冬之令行,故其人夭。"若脾胃气机升降失调,则清阳之气不能敷布,后天之精不能归藏,饮食水谷无法摄入,阴寒之气无法下降,即影响肝之升发,肺之肃降,心之火降,肾之水升。脾胃气机升降失司,胃失和降,则致浊阴在上而不降,易痹阻胸阳,发为胸痹。正如《素问·阴阳应象大论》所云:"浊气在上,则生䐜胀。"胃失和降,积气上逆,虚里失常,宗气不行,心血受阻,脉道不通,可表现为心胸部疼痛等症状。

3. **气血亏虚**　脾胃为水谷之海,脾胃一衰,日久不复,则可因水谷精微吸收不足,以致气血生化之源乏,而出现气血两虚之证。气虚无以上奉,则宗气匮乏,久则心阳虚衰;血亏无以灌注,则血脉不充,脉道滞涩,久则脉络不通。心脉不利,不通则痛,可生胸痹、心痛等心系诸证;宗气不足,推动无力,可致血运不畅,血脉滞涩不通,胸痛、胸闷、憋气等心系症状随之而起。故曰:"脾胃失司,运纳受阻,气血失调,虚损皆致。"

4. **心胃同病**　心胃两者位置毗邻,故《灵枢·邪气脏腑病形》曰:"胃脘当心而痛。"心与胃之疾患也常通过经脉相互影响,如《仁斋直指方》云:"心之包络,与胃口相应,往往脾痛连心。"同时,心为母,脾胃为子,如果失去了相互制约的平衡,则可造成子病犯母、母病及子的病理表现,并可造成"心胃同病"。心气心阳不足,火不暖土,则脾失健运,导致水谷精微化生减少,气血生成乏源,此为"母病及子"。而脾胃虚弱,化源不足,则无以养心,致心脾两虚,或脾虚不运,宗气不生,运血无力,脉道瘀阻,或脾虚不运,湿浊内生,郁久化为湿热,熏灼于心,乃为"子病累母"。《难经·六十九难》提出"虚者补其母,实者泻其子"的治疗原则,这也是从脾胃论治心系疾病的理论基础之一。

### 二、肺、肝胆、肾脏腑功能失调

肺、肝胆、肾脏腑通过经络直接或间接与心脏相连,在生理病理上与心脏存着密切联系。感受外邪、情志失调、久病体虚等各种致病因素导致肺、肝胆、肾脏腑功能失调时,常可波及于心,影响心主血脉和心主神志功能,导致多种心系疾病发生。因此,心肺功能失调、心肝(胆)功能失调、心肾功能失调,亦为心系疾病的常见病理机制。

1. **心肺功能失调**　心肺在生理病理方面有着密切联系。《灵枢·经脉》在论述手少阴经循行时说:"其直者,复从心系却上肺,下出腋下。"即手少阴经从心中出来后,经心系上达肺部,使得心与肺之间相联系。手太阴肺经在通过横膈,属于肺脏,从"肺系"横行出来的过程中,与心脉有密切的联系。肺主宣发肃降和"朝百脉",能促进心行血之作用,因此是血液正常运行的必要条件,符合"气为血帅"的一般规律。反之,只有正常的血液循环,方能维持肺呼吸功能的正常进行,故又有"呼出心与肺"之说,这也符合于气舍于血的一般规律。宗气是联结心之搏动与肺之呼吸两者之间的中心环节。若致病因素导致肺气不足或肺失宣肃,均可影响心的行血功能,而导致血液的运行失常、涩迟,而出现胸闷、肺心痛。若心气不足、心阳不振,瘀阻心脉等导致血行异常时,也会影响肺的宣发和肃降功能失常,出现咳嗽、气促等肺气上逆的病理现象。临床常见的肺心痛,实乃肺失宣肃,心脉痹阻,血行不畅,心肺同病而成,临床表现为阵发性心前区疼痛,气短乏力,劳累后疼痛加重,咳喘时作,自汗,舌体胖大,脉细滑或结代等。因此,肺脏功能失调亦为心系疾病的常见病理机制之一。

2. 心肝(胆)同病　心肝两脏在生理病理方面有着密切联系。足厥阴肝经通过其他经脉间接与心相连。心五行属火,肝五行属木,木可生火,肝为心之母,心为肝之子。心主血脉、藏神,为君主之官,生之本,神之处;肝主疏泄、藏血,为罢极之本,魂之居也。两者共同调和血脉、调节血液运行。同时,心肝两脏共同调节着人体的精神情志。若七情过激或情志不遂,肝失疏泄,气机郁滞,心脉不和则胸痹心痛;情志抑郁,或者肝郁化火,上扰心神,心神不宁则心悸、不寐。肝郁日久,肝失疏泄,气滞血瘀、痰凝,痰瘀互结,胸阳痹阻,心脉不畅则可发为肝心痛。年老体虚或劳伤虚损,肝脏阴亏血少,筋脉失于濡养,心脉挛急则心痛;或者肝阴亏虚,阴不制阳,肝阳上亢则眩晕。脾胃虚弱化源不足,或者思虑、劳倦过度,阴血暗耗,心肝血虚,可致脏躁、心悸、不寐。此外,胆的功能失调,胆气郁阻,影响于心致心脉痹阻,可发为胆心痛。因此,肝(胆)脏功能失调亦为心系疾病的常见病理机制之一。

3. 心肾功能失调 心肾两脏在生理病理方面有着密切联系。《灵枢·经脉》云："肾足少阴之脉,起于小指之下……贯脊,属肾络膀胱;其直者,从肾上贯肝膈,入肺中,循喉咙,挟舌本;其支者,从肺出络心,注胸中。"足少阴肾经的支脉直接与心脏相连,心肾之间有密切的联系。心在五行属火,位居于上而属阳;肾在五行属水,位居于下而属阴。孙思邈《备急千金要方》云"夫心者火也,肾者水也,水火相济"即水火既济、心肾相交。肾藏先天之精,为脏腑阴阳之本、生命之源,为先天之本。肾阴和肾阳为各脏腑阴阳之根本,心阴、心阳同样需要肾阴、肾阳的滋润与温煦。因此,多种致病因素导致心脏功能失调,常可影响肾脏,同时肾脏功能失调,亦常累及于心脏,导致心肾同病,从而发生多种心系疾病。如肾水亏虚,不能上济于心,心火炽盛,不能下交于肾,心肾不交,可致心烦不寐,入睡困难,心悸多梦,健忘;或者水火不济,心脉失养,气血失畅,则心痛频作。素体阳虚,年老体衰,肾阳不足,不能温煦心阳,心肾阳虚,筋脉挛急,心脉不畅,则胸痹而痛;或者肾阳不足,阳虚水泛,凌心射肺,心阳不振,心神被扰,则心悸。"阳气者,精则养神,柔则养筋",心肾阳虚,心神失荣,则多寐。肾阳不足,心阳失于温煦,心阳不足,鼓动脉搏无力,则脉搏一息不足四至,出现迟脉。虚劳久病,耗伤肾阴,心脉失于濡养,不荣则痛,则胸痹心痛。因此,肾脏功能失调亦为心系疾病的常见病理机制之一。

### 三、其他病机

各种致病因素导致心、肺、肝(胆)、肾脏腑功能失调,常可致痰浊、水湿、瘀血等多种病理产物形成,这些病理产物形成之后,常常相互影响,成为心系疾病发生过程中的重要影响因素,导致或者加重心系疾病的发生发展。

1. 痰湿 水湿浸淫,脾土受困,或脾胃纳运功能失调,水液代谢障碍,形成湿证。饮食结构不合理,细粮、高能量饮食比重过大,肥甘厚味太过则伤脾胃。肥厚之品黏腻滞浊易生湿热,甘味性缓使气机滞留,脾胃升降失司,清阳不升,浊阴不降,津液失于散布,聚而成湿。脾胃纳化失常则“脾虚不分清浊,停留津液而痰生”(《证治准绳》)。水谷不能正常化生精微为机体所用,反而酿湿成痰,痰性属阴,为病理产物,乃湿聚所成,非但不能营养机体,反而黏腻滞浊,容易化积,与瘀血并行。痰湿阻碍气机升降,影响气血正常运行,心脉痹阻,血脉不利,则可表现为胸痹心痛;痰湿郁久化热,痰热上扰心神,心神不宁则心悸怔忡、不寐。

2. 水饮　水饮的形成乃因外伤寒湿、饮食不节、劳欲久病等致肺、脾、肾三脏的气化功能失调,肺之通调涩滞,脾之转输无权,肾之蒸化失职,津液不得运化输布所致。三脏之中,脾运失司,又首当其冲。因脾阳一虚,水谷精气不能运化,上不能输精以养肺,下不能助肾以制水,必然导致水液停滞中焦,流溢四末,波及五脏。水饮的生成除与脾胃关系密切外,尚与肾的蒸腾气化有直接关系,脾阳根于肾阳,“脾胃之腐化,尤赖肾中一点真阳蒸变”(《张聿青医案》),肾之蒸腾气化功能直接影响脾运化水饮的功能;所以《景岳全书·痰饮》认为:“五脏之病,虽皆能生痰饮,然无不由于脾肾。”在临床上,脾肾阳虚,水饮内生,心阳不振,凌心射肺,则致心悸;心肾阳虚,水饮泛溢四肢肌肤,则可表现为心水。

3. 瘀血　瘀血是血液运行不畅,阻滞于脉中,或溢于脉外,凝聚于某一局部而形成的病理产物。瘀血为有形之邪,停积体内,不仅丧失了血液的濡养作用,而且常常阻滞气机,导致气机升降失常,可出现血瘀气滞、气滞血瘀的恶性循环。肺失宣肃,心脉血行不畅,可发为肺心痛;由于情志失调、体虚劳倦、六淫邪客等致气血逆乱,肝(胆)功能失调,筋脉失于濡养,心脉挛急而发为肝心痛或胆心痛;肾之阴阳虚损,使心君失于濡养温煦,而致心脉痹阻,则发为肾心痛;各种因素导致脾胃功能受损,脾土受邪、胃气上逆,从而导致心胸憋闷疼痛,发为胃心痛;瘀血阻滞,血脉不利,则可发为无脉症、脉痹。

综上所述,五脏六腑生理上存在着生克制化关系,病理上亦存在着相互影响、相互传变的乘侮亢害关系。各种致病因素,导致人体脏腑功能失调,进而影响心脏气血阴阳及心主血脉、心主神志功能,均可发为心系疾病。其中,心系疾病发病中,心气血阴阳失调,是心系疾病发生的病机根本。脾胃功能失调是心系疾病发生的重要机制。肺、肝胆、肾脏腑功能失调,导致痰湿、水饮、瘀血病理产物化生,影响心脏功能,亦为心系疾病发生的常见病机。致病因素导致脏腑功能失调,发为心系疾病,既可为单独脏腑功能失调,影响心脏功能而发病,亦常多脏腑共病,导致心气血阴阳失调,致使多种心系疾病发生。痰湿、水饮、瘀血是脏腑功能失调形成的病理产物,这些病理产物形成之后,常常相互影响,作为致病因素,进一步加重脏腑功能失调,成为心系疾病发生过程中的重要影响因素,导致或者加重心系疾病的发生发展。

(冯　玲)

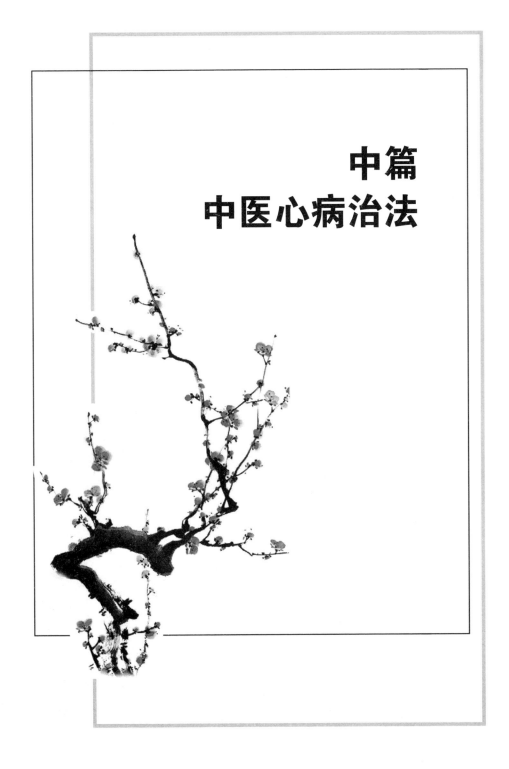

中篇
中医心病治法

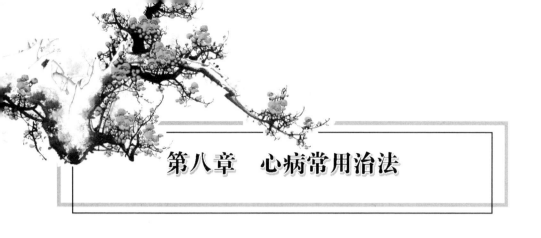

# 第八章　心病常用治法

心主血脉,又主神明。临床所见,或有气血阴阳之不足,或有痰郁、湿郁、血瘀、寒凝、气滞,或有气机升降出入失常,临床证候,复杂多端,故心病属杂病范畴。路老主张要坚持辨证论治的中医思维,强调立法方药不可偏废一执,而要因人、因时、因地而施,急则治其标,缓则治其本;心病往往是虚实夹杂,或正气不足,或虚中夹实,故宜扶正祛邪,通补兼施;强调顾护脾胃,调畅气机的升降出入是心病治疗重要大法。辨证论治、擅用调理脾胃、调中焦气机升降、重视湿邪致病,是路老心病临证辨治特点和学术思想的反映。

## 一、调和营卫法

调和营卫法,是运用具有调和营卫作用的药物治疗营卫不和病证的治法。

常用药:桂枝、芍药、大枣、甘草、生姜、黄芪、党参等。

代表方:桂枝汤(《伤寒论》)、桂枝甘草汤(《伤寒论》)、桂枝加桂汤(《伤寒论》)、桂枝加附子汤(《伤寒论》)、桂枝加葛根汤(《伤寒论》)、苓桂术甘汤(《伤寒论》)、保元汤(《博爱心鉴》)、小建中汤(《伤寒论》)、炙甘草汤(《伤寒论》)、补中益气汤(《脾胃论》)、异功散(《小儿药证直诀》)、丹参饮(《时方歌括》)、香砂六君子汤(《古今名医方论》)、桂枝甘草龙骨牡蛎汤(《伤寒论》)、桂枝加龙骨牡蛎汤(《金匮要略》)、黄芪桂枝五物汤(《金匮要略》)等。

适应证:营卫不和所致之心悸、心痛、心水、真心痛、脉痹、迟脉、失眠、多寐等。

临床应用:《难经·十四难》云:"损其心者,调其荣卫",心藏神主血脉,心病多致心之功能异常。因此,临床主血脉异常的病证及心主神志异常的病证可从营卫调治。心病的病机复杂,证候类型多,调和营卫是治疗心病常用治法之一。由于营卫之气生成于中焦,因而,调和营卫常以调养脾胃为基础。小建中汤(《伤寒论》)加减,治疗营阴不足,营卫失调之心悸、心痹、心痛、失眠等。炙甘草汤(《伤寒论》)加减,治疗心阴不足,营卫失调之心悸、心痹、心水、心痛、失眠等。黄芪桂枝五物汤(《金匮要略》)加减,治疗营卫不足之脉痹、迟脉、无脉、心痛等。桂枝甘草汤(《伤寒论》)加减,治疗心阳受损,心气不足之心悸、脉痹、无脉、失眠等。桂枝甘草龙骨牡蛎汤(《伤寒论》)、桂枝加龙骨牡蛎汤(《金匮要略》)加减,治疗阴阳两虚,心肾不交之失眠、心悸、癫狂、真心痛、心痛等。桂枝加桂汤(《伤寒论》)加减,治疗心阳不足,寒凝经脉,营卫不和之脉痹、迟脉、心痛、心水、心悸、多寐等。桂枝加附子汤(《伤寒论》)加减,治疗心阳欲脱之心痛、真心痛、心水、失眠等。苓桂术甘汤(《伤寒论》)加减,治疗中阳不足,水饮内停之心痹、心痛、心水、心悸、眩晕等。桂枝加葛根汤(《伤寒论》)加减,治疗风邪滞于经脉,营卫失调,津液不能输布之眩晕、心悸、心痛等。

注意事项:①调和营卫是治疗心病的常用治法之一,临床应与其他治法配伍应用,尤其是调养脾胃法;②临床营卫失调之因及主次不同,表现各异,应根据临床特点恰当用药。

## 二、活血化瘀法

活血化瘀法,是运用具有行血、活血、祛瘀作用的药物治疗瘀血病证的治法。

常用药:川芎、桃仁、红花、赤芍、丹参、蒲黄、乳香、没药等。

代表方:丹参饮(《时方歌括》)、桃仁承气汤(《温病条辨》)、血府逐瘀汤(《医林改错》)、复元活血汤(《医学发明》)、温经汤(《金匮要略》)、当归四逆汤(《伤寒论》)、桃红四物汤(《医宗金鉴》)等。

适应证:瘀血阻滞所致之心痛、真心痛、心痹、心水、心悸、脉痹、迟脉、多寐、失眠等。

临床应用:心主血脉,心病易致血脉受损、瘀血内停,故活血化瘀法在心病辨治中应用广泛。活血化瘀法常与补气、养血、温经散寒、清热、行气、攻下等治法配合使用。当归四逆汤(《伤寒论》)、温经汤(《金匮要略》)、丹参饮(《时方歌括》)、桃红四物汤(《医宗金鉴》)配伍阳和汤(《外科证治全生集》)加减等,治疗寒凝血瘀所致之心痛、迟脉、心悸、心水、脉痹等;血府逐瘀汤(《医林改错》)加减,治疗肝郁气滞血瘀所致之心痹、真心痛、心悸、心痛、脉痹、无脉、心瘅;复元活血汤(《医学发明》)加减,治疗瘀血阻滞之心痛、真心痛、脉痹、心悸等;四物汤(《太平惠民和剂局方》)加减,治疗血虚血瘀所致之脉痹、心痛、心悸等。

注意事项:①瘀血证临床有轻重之分,应恰当选用活血化瘀药用量,不可过或不及;②祛瘀药为祛邪之法,临床应用应祛瘀而不伤正,必要时可辅以护正之品;③活血化瘀药易动血动胎,故有出血倾向者或孕妇均当慎用;④根据瘀血产生原因审因论治,并结合瘀血与兼证的情况,与其他治法配合应用;⑤结合血瘀证临床特点,根据活血化瘀中药的性味、归经及作用特点,综合选用。

### 三、通脉法

通脉法,是运用具有通脉畅络作用的药物治疗血脉不通或经络阻滞病证的治法,可分为益气通脉、温阳通脉、行气通脉、活血通脉、化浊通脉等。

常用药:不同通脉法以活血药为基础,分别合以温阳、益气、行气、化湿、通络之品,涉及药味较多。如桃仁、红花、川芎、丹参、赤芍、三七、元胡、地龙、全蝎、鸡血藤等活血通络;薤白、附子、桂枝、干姜、细辛、鹿含草、荜茇、肉桂等温经通阳;人参、党参、太子参、黄芪、五爪龙等益气;柴胡、香附、枳实、枳壳、厚朴、苏梗、石菖蒲、郁金、佛手、降香、砂仁、香橼、厚朴花、凌霄花、绿萼梅等行气开郁;苍术、砂仁、杏仁、白蔻仁、茯苓、陈皮、半夏、藿香、佩兰等化湿降浊。

代表方:血府逐瘀汤(《医林改错》)、丹参饮(《时方歌括》)、桃红四物汤(《医宗金鉴》)等。

适应证:或阳虚、或气虚、或气郁、或湿阻、或血瘀所致心脉痹阻的心痛、心悸、心痹、心水、脉痹、迟脉、无脉、多寐、痫证等。

临床应用:温阳通脉法主治心阳虚衰,心阳不振,寒凝胸中,心脉痹阻所致之心痛、心悸、心痹、心水、脉痹、迟脉、无脉、多寐、痫证等,用桂枝、川芎、当归、红花、地龙、鸡血藤、炮山甲、丹参等,伍用附子、干姜、薤白、荜茇、细辛、鹿含草、肉桂、红参等;益气通脉法主治心气不足,血行缓慢所致之迟脉、心痛、心悸、心水、脉痹、无脉等,用丹参、赤芍、地龙、首乌藤、三七参、鸡血藤等,伍用人参、太子参、党参、黄芪、麦冬、枸杞子等;行气通脉法主治气机闭塞、郁滞壅结,经脉不能流通之迟脉、心痛、心悸、心水、脉痹、无脉、多寐等,用元胡、川芎、当归、赤芍、桃仁、丹参等,伍用枳壳、柴胡、佛手、降香、厚朴花、香附、郁金等;活血通脉法主治血瘀阻塞脉络,血脉闭塞不通所致之迟脉、心痛、心悸、心水、脉痹、无脉等,用丹参、川芎、三七、桃仁、赤芍、红花、苏木、土鳖、全蝎、乌梢蛇、水蛭等;祛湿通脉法主治气化失利,水湿流聚所致之心水、迟脉、脉痹、喘病等,用猪苓、茯苓、泽泻、木通、车前子、葶苈子、丹参、牛膝、桃仁、益母草等;化浊通脉法主治浊邪壅遏经脉,脉道不通,气不往来所致之迟脉、心痛、心悸、心水、脉痹、无脉、喘病等,用瓜蒌仁、郁金、半夏、胆南星、石菖蒲、何首乌、泽泻、茵陈、山楂、大黄、决明子、丹参、桃仁、莱菔子、丝瓜络等。

注意事项:①通脉法所用药物多辛温燥烈,有伤阴之虞,不可过用;②临床应根据脉道痹阻之因审因论治,并根据临床情况,通脉法与其他治法联合应用。

### 四、理气法

理气法,是运用具有舒畅气机,调理脏腑作用的方药,治疗气机阻滞或逆乱病证的治法。

常用药:代代花、玫瑰花、佛手、香橼、厚朴、枳实、枳壳、绿萼梅、陈皮、木香、元胡、郁金、柴胡、川楝子、青皮、香附、沉香、代赭石、旋覆花、苏子、苏梗等。

代表方:四逆散(《伤寒论》)、柴胡疏肝散(《景岳全书》)、逍遥散(《太平惠民和剂局方》)等。

适应证:气机郁滞或气逆所引起的心悸、胸痛、真心痛、心水、迟脉、失眠、怔忡、健忘及惊狂等。

临床应用:宽胸理气法主治气滞血瘀,心脉痹阻心痛、迟脉、心悸、脉痹、失眠等。理气解郁法主治气机郁结,疏泄不利所致之心痛、脉痹、心悸、失眠等。调和胃气法主治胃失和降所致之心痛、脉痹、心悸、失眠等。行气利水法主治气机阻滞,水湿不化所致之心水、脉痹、心悸、失眠等。清热理气法主治湿热毒疫邪气痹阻心脉所致之脉痹、心痹等。

注意事项:①理气药多辛香燥烈,易于耗气伤阴,临床应用应中病即止,必要时可适当配伍养阴之品;②根据临床特点,结合理气药归经、性味及作用特点等,选用理气药;③理气法应与其他治法配合应用。

### 五、通阳法

通阳法,是运用具有宣通阳气的药物,治疗阳气不通病证的治法。

常用药:桂枝、薤白、细辛、附子、麻黄、白酒等。

代表方:栝蒌薤白白酒汤(《金匮要略》)、栝蒌薤白半夏汤(《金匮要略》）、枳实薤白桂枝汤（《金匮要略》）、当归四逆汤（《伤寒论》）、麻黄附子细辛汤（《伤寒论》）等。

适应证：阳气郁滞所引起的心悸、胸痛、真心痛、心水、迟脉、失眠、心悸、健忘等。

临床应用：栝蒌薤白白酒汤（《金匮要略》）加减治疗胸阳不振，阴寒凝滞，痹阻胸阳所致之心痛、心痹、心悸等；栝蒌薤白半夏汤（《金匮要略》）加减，治疗痰浊痹阻，胸阳不展所致之心痛、胸痹、心悸、多寐等；麻黄附子细辛汤（《伤寒论》）加减，治疗心肾阳气闭阻之迟脉、心悸、心痛、脉痹、心痹；胃苓汤（《丹溪心法》）加减治疗困遏脾阳，致运化失职，水湿内停，泛溢肌肤所致之心水、迟脉、脉痹等；当归四逆汤（《伤寒论》）或阳和汤（《外科证治全生集》）加减，治疗阳气痹阻，经脉阻滞所致之脉痹、迟脉、失眠等。

注意事项：①临床应辨清阳气痹阻之因，审因论治，提高疗效；②辨清虚实，通阳法主要是针对痰饮、湿邪、阳虚、寒盛、气滞血瘀等原因所致的阳气郁闭、气机不畅诸病证，阳气亏虚者应选用温补之法。

## 六、安神法

安神法，是运用重镇安神药或养心安神及清心安神药，治疗神志不安病证的治法。

常用药：重镇安神用生磁石、珍珠母、紫石英、生龙骨、生牡蛎、代赭石、琥珀等；养心安神用酸枣仁、柏子仁、合欢皮、合欢花、夜交藤、浮小麦、淮小麦、百合、麦冬、大枣等；清心安神用莲子心、黄连、黄芩等。

代表方：重镇安神用安神定志丸（《医学心悟》）、朱砂安神丸（《内外伤辨惑论》）、磁朱丸（《备急千金要方》）、珍珠母丸（《普济本事方》）等；养心安神用酸枣仁汤（《金匮要略》）、天王补心丹（《校注妇人良方》）、柏子养心丸（《体仁汇编》）、甘麦大枣汤（《金匮要略》)、百合地黄汤(《金匮要略》)、归脾汤(《正体类要》)、养心汤(《证治准绳》)等;清热除烦用温胆汤(《三因极一病证方论》)、蒿芩清胆汤(《重订通俗伤寒论》)、清心莲子饮(《太平惠民和剂局方》)等;解郁安神用丹栀逍遥散(《校注妇人良方》)、甘麦大枣汤(《金匮要略》)、百麦安神饮(路志正经验方)等。

适应证:心神不安所引起的心悸、胸痛、真心痛、心水、迟脉、心悸、失眠、健忘、脏躁等。

临床应用:镇静安神法适用于邪扰心神之心神不安所引起的心悸、失眠、脏躁等,常用方如朱砂安神丸(《内外伤辨惑论》)、磁朱丸(《备急千金要方》)等。养心安神法适用于心失所养之神志不安所致心悸、胸痛、真心痛、心水、迟脉、失眠、脏躁等,用酸枣仁汤(《金匮要略》)、天王补心丹(《校注妇人良方》)、柏子养心丸(《体仁汇编》)、甘麦大枣汤(《金匮要略》)等。温胆汤(《三因极一病证方论》)加减,治疗胆热扰心所致心悸、失眠、怔忡、脏躁等;蒿芩清胆汤(《重订通俗伤寒论》)加减,治疗肝胆湿热所致心悸、胸痛、真心痛、心水、迟脉、失眠、脏躁等;安神定志丸(《医学心悟》)加琥珀、磁石,治疗心胆虚损的心悸、不寐、多梦、心痛、多寐、迟脉、脏躁等;珍珠母丸(《普济本事方》)加减,治疗阴血不足,肝阳偏亢的少寐、惊悸、眩晕。养心安神法主治心气血阴阳虚损而致心神失养之证,以归脾汤(《正体类要》)、养心汤(《证治准绳》)加减,治疗心脾两虚所致的心悸、不寐、健忘、脏躁等;天王补心丹(《校注妇人良方》)加减,治疗阴亏血少的虚烦失眠、多梦、心悸;柏子养心丸(《体仁汇编》)加减,治疗营血不足,心肾失调所致脏躁、心悸、失眠等;四逆散(《伤寒论》)、丹栀逍遥散(《校注妇人良方》)加减,治疗肝气郁结所致之失眠、心悸、脏躁、脉痹、心痛等;清心莲子饮(《太平惠民和剂局方》)加减,治疗热扰神明所致之失眠、心悸、脏躁等。

注意事项:①重镇安神药物多属金石贝壳类,易损脾胃,不可久服。素体脾胃虚弱者,应用重镇安神药时须注意顾护脾胃,必要时可配伍补脾和胃之药。②肝肾功能损伤者,朱砂、紫石英等慎用。③神志不安的治疗,在药物治疗的同时,还应注意配合精神心理疗法。

### 七、化痰法

化痰法,以化痰药为主组成,具有祛湿化痰的作用,用于治疗各种痰病的方法,称为化痰法。

常用药:茯苓、瓜蒌、竹茹、白术、苍术、浙贝母、天竺黄、竹沥、半夏等。

代表方:栝蒌薤白半夏汤(《金匮要略》)、栝蒌薤白白酒汤(《金匮要略》)、温胆汤(《三因极一病证方论》)、半夏白术天麻汤(《医学心悟》)、二陈汤(《太平惠民和剂局方》)、苓甘五味姜辛汤(《金匮要略》)、三子养亲汤(《韩氏医通》)等。

适应证:痰浊阻滞所致之眩晕、心悸、失眠、多梦、脉痹、迟脉、心痛、多寐等。

临床应用:理气化痰法主治气滞痰阻所致之眩晕、心悸、失眠、多梦、脉痹、迟脉、心痛、多寐等,用栝蒌薤白半夏汤(《金匮要略》)、栝蒌薤白白酒汤等(《金匮要略》)加减;祛湿化痰法主治痰湿内阻所致之眩晕、心悸、失眠、多梦、脉痹、迟脉、心痛、多寐等,用温胆汤(《三因极一病证方论》)、半夏白术天麻汤(《医学心悟》)等加减;温阳散寒化痰法主治阳虚寒凝、痰饮内停所致之眩晕、心悸、失眠、多梦、脉痹、迟脉、心痛、多寐等,用苓甘五味姜辛汤(《金匮要略》)、真武汤(《伤寒论》)等加减;清热化痰法主治痰热内扰所致之眩晕、心悸、失眠、多梦、脉痹、迟脉、心痛、多寐等,用黄连温胆汤(《六因条辨》)加减;益气化痰法主治气虚痰阻所致之眩晕、心悸、失眠、多梦、脉痹、迟脉、心痛、多寐等,用补阳还五汤(《医林改错》)合温胆汤(《三因极一病证方论》)加减;化痰活血法主治痰瘀互结所致之眩晕、心悸、失眠、多梦、脉痹、迟脉、心痛、多寐等,用二陈汤(《太平惠民和剂局方》)合桃红四物汤(《医宗金鉴》)加减;芳香温通化痰法主治寒凝痰阻血脉所致之眩晕、心悸、失眠、多梦、脉痹、迟脉、心痛、多寐等,用苏合香丸(《太平惠民和剂局方》)加减等。

注意事项:①临床应用化痰法应强调审证求因,辨证施治,辨明痰之诱因,痰若因外感所致,可配合解表药同用;由内伤所致者,又应根据具体病情,配合适当药物同用。②痰邪致病,临床表现多样,必须"知犯何逆,随证治之"。③化痰法临床应用,不仅要着眼于痰,更要注意痰的来源,综合考虑患者的阴阳盛衰、邪正消长的情况,恰当应用化痰法。

## 八、交通心肾法

交通心肾法,是运用具有滋肾阴、敛肾阳、降心火、安心神作用的方药,以滋阴潜阳,交通心肾,治疗心肾不交证的治法。

常用药:黄连、肉桂、远志、莲子心、茯神、柏子仁、麦冬、山茱萸、阿胶、杜仲、巴戟天、菟丝子、炒酸枣仁、知母、黄柏、龙骨、川牛膝等。

代表方:交泰丸(《韩氏医通》)、酸枣仁汤(《金匮要略》)、黄连阿胶汤(《伤寒论》)、清心莲子饮(《太平惠民和剂局方》)、六味地黄丸(《小儿药证直诀》)等。

适应证:心肾不交所致之心痛、心悸、怔忡、头晕、失眠、健忘等。

临床应用:交通心肾法临床应用,清心药用柏子仁、莲子心、黄连、炒酸枣仁、赤芍、牡丹皮;潜降药用知母、黄柏、龙骨、川牛膝。心肾不交临床表现各异,黄连阿胶汤(《伤寒论》)加减,治疗阴亏火旺所致之失眠、心悸、心水、心痛、真心痛、嗜睡等;交泰丸(《韩氏医通》)加减,治疗心火独亢所致之失眠、心悸、心水、心痛、真心痛、嗜睡等病证;香砂六君子汤(《古今名医方论》)合交泰丸(《韩氏医通》)加减,治疗脾虚心肾不交所致之失眠、心悸、心水、心痛、真心痛、嗜睡、心悸等病证;黄连温胆汤(《六因条辨》)加减,治疗痰火壅盛,心肾不交所致之失眠、心悸、心痛、真心痛、嗜睡等。

注意事项:①交通心肾法在临床应用中,对部分药物临床用量要求严格,不可随意变更药物配伍剂量的比例等。②辨清心肾不交之因,随证施治。

### 九、开窍法

开窍法,是运用具有通窍开闭、促进神志苏醒作用的方药,治疗邪气闭阻心窍、肺窍的治法。

常用药:降香、檀香、砂仁、石菖蒲、郁金等;开肺窍用苍耳子、白芷、桔梗、前胡、半夏、陈皮、黄芩、牛蒡子、竹茹、黛蛤散、六一散、芦根等。

代表方:苏合香丸(《太平惠民和剂局方》)、安宫牛黄丸(《温病条辨》)、至宝丹(《太平惠民和剂局方》)、紫雪丹(《太平惠民和剂局方》)、苍耳子散(《济生方》)合温胆汤(《三因极一病证方论》)。

适应证:凉开法适用于热邪内陷心包所见心瘅、脉痹、心痹、真心痛、多寐等;温开法适用于痰浊痹阻心窍所致之心瘅、脉痹、心痹、真心痛等。

临床应用:安宫牛黄丸(《温病条辨》)、至宝丹(《太平惠民和剂局方》)、紫雪丹(《太平惠民和剂局方》)等,主治热入营血,神昏、惊厥、脉痹、多寐等病证;苏合香丸(《太平惠民和剂局方》)加减,治疗痰浊上蒙所致之眩晕、心痛、迟脉、真心痛、脉痹等;苍耳子散(《济生方》)合温胆汤(《三因极一病证方论》),治肺窍不利的多寐、眩晕等。

注意事项:①开窍法仅适用于邪气盛实的闭证,脱证禁用;②开窍方药应中病即止,不可过量,以防伤正;③开窍法临床适用于邪实神昏的闭证,但临证还应结合病情,配伍清热、通便、清肝、息风、辟秽等法;④开窍剂都含有芳香挥发药物,剂型大多是丸、散等成药,不宜加热煎服。

### 十、补心法

补心法,是运用补益药物治疗心虚证的治法。临床因心脏气血阴阳损伤不同,分为补心血、补心气、温心阳、滋心阴四法。

常用药:补心血药用当归、熟地、丹参、鸡血藤、阿胶、何首乌、龙眼肉、紫河车、白芍、桑椹、大枣、枸杞子等;补心气药用人参、太子参、党参、黄芪、白术、茯苓、茯神、大枣、甘草等;温心阳药用桂枝、细辛、附子、干姜、薤白等;滋心阴药用西洋参、沙参、麦冬、五味子、女贞子、生地、玉竹、石斛、百合、制龟板等。

代表方:补心血用四物汤(《太平惠民和剂局方》)、酸枣仁汤(《金匮要略》)、归脾汤(《济生方》)等;补心气用四君子汤(《太平惠民和剂局方》)、养心汤(《证治准绳》)、补中益气汤(《脾胃论》)等;温心阳用苓桂术甘汤(《伤寒论》)、桂枝甘草汤(《伤寒论》)等;滋心阴用天王补心丹(《校注妇人良方》)等。

适应证:心虚所致之心悸、眩晕、失眠、多梦、健忘、胸痹、脏躁、迟脉、脉痹等。

临床应用:补心血法主治心血不足,血不养心所致之心悸、失眠、多梦、健忘、眩晕、心悸、脉痹、心痛等,用四物汤(《太平惠民和剂局方》)、酸枣仁汤(《金匮要略》)等;补心气法主治心气虚所致之心悸、心痛、脉痹、迟脉、失眠等,用四君子汤(《太平惠民和剂局方》)、养心汤(《证治准绳》)等;温心阳法主治心阳虚所致之心悸、心痛、脉痹、迟脉、心水、失眠等,用苓桂术甘汤(《伤寒论》)、桂枝甘草汤(《伤寒论》)等;滋心阴法主治心阴亏虚所致之心悸、失眠、多梦、健忘、眩晕、心悸、脉痹、心痛等,用天王补心丹(《校注妇人良方》)等。

注意事项:①临床应明辨心之气血阴阳何者为虚,恰当选用补心之方药;②临床应根据气血阴阳之间的生理关系,结合病机特点,恰当选药,时机恰当,用量适宜;③临床应用补心之法,防止虚不受补。

### 十一、燮理阴阳法

燮理阴阳法,是应用阴阳平补,以阴中求阳,阳中求阴的方法,针对年老体衰,阴阳两虚,阴阳失衡之肾阴虚、肾阳虚、肾气不足、命门火衰,心肾不交等,引起的临床证候。

常用药:熟地、生地、山药、山萸肉、枸杞、五味子、龟板、沙参、天冬、麦冬、白芍、当归、旱莲草、女贞子、阿胶、知母、黄柏、怀牛膝、人参、西洋参、党参、太子参、菟丝子、巴戟天、仙灵脾、鹿角胶、肉桂、炙附子等。

代表方:左归丸(《景岳全书》)、右归丸(《景岳全书》)、左归饮(《景岳全书》)、右归饮(《景岳全书》)、肾气丸(《金匮要略》)、六味地黄丸(《小儿药证直诀》)、杞菊地黄丸(《麻疹全书》)、济生肾气丸(《济生方》)、二至丸(《医方集解》)、大补阴丸(《丹溪心法》)、当归六黄汤(《兰室秘藏》)、一贯煎(《柳州医话》)、交泰丸(《韩氏医通》)、滋肾丸(《兰室秘藏》)等。

适应证:女性或男性更年期,或久病大病阴阳不足,气血虚弱之人出现的心痛、心悸、迟脉、眩晕、不寐、多寐、健忘、脏躁等病证。

临床应用:肾阴虚所致腰膝酸软,眩晕耳鸣,失眠多梦,心悸怔忡等,用六味地黄丸(《小儿药证直诀》)、杞菊地黄丸(《麻疹全书》)、当归六黄汤(《兰室秘藏》)、左归丸(《景岳全书》)、济生肾气丸(《济生方》)等加减化裁;肾阴虚,阴虚火旺,所致之五心烦热,口燥咽干,舌红少津,潮热盗汗,失眠不寐,用大补阴丸(《丹溪心法》)、杞菊地黄丸(《麻疹全书》)、酸枣仁汤(《金匮要略》)合肾气丸(《金匮要略》)加减化裁;肾气不足,肾阳虚,腰酸乏力,下肢痿软,小便不畅,或尿后余沥,或尿失禁,或夜尿频多等,用肾气丸(《金匮要略》)、右归丸(《景岳全书》)、滋肾丸(《兰室秘藏》)合真武汤(《伤寒论》)、潜阳丹(《医理真传》);肾气不足,心肾不交,虚火上炎之心悸、不寐、脏躁等,用肾气丸(《金匮要略》)、三才封髓丹(《医学发明》)、潜阳丹(《医理真传》)、交泰丸(《韩氏医通》)、酸枣仁汤(《金匮要略》)、甘麦大枣汤(《金匮要略》)、百合地黄汤(《金匮要略》)等加减化裁;肾气不足,肾不纳气,肺失肃降,咳喘短气,呼多吸少者,用肾气丸(《金匮要略》)合潜阳丹(《医理真传》)、金水六君煎(《景岳全书》)等加减化裁。

注意事项:①燮理阴阳法多用于中老年人更年期阶段,尤其是女性更年期,因肾气快速衰退,导致阴阳失调,主要表现为肾阴肾阳之不平衡,女性以肾阴虚居多,男性以肾气虚、肾阳虚为主。因此燮理阴阳法慎用于年轻人群及儿童,如确需使用,也要掌握用量,通常用量要明显小于中老年人。②对于脾胃虚弱者而言,滋阴之品多易碍胃,出现食少纳呆,大便不畅等,因此应配伍通调脾胃之品,如枳实、陈皮、茯苓、半夏,或和胃消导之品,如炒焦的神曲、谷芽、麦芽等。③补肾(阳)之品多温燥,易助热伤津、伤阴,要注意阴阳平衡,于阴中求阳,阳中求阴,不可一味蛮补。④中老年人肾气不足常见上热下寒,应注意此上热非实热或阴虚发热,而是由于心肾不交,肾水不能上济,心火不能下降而独亢于上所致,不宜单独大量投予滋阴寒凉之品清上焦,应配伍肉桂、黄柏等引火归原,使上下相交,水火平衡而取效。

## 十二、调理脾胃法

(见第九、十章)

(胡元会)

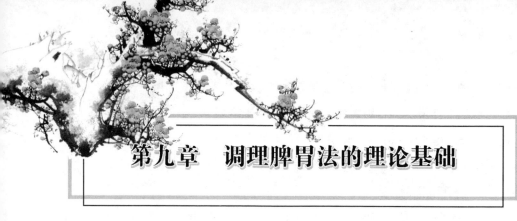

# 第九章　调理脾胃法的理论基础

　　路老熟读经典,尤崇脾胃学说,认为中医脾胃学说具有深厚理论基础、丰富内涵和独特的生理病理意义。路老重视脾胃在人体中的作用,重视调理脾胃法在中医心病及疑难杂病中的应用,指出脾胃主受纳和运化水谷精微,是人体气血生化之源,其生理和病理意义始终受到历代医家和现代临床家的重视,但脾胃与气机升降及其对五脏功能的影响、脾胃与湿病的关系、湿邪与现代临床中医心病的关系,还应得到进一步发挥。

## 一、脾胃学说及其应用源远流长

　　中医脾胃学说源于《黄帝内经》,仲景继承发扬《黄帝内经》脾胃的学术思想,在《伤寒论》中详细论述了脾胃病变及其证治。唐代孙思邈在《千金方》中设方百余首,如温胆汤、温脾汤、高良姜汤等,都是这一时期的杰作。金元时期脾胃大师李东垣为后人留下的不朽名著《脾胃论》,强调脾胃与元气的关系,提出五脏六腑皆禀脾胃之气,重视脾胃升降,提倡升发脾阳和甘温除热,在病因病机、辨证论治上,使脾胃学说自成体系。清代名医叶桂传承、创新脾胃学说,阐述"纳食主胃,运化主脾",指出"脾宜升则健,胃宜降则和",进而提出脾、胃分治的原则,认为"太阴湿土,得阳始运,阳明阳土,得阴自安"和"脾喜刚燥,胃喜柔润","胃为阳明之土,非柔润不肯协和",创造了养阴法,补李东垣之不足,推动了脾胃学说的发展,使脾胃治法日臻完善。

中医运用调脾胃法治疗心病始于汉代张仲景,其首创栝蒌薤白系列汤方,开辟了调脾胃辨治胸痹的先河。仲景在《金匮要略·胸痹心痛短气病脉证治》中描述了"喘息咳唾,胸背痛,短气……""胸痹心中痞……胸满,胁下逆抢心""心痛彻背,背痛彻心""胸痹不得卧"等症状,并分别设立栝蒌薤白白酒汤、栝蒌薤白半夏汤、枳实薤白桂枝汤,以及人参汤(理中汤)和橘枳姜汤,其中多数方剂沿用至今,应用不衰。综观其方剂组成,均为益气化痰与温通之品,具有温阳化痰,行气流湿之功,若以方测证可以看出,其病机多为阳虚不温,脾气不行,水湿不化,寒痰凝滞等。

隋代巢元方在《诸病源候·总论》提出心与胃痛致病因素的同一性"邪气发作,与正气相击。上冲于心则心痛,下攻于腹则腹痛"。在宋代的医学文献中,提出"包络痛"概念:"包络之痛,痛于两乳之中,鸠尾之间,即膻中也"(《类证活人书》),定位"包络之痛"在胸骨之后,与今心绞痛相同。又"胃脘当心而痛,气欲绝者"(《东垣试效方》)所描述的疼痛程度及部位,不同于普通的腹部疼痛而与典型心绞痛或心肌梗死十分相似。

现代有学者对胸痹心痛类病证古代方药的应用状况进行统计显示,在历代医学文献中,针对胸痹、心痛、真心痛、胸痛、胸背痛等18种相关病证所使用的500余张方剂中,出现频率占前20位的单味药依次是:肉桂、生姜、甘草、酒、当归、陈皮、木香、槟榔、蜜、吴茱萸、干姜、人参、醋、附子、白术、高良姜、半夏、厚朴、青皮。分析这一研究结果,发现上述20种单味药大多都归脾或胃经;在20种单味药中多数均为温阳理气或益气健脾化痰之品。表明古代医家辨治心病的主体思路是重视气虚、阳虚和痰湿之邪的行散与化除,说明对调理脾胃的重视。

## 二、气机升降理论

气机升降理论与脾胃学说有密不可分的关系。在脾胃学说发展中做出重要贡献的古代医家无不精通气机升降之理。气机升降理论源于《黄帝内经》"气之升降，天地之更用也……升已而降，降者谓天；降已而升，升者谓地。天气下降，气流于地；地气上升，气腾于天。故高下相召，升降相因，而变作矣"（《素问·六微旨大论》），指出天地一阴一阳同居一个整体，天为阳，地为阴。天气下降，谓"阳降"，地气上升谓"阴升"。阴升阳降，保持阴阳互根互用，阴阳交泰。若阳不能降，阴不能升，则为阴阳孤危，若阴阳升降反作，则必然出现阴阳离决之势。《素问·六微旨大论》谓"出入废则神机化灭，升降息则气立孤危。故非出入，则无以生长壮老已；非升降，则无以生长化收藏。是以升降出入，无器不有"，指出生存于自然界的一切有机体，都以升降出入为生命运动的形式。《黄帝内经》的论述，奠定了中医升降学说的思想基础。

人与天地相应，"为一小天地"。在人体主气机升降是脾胃基本生理功能之一，如《素问·评热病论》"腹者至阴之所居"。言脾居腹中，故为至阴之脏，属阴中之阴，其气以上升为顺。叶桂总结为"脾宜升则健，胃宜降则和"。如升降反作，就会出现一系列"清气下陷"的病理表现。如《脾胃论》载"由脾胃先虚，气不上行"所致的"耳为之苦鸣，头为之苦倾，目为之眩……"。对此类病例，李东垣提出应"补其中而升其阳"用"升麻引胃气上腾而复其本位"的治则。东垣的临证治疗思想与其十分重视升降理论密切相关。《脾胃论》云"若不达升降沉浮之理，而一概施治，其愈者幸也"，指出如不思升降之理而治病，既使有效，也属偶然。那么脾胃在气机升降中起什么作用呢？《脾胃论》云"饮食入胃，精气先输脾归肺，上行春夏之令而滋养周身，乃清气为天者也；升已而下输膀胱，行秋冬之令，为传化糟粕转味而出，乃浊阴为地者也"，指出脾胃升降的法度应该是"升必达肺"，"降必归肾"，是对脾胃参与机体升降活动功能的高度概括。同时也成为评价脾胃升降功能的指标，即看其上升是否达肺，下降是否归肾。

路老强调脾胃在五脏六腑中占有特殊重要位置，不仅因脾胃为后天之本，气血化生之源，还在于其居于中焦，执中央以运四旁，为人体气机升降之枢。认为气机升降有狭义与广义之分，前者所指脾升胃降，属《素问·经脉别论》"饮入于胃，游溢精气，上输于脾；脾气散精"这一水谷受纳吸收过程中的脾升以散精，胃降以纳谷；后者则概括了中焦脾胃在以五脏为中心的人体生命活动中的特殊作用："藏属肾，泄属肝，此肝肾之分也。肝主升，肺主降，此肝肺之分。心主动，肾主静，此心肾之分也。而静藏不至于枯寂，动泄不至于耗散，升而不至于浮越，降而不至于沉陷，则属之脾，中和之德之所主也"（《医碥》）。此五脏升降相因，共同维持人体内的动态平衡，就是气机升降的广泛含义。气机升降之枢的"枢"是枢纽，是牵一动百，逆转乾坤之处，是纲举目张的纲，是多靶点效应的结点，中医谓"脾为孤脏，中央土以灌四傍"（《素问·玉机真脏论》），说明脾胃的气机升降功能，是调节五脏六腑进行有序运动的结点与枢纽。

### 三、脾胃失调与心病

心主气血在血脉中的运行，脾胃为气血化生之源，亦为人体气机升降之枢，脾为心之子，心为脾之母，故无论从气从血、从五行关系，二者密切相关。尤其在胸痹、脾心痛、胃心痛、胆心痛、心悸、心水、血浊、眩晕等病证中，常常有脾胃失调的证候表现，在健忘、不寐、多寐、脏躁等神志病证中也常有因脾胃化源不足或气机升降不利者。故脾胃失调在心病发生中有重要作用。

中医"脾胃"概念，涵盖西医学脾胃的解剖学特征，在功能上则含义更为广泛。"脾胃"的主要生理功能是：①主饮食水谷的消化和营养物的吸收，为"仓廪之官"，后天之本，人体气血生化之源；②主运化水湿,在水液代谢中具有重要作用;③主气机升降,为人体"气机升降之枢";④主统血。

脾胃的病理变化主要有:①消化系统病变,即纳化失常所致的中焦诸证;②营养物的吸收障碍所继发的气血不足诸证;③水液运化输布失司,水湿停滞,痰饮内生诸证;④气机升降失常所致的多脏腑功能失调诸证;⑤统摄血液失司,血瘀、出血诸证。

调脾胃的适应证,有狭义与广义之分:①狭义指消化系统诸证;②广义是指由脾胃失调而继发其他脏腑功能障碍,或其他脏腑失调传变于脾胃者;③五脏有病,并有气机升降失调或气机逆乱者。

路老认为,心病的病位在心,但并不止于心,因五脏相关,经络相连,任何一脏功能失调都可累及他脏。脾胃在人体生命活动中,占有特殊重要的位置,其生理功能病理变化均与心病的病因病机有密切关系:①经脉相连:"胃之大络,名曰虚里,贯膈络肺,出于左乳下,其动应衣,脉宗气也"(《素问·平人气象论》),"脾足太阴之脉……其支者,复从胃别上膈,注心中"(《灵枢·经脉》)。②气血生化运行:脾胃为后天之本,气血生化之源,化血以充养心血,化气以下贯心脉,帅血运行。③气机升降:脾胃为人体气机升降之枢,执中央以运四旁,升清阳,降浊阴,有着重要的枢纽作用。④五行生克制约:五行中,脾为心之子,心为脾之母,生理上有心火之热,以温脾土的母子相生关系,病理上有母病及子和子盗母气,亦能令母实的相互传变关系。⑤湿与痰:自仲景以来,"阳微阴弦"作为胸痹的重要病机至今受到重视,"本虚标实"作为胸痹的病因病机已得到共识。前者是因阳气极虚,而阴气偏盛,阴乘阳位的结果,后者是体虚,又夹有实邪(痰、湿、瘀等),出现虚实夹杂的临床证候。⑥痰瘀相关:由于生活水平的提高,膏粱厚味,肥甘无度,成为助湿生痰之源,湿浊弥漫,上蒙胸阳,湿浊为痰,阻滞胸阳。空调冷饮,过嗜茶酒,成为困遏脾阳之因,脾胃受损,使气血津液匮乏,心之气血因之不足。⑦思虑过度,心脾两伤:现代生活节奏紧张,心理压力较大,思虑过度而伤脾,心脾两虚,宗气匮乏,推动无力,致瘀成痹,或因脾胃化源不足,心脾两虚,心血失充,血少而脉道不行,引发心病。⑧湿从热化,气郁化火等,在胸痹的初中期常有"纯实无虚"的病理阶段,临床表现痰热郁阻之证,是现代胸痹的特点。也是近年来对胸痹病因病机新的认识。⑨路老认为,脾胃与心肺以横膈膜相邻,横膈膜的升降活动取决于中焦之气,若脾胃虚弱,或脾湿痰阻,中焦气机壅塞,则横膈不降,导致胸中之气失于清旷,痹阻胸阳,是诸多心系疾病的原因,因横膈不降引发的胸痹尤为常见。

### 四、湿邪与心病

1976 年路老以芳香化浊法,治愈一例因窦性心动过缓(心率 43~56 次/min)而求诊的患者,遂开始关注湿邪与心病的关系,体会到湿邪阻滞不仅是心病的一大致病因素,且有日渐增多之势。后在临床常用清化湿热法、清热化痰法、温胆和胃法等辨治室性早搏、房性早搏,确有较好效果。逐渐认识到,运用调理脾胃,祛湿化浊,温胆宁心等法辨治心病,值得重视。

脾胃失调与心病的关系前已述及,湿邪与脾胃的关系不言而喻。因此湿邪与心病必然有密切关系。湿有外湿与内湿之分,外湿主要责之于外界环境,内湿主要责之于饮食不节、劳逸过度、脾虚不运等,而外湿在一定条件下可以转化为内湿。

在 2007 年出版的《中医湿病证治学》一书中,路老系统阐述了湿邪致病的重要性、湿邪与现代临床多种疾病的关系、与心病的关系,以及湿病证治理法方药的运用等重要学术观点。古代医家对湿邪侵犯心脏,伤及血脉等证更是早有认识,在《医方类聚·诸门》中就有"天之阴雨宿雾,地之山泽蒸气,人或中之,必溢于血脉"的论述。近几十年来,随着我国现代科学的发展,外湿之邪已不限于冒雨雾露或居处卑湿,久劳于水中作业和潮湿环境,而高温作业或暑热天气,汗出溱溱之时,突以电风扇取凉,或乍入空调、冷风的房间,致冷热悬殊,温差较大,机体难以骤然适应,则腠理闭拒,卫气被遏,汗湿濡衣,成为贼邪,乘虚而入,内舍于心的病证日益增多;内湿之成,多缘脾胃运化失常,正如《医贯·湿论》所云:"有太阴脾土所化之湿,不从外入者也。"随着生活水平的提高,人们的饮食结构发生了很大变化,随之而来的是嗜食肥甘厚味,冷餐凉盘的人数骤增,现在饮啤酒、冷饮、冰糕等,在不少农村也已普及。加之工作、学习和生活节奏加快,一些人在餐时、餐次方面失去规律,致脾胃受损,中阳式微。湿浊内生,肠胃病日见增多. 由于湿邪弥漫,胸阳不展,痰浊中阻,郁滞心脉而血运不畅,均能导致心病发生。

湿邪为患常是心病发生的基础,这与现代临床认识不谋而合。高血脂、高血糖、高尿酸血症,是导致冠心病的罪魁祸首,属于中医的"血浊"范畴。血浊是痰湿脂膏停滞于脉道中所致,是阻碍胸中气机,闭阻胸阳,引起胸痹的重要原因,同时也可因湿邪阻滞气机,引起不同类型的心病。

湿邪引发心病的特征:①湿为阴邪,易伤阳气;②湿为标,心脾气虚为本;③湿邪侵淫心脉,阻滞气机,故患者除常见胸闷、心悸外,还兼见脘痞,腹胀,纳呆,嗳气,口黏,口干不欲饮,大便溏薄不爽,脉濡,化热则见苔黄腻、脉濡数等证候;④湿性黏腻,故病性缠绵不愈;⑤湿邪所致各类心病均可见到,其中以胸痹心痛居首。

由于湿邪所致心病的病因病机复杂,病性兼夹,本虚标实,涉及心、脾(胃)、肝、肺等脏腑相兼为病,在治疗时须根据湿邪致病特点,缓缓图治,既不可过早进补,又不可骤然攻逐,而是选恰当的治湿方法。路老认为,清代华岫云所说"若湿阻上焦者,用开提肺气佐淡渗通膀胱,是即启上闸,开支河,导水热下行之理也。若脾阳不运,湿滞中焦者,用术朴姜半之属以温运之,以苓泽腹皮滑石等渗泄之……其用药总以苦辛寒治湿热,以苦辛温治寒湿,概以淡渗佐之,或加风药,甘酸腻浊,在所不用"堪为精辟,符合临床实际。但湿邪侵袭之后,同样可因人之体质禀赋而从化,素体阳盛之躯,易从热化,而成湿热之候;阴盛之体,易从寒化,而成寒湿之证。临证中应辨明湿与热,孰多孰少,抑或相当,始能立法,遣方用药。

湿性弥漫,常充斥三焦,湿阻上焦,壅滞心脉,则见胸闷,心悸,喜太息,隐痛不适;湿蒙清阳,则兼见头重如裹昏蒙不清;湿阻中州,则见胃脘痞满,恶心欲吐,纳呆,口黏,口干不欲饮;湿阻下焦,则肢倦,溲短色黄,小便不畅,口苦,心烦;在肠则便下不爽,甚或有黏液。初期则多有表湿、里湿之见证;而中后期则多成湿热之候。路老对湿滞心脉之病,常以宣、化、渗三字统之,宣即开宣上焦,芳化中焦,调畅气机,渗利下焦,使邪有出路。以肺主治节,朝百脉,相辅之官,肺气得宣,有利于协助心君,推动血脉运行;芳香化浊,理脾祛湿,则能斡旋中气,使升降正常;渗利湿热,从小便而去,往往三焦同治,而收事半功倍之效。

（李方洁）

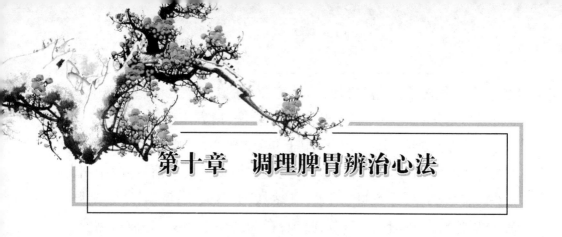

# 第十章　调理脾胃辨治心法

## 第一节　调理脾胃的临床理念

　　路老在心病及各种疑难杂病的治疗中,不排斥必要的现代检查和诊断,但强调在进行中医药治疗时不能脱离中医思维,而是始终要立足传统中医的辨证论治,圆机活法。而调理脾胃法,是其中重要的治疗大法之一。路老认为,调脾胃法在现代临床的应用,不只是局限在有脾胃失调证候或症状者,而是有更广泛的应用范围。如前所述,脾胃不仅主饮食水谷的受纳吸收,主后天气血的生成,又是气机升降之枢,在整体脏腑气机运行的系统中,有执中央运四旁的中枢枢纽作用。因此,凡以脏腑气机紊乱为主,或在不同疾病中伴有气机逆乱者,都要考虑到有气机升降失常的问题,都有可能运用调理脾胃法。辨证论治、圆机活法、调气机升降,反映了路老调脾胃,治心病的临床经验和学术特点。人是一个有机整体,经络相连,五脏相关。在整体中,脾胃的正常功能有赖于肾火的温煦,而心火下降,心肾相交,才能保证肾中之火源源不断;脾胃之气的"升"与肝气的条达息息相关,脾胃气机的"降"与肺气的下降密不可分。在五脏中肝的功能正常与否对脾胃产生的影响最为显著,如肝气犯脾,肝气克伐脾土等,临床最为常见。路老在调理脾胃时十分重视肝气是否条达顺畅,谓"见肝之病,知肝传脾"。对脾胃而言,也与"湿"密切相关,内湿常责于脾虚不运,而外湿又易困乏脾阳,使脾气不行,湿从内生,积饮化痰,痰阻气机,则气机逆乱,痰阻脉道,则血瘀不行。现代临床,邪从口鼻而入的生物致病已减少,而很多经年不愈的心病都源于痰湿,或与血瘀相并,故在辨治这类心病时,调理脾胃具有不可替代的重要作用。

路老自20世纪80年代起,提出脾胃气机升降在胸痹等心病发病中的重要作用,强调脾胃失调,气机不畅,膈肌不降,心肺之气受阻,心脉痹阻不通,是重要发病机制,也是从脾胃论治胸痹的重要理论基础,早期提出调理脾胃辨治胸痹四法,本书又总结归纳了健脾益气、补益心脾、温中健脾、养阴益胃、健脾行气、疏肝理脾、补益肝脾、醒脾化湿、芳香化浊、清化痰热、疏肝泄热和胃、温中祛寒、通阳散结、补益心气等调脾胃辨治心病大法。

## 第二节 调理脾胃常用治法方药

路老强调,脾胃证候纷繁复杂,有虚有实、有气有血、有寒有热、有郁有滞、有升有降、有燥有湿、有痰有瘀。临证所见,多是虚实夹杂、寒热胶结、气血同病、通调失司、升降不能、燥湿兼见、痰瘀互结等复杂动态变化的证候。本节所举调脾胃常用大法,在临证之时,路老很少单一使用,而是联合应用。在方药使用上擅用经方、古方、时方,如异功散(《小儿药证直诀》)、补中益气汤(《脾胃论》)、黄芪建中汤(《金匮要略》)、归脾汤(《正体类要》)、三仁汤(《温病条辨》)、藿朴夏苓汤(《医原》)、菖蒲郁金汤(《温病全书》)、温胆汤(《三因极一病证方论》)、小陷胸汤(《伤寒论》)、甘露消毒丹(《医效秘传》)、《金匮要略》的栝蒌薤白半夏汤、栝蒌薤白白酒汤、枳实薤白桂枝汤、理中汤等,路老喜化裁应用,杂合以治,体现方中有方,法中有法,针对不同病因病机,分清主次,两法合用,三方化裁,多法共施,层层递进,动态调整,从而发挥调理脾胃在心病和各种疑难杂病中的治疗作用(详见下篇各章的"验案举要")。

## 一、健脾益气法

健脾益气法，主要配伍运用具有补脾益气作用的药物，治疗脾胃虚弱，宗气不足证。

代表方：四君子汤(《太平惠民和剂局方》)、六君子汤(《医学正传》)、香砂六君子汤(《古今名医方论》)、补中益气汤(《脾胃论》)、小建中汤(《伤寒论》)等。

常用药：党参、人参、太子参、西洋参、五爪龙、黄芪、炒白术、茯苓、山药、炙甘草等。

适应证：脾气不足，宗气亏虚所致胸中隐痛，心悸乏力，动则尤甚，气短懒言，神疲自汗，面色㿠白，腹胀纳呆，面色萎黄，舌淡苔白或舌边有齿痕，脉沉细无力等。

## 二、补益心脾法

补益心脾法，即益气健脾、补血养心法，是配伍健脾气养心血的药物，用于脾胃虚弱，化生无力，气血乏源的心脾两虚证。

代表方：归脾汤(《济生方》)、养心汤(《证治准绳》)、八珍汤(《正体类要》)、生脉散(《医学启源》)等。

常用药：人参、党参、太子参、西洋参、黄芪、白术、茯苓、山药、丹参、当归、炒酸枣仁、龙眼肉、熟地黄、白芍、黄精、炙甘草等。

适应证：气血不足，脉道失充，胸旷失司之胸痹心痛；气血不足，心失所养之心悸。临证可见，胸中隐痛，心悸不宁，心烦不安，神疲乏力，虚烦不寐，或眠浅多梦，头晕健忘，面色无华，食少纳呆，大便干结不畅，舌淡，脉细弱无力。

## 三、温中健脾法

温中健脾法，是配伍补脾气温脾肾之阳的药物，用于中焦虚寒，甚则累及肾阳的脾肾阳虚所致全身阳气匮乏之证。

代表方:理中汤(《伤寒论》)、附子理中丸(《太平惠民和剂局方》)、四神丸(《证治准绳》)、良附丸(《良方集腋》)、四逆汤(《伤寒论》)等。

常用药:炙附子、炒白术、草豆蔻、吴茱萸、干姜、炮姜、桂枝、高良姜等。

适应证:中阳不足,或脾肾阳虚,温化失司,鼓动无力所致心中窒闷而痛,或惊悸怔忡,畏寒肢冷,面色㿠白,纳呆便溏,或五更泄泻,舌淡苔白水滑,脉迟缓。

## 四、养阴益胃法

养阴益胃法,是配伍滋养胃阴,生津液的药物,用于胃阴不足之证。

代表方:益胃汤(《温病条辨》)、沙参麦冬汤(《温病条辨》)。

常用药:北沙参、玉竹、麦冬、生地、山药、黄精、丹参、西洋参、太子参、炙甘草等。

适应证:胃阴不足,胃失濡养,不能受纳,口燥咽干,知饥不食,可有胃中灼热,胸中隐隐作痛,时休时止,神疲乏力,形体瘦弱,大便干结,或干硬如羊屎。舌淡红,或红而少苔,脉细。

## 五、健脾行气法

健脾行气法,是健脾与运脾行气药物配伍,用于脾虚兼有气滞痰湿之虚实夹杂之证,为攻补兼施之法。

代表方:异功散(《小儿药证直诀》)、六君子汤(《医学正传》)、香砂六君子汤(《古今名医方论》)、半夏白术天麻汤(《医学心悟》)、保和丸(《丹溪心法》)、枳术丸(《脾胃论》)、橘枳姜汤(《金匮要略》)、茯苓饮(《外台秘要》)等。

常用药:党参、人参、太子参、西洋参、五爪龙、黄芪、白术、茯苓、山药、黄精、砂仁、木香、枳实、厚朴、陈皮、半夏、大腹皮、苏梗、炒神曲、炒鸡内金,炒谷芽、炒麦芽、"焦三仙"、炒莱菔子、焦槟榔、炙甘草等。

适应证:食少纳呆,胃脘胀满疼痛,嗳腐吞酸,少气懒言,肢体倦怠,面色萎黄,矢气不畅,大便或秘或溏,舌胖淡,苔白厚,脉濡缓。

## 六、疏肝理脾法

疏肝理脾法,是配伍疏理肝气,健运脾气的药物,主要用于肝气不舒,克伐脾土的肝郁脾虚证。

代表方:逍遥散(《太平惠民和剂局方》)、丹栀逍遥散(《校注妇人良方》)、柴胡疏肝散(《景岳全书》)、四逆散(《伤寒论》)等。

常用药:疏肝气用柴胡、醋柴胡,白芍、当归补肝体,炒栀子、焦栀子、乌贼骨(禀春和之木气,助肝气升发)泄肝热,及香附、佛手、香橼、八月札、青皮、川芎、川楝子、白蒺藜、郁金、薄荷、凌霄花、绿萼梅、玫瑰花、旋覆花、月季花等。健运脾气用党参、人参、太子参、西洋参、五爪龙、白术、茯苓、山药、苏梗、陈皮、党参、炒白术、茯苓、炙甘草等。

适应证:急躁易怒,胸胁胀满,每因情志不畅而加重,嗳气返酸,气短叹息,口苦纳差,舌淡红苔薄白,脉弦或弦缓。

## 七、补益肝脾法

补益肝脾法,是配伍滋肝阴养肝血,健脾益气的药物,用于肝脾两虚之证。

代表方:补肝汤(《金匮翼》)。

常用药:醋柴胡、乌梅、当归、白芍、黄精、麦冬、沙参、生地、熟地、枸杞子、山药、山茱萸、鸡血藤、川楝子、太子参、党参、西洋参、五爪龙、炙黄芪、炒白术、茯苓、炙甘草。

适应证:心悸不宁,脏躁不安,神疲乏力,虚烦难寐,胁肋胀闷,或隐隐作痛,食少纳呆,大便干燥,数日一行,筋惕肉瞤,面色无华,爪甲不荣,头晕目眩,舌淡苔白,脉细弱。

## 八、温补脾肾法

温补脾肾法,是配伍温肾阳,扶脾阳,暖下焦的药物,用于脾气虚寒累及肾阳,或因肾阳不足,脾阳失温之证。

代表方:附子理中汤(《太平惠民和剂局方》)、肾气丸(《金匮要略》)、真武汤(《伤寒论》)、四神丸(《证治准绳》)、四逆汤(《伤寒论》)、七成汤(《温疫论》)等。

常用药:炮附子、肉桂、补骨脂、草豆蔻、吴茱萸、干姜、炮姜、桂枝、高良姜、小茴香、川椒、细辛、肉豆蔻、五味子等。

适应证:脾肾虚寒,阳气不温所致心悸胸痛,胸闷气短,动则更甚,神倦畏寒,四肢不温或下肢浮肿,大便溏,小便清长或夜尿频多,面色㿠白,舌淡胖,苔白滑,脉沉细迟。

## 九、醒脾化湿法

醒脾化湿法,是以健脾运脾,芳香开散的药物相配伍,用于脾被湿困,脾气受伤,呆滞不行之证。

代表方:六君子汤(《医学正传》)、香砂六君子汤(《古今名医方论》)、二陈汤(《太平惠民和剂局方》)、藿朴夏苓汤(《医原》)、三仁汤(《温病条辨》)、不换金正气散(《太平惠民和剂局方》)、茯苓杏仁甘草汤(《金匮要略》)等。

常用药:党参、炒苍术、炒白术、茯苓、法半夏、竹茹、胆南星、旋覆花、厚朴、厚朴花、枳实、杏仁、白豆蔻、炒薏苡仁、生薏苡仁、藿香梗、佩兰、陈皮、砂仁等。

适应证:胸中憋闷而痛,气短乏力,动则尤甚,脘腹痞满,纳呆少食,头目昏蒙,乏力懒言、口干不欲饮,舌苔滑或腻,脉濡缓或滑缓。

## 十、芳香化浊法

芳香化浊法,是用具有芳香开散,调中焦气机升降,运脾化湿作用的药物,用于湿阻气机,中焦气滞,胃气不降之证。

醒脾化湿法与芳香化浊法有异曲同工之妙,区别在于醒脾化湿法用于脾被湿困,运化失司为主要病因病机;芳香化浊法用于湿邪阻滞中焦,胃失和降为主要病因病机。故前者以运脾健脾,唤醒被困之脾气,后者芳香开达,化湿通浊,以和降胃气。前者需健脾益气与行气化湿之品合用;后者需芳香化湿与调气机升降之品同用。

代表方:藿朴夏苓汤(《医原》)、三仁汤(《温病条辨》)、茯苓杏仁甘草汤(《金匮要略》)、藿香正气散(《太平惠民和剂局方》)等。

常用药:炒苍术、炒白术、清半夏、法半夏、竹茹、茯苓、旋覆花、厚朴、厚朴花、枳实、杏仁、炒薏苡仁、生薏苡仁、白豆蔻、石菖蒲、郁金、藿香、藿香梗、荷梗、枇杷叶、炒谷芽、炒麦芽、焦栀子。

适应证:心中闷痛,餐后尤甚,脘痞纳呆,头目昏蒙,肢倦乏力,口干不欲饮,恶心干呕,舌苔滑或白腻,脉濡缓或滑缓。

## 十一、清化痰热,温胆宁心法

清化痰热,温胆宁心法,是以清热化痰、涤痰、利水为主,配合辛开行气的药物,用于热痰、顽痰所致的痰阻中焦,气机郁滞之证。

代表方:温胆汤(《三因极一病证方论》)、黄连温胆汤(《六因条辨》)、黄连竹茹橘皮半夏汤(《温热经纬》)、蒿芩清胆汤(《重订通俗伤寒论》)、碧玉散(《伤寒直格》)、涤痰汤(《济生方》)、菖蒲郁金汤(《温病全书》)、小陷胸汤(《伤寒论》)。

常用药:炒苍术、清半夏、姜半夏、竹茹、茯苓、旋覆花、厚朴、枳实、杏仁、薏苡仁、黄连、石菖蒲、郁金、胆南星、鲜竹沥、连翘、炒栀子、灯心草、通草、萆薢、淡竹叶。

适应证:痰热壅阻而致胸中窒闷而痛,头晕呕恶,纳呆不欲饮,口干口苦,或口黏口臭,面色晦暗或红赤,精神萎靡,大便黏滞不爽,舌红苔黄厚腻,脉弦滑。

## 十二、清利湿热法

清利湿热法,是以清热利湿,升清降浊之药配伍,治疗湿热内蕴脾胃,运化失司,清浊不分,气机升降失常之证。

代表方:《霍乱论》的连朴饮、蚕矢汤,《医效秘传》的甘露消毒丹等。

常用药:晚蚕沙、生薏苡仁、大豆卷、木瓜、半夏、栀子、黄芩、黄连、石菖蒲、淡豆豉、通草等。

适应证:证见胸脘痞闷,心腹猝痛,吐泻津伤,口渴烦躁,小便短赤,舌苔黄厚而腻,脉濡数。

## 十三、化浊解毒法

化浊解毒法,是以清化湿浊之邪、化解浊毒之邪为目的,以治疗浊毒之邪侵入机体,内舍于心所致的心病。浊毒之邪是源自人体外部的邪气,属于外邪,但其往往不同于风(温)热之邪单独从口鼻而入,亦不同于风寒之邪自皮毛而入,浊毒之邪可从口鼻,亦可由机体孔窍,包括自前后二阴而入。温热之邪与风寒之邪可于早期从表而解,但浊毒之邪有湿浊的特征,侵袭机体过程隐潜缓慢,早期不易发现,常于邪气深入在体内,毒邪发作时才被发现,因此通常的清热解毒、祛湿化浊治之惘效。路老强调,须以化浊解毒法以攻之。

代表方:仙遗粮汤(《外科正宗》)、单仙遗粮丸(《医学入门》)。

常用药:土茯苓、防风、荆芥、川芎、当归、天花粉、金银花、白蒺藜、薏苡仁、威灵仙、栀子、黄连、连翘、葛根、白芷、黄芩、甘草等。

适应证:心瘅,如梅毒性心脏病(见第二十一章心瘅)。

## 十四、疏肝泄热和胃法

疏肝泄热和胃法是以清肝热,疏肝气,泄胃热的药物配伍,用于肝经郁热,热邪犯胃的肝胃郁热证。

代表方：化肝煎(《景岳全书》)、丹栀逍遥散(《校注妇人良方》)、左金丸(《丹溪心法》)、柴胡枳桔汤(《重订通俗伤寒论》)、柴陷汤(《医学入门》)等。

常用药：柴胡、青皮、陈皮、香附、郁金、当归、白芍、生地、栀子、黄芩、丹皮、黄连、煅瓦楞粉、香橼、佛手、绿萼梅等。

适应证：胃脘及胸中灼热而痛，泛酸烧心，胃中嘈杂，胁肋苦满，烦躁易怒，口苦口干，口臭，大便干，小便黄，舌边尖红，苔黄或黄腻，脉弦数。

### 十五、温中祛寒、通阳散结法

温中祛寒、通阳散结法，是温中焦，散寒凝，开阴结的药物相配伍，用于中焦虚寒，脾气不运，水湿停聚，结为寒痰，上扰胸膈，胸阳痹阻之证。

代表方：《金匮要略》的栝蒌薤白白酒汤、栝蒌薤白半夏汤、枳实薤白桂枝汤、人参汤，《太平惠民和剂局方》的附子理中汤。

常用药：人参、白术、干姜、茯苓、半夏、桂枝、薤白、瓜蒌、枳实、厚朴、白酒。

适应证：胸痛彻背，感寒加重，腹胀纳少，喜温喜按，肢体困重，四肢不温，大便软溏，小便不利，舌淡胖，苔白滑，脉迟缓或沉缓。

## 第三节　调气机升降用药心法

调气机升降与调脾胃密切相关。《素问·六微旨大论》云"非出入，则无以生长壮老已；非升降，则无以生长化收藏。是以升降出入，无器不有"，指出升降出入是生命活动的基本形式。黄元御《素灵微蕴》谓"水宜浮而火宜沉，木宜升而金宜降，土居中皇，是为四象，转运之机"，阐释了五脏之气升降的正常规律与脾胃为气机升降之枢，执中央以运四旁的作用。故脾胃功能失常，易招致五脏六腑气机紊乱无序,而变生诸多病证。其中无论脾胃气虚、脾胃虚寒、肝热、胃热、湿阻、寒凝、气滞、阴虚、阳虚都可导致脾胃气机升降不利,或清气不升,浊气上犯的升降反作,气机运行是升降相依,循环无端,脾气不升则胃气无以降,胃气不降,脾气不能升,实为相辅相成。故用药应升降相宜,收散兼顾,气血同调,攻补兼施。中医心病有五脏六腑的气血阴阳不足,同时也有气机不畅、痰热、瘀血、寒凝、湿阻等内在实邪。大都属虚实夹杂的疾病。因此在整个辨治过程中,调畅气机必不可少,而其中中焦脾胃是关键。路老擅以中焦为核心,擅用调脾胃法使气机升降有序,开阖有度,宣肃通畅,气血相和。在气机升降中,脾宜升,而胃宜降,脾喜燥而恶湿,胃喜湿而恶燥,故调气机升降法包括升脾气、降胃气、燥脾湿、滋胃阴。

“升脾降胃”是应用具有明显“升”或“降”之特性的药物,纠正人体气机升降逆乱和脏腑失调的治法,不仅用于有脾胃失调证候者,也用于五脏气机逆乱,气机升降失常者。路老十分重视气机升降及相关药物应用。调气机升降法并非单独使用,而是与具体治疗大法合用,并在其中起到画龙点睛和“四两拨千斤”的作用。广义的气机升降法也包括,用药性相反或药物偏性有相辅相成作用的配伍组合,针对在气机升降失调病证中气血、阴阳、开阖、收散逆乱等,相辅相成的治法。恰到好处地运用升降、沉浮、开阖、走气、走血、主散、主收、擅滋、擅补之性的药物,往往体现在路老临床常用方剂中。

路老常应用的药对如:荷梗其性轻清,升脾阳;藿香梗快气和中,降胃气。麦芽主升助脾气上行而资建运;谷芽主降醒脾下气而和中。山药滋养脾阴,白术温补脾阳。白术主补,补气和中;枳实主通行气、破气、除胀满。菖蒲主开,芳香而散,开心孔、利九窍;郁金主行,其性轻清,上行入包络,下气破血。桂枝主温通,温经通络;丹参主和血,功同四物,气平而降,入心包络,破宿血,生新血。木香主气,为三焦气分之药,通行十二经,升降诸气;丹参主血,功同四物,气平而降,入心包络,破宿血,生新血。枳壳主气,破气行痰;旋覆花主血,下气行水,通血脉,为血中之气药。黄芪主气,补中益气;当归主血,养血和血,为血中之气药。桔梗主宣,开宣肺气,化痰排脓;杏仁主降,化痰平喘,下气润肠,肃肺气。半夏燥湿化痰,降逆止呕;陈皮理气降逆,开胸膈,助半夏燥湿化痰之功。代表方如:异功散(《小儿药证直诀》)、香砂六君子汤(《古今名医方论》)、枳术丸(《脾胃论》)的补与泻;菖蒲郁金汤(《温病全书》)的开与行;温胆汤(《三因极一病证方论》)的辛开与苦降;茯苓杏仁甘草汤(《金匮要略》)的气与水;八珍汤(《正体类要》)的气与血;益胃汤(《温病条辨》)的滋与行;二陈汤(《太平惠民和剂局方》)燥与行;逍遥散(《太平惠民和剂局方》)的体与用等。

调气机升降常用药物:花类多用旋覆花、玫瑰花、菊花、月季花、素馨花、金蝉花、荆芥穗、绿萼梅、凌霄花等,以清轻展气,擅治上焦;梗类药多用苏梗(主降)、荷梗(主散)、藿香梗(主降)、荆芥(主散)等,以顺调气机为主;叶类药多用枇杷叶、苏叶、荷叶、薄荷叶、桑叶、藿香叶、橘叶、大青叶等,以展气外散见长,并配伍蝉蜕、丝瓜络、橘络以通皮络,助气机通畅。

药物之药性不同,其调气机的部位也有所不同:荆芥穗、菊花、夏枯草治头、面、眼部疾患;旋覆花、玫瑰花、枇杷叶、苏叶、淡豆豉、蝉蜕、白蒺藜之作用在胸中;三七花、人参花、月季花、金蝉花、凌霄花治心疾;金银花、辛夷花、枇杷叶、薄荷开肺窍;旋覆花、藿香叶、苏叶、荷叶、荷梗、苏梗,调脾胃之气;旋覆花、玫瑰花、槐花理肝气等。

## 第四节　辨证论治,圆机活法

路老强调中医治病一定要坚持辨证论治,因人、因地、因时而治。调理脾胃也要圆机活法,同样要注意"三因制宜"进行辨证论治。中医证候是辨证的基础,证候表现是先天禀赋、地理环境、季节气候、感邪性质、饮食习惯、生活起居,及用药干预等诸多因素综合作用的结果。因此，证候具有多态、兼夹和动态演变的特性，用药不可只执一法，而应以主要矛盾为切入点，并随证候的动态变化，证变法变，是谓圆机活法。如临床常见脾气不升胃气不降，以健脾益气，滋胃阴降胃气。脾虚日久，常累及脾阳，脾阳虚衰，累及肾阳，或肾阳不足，可引起脾阳失煦，湿邪内生，以温肾健脾，温中化湿。脾胃不和，胃强脾弱，以清泄胃热，温运脾阳。脾气不足，气滞不行，以健脾行气导滞。脾虚日久，心血乏源，可见心脾两虚，以补益心脾。肝气太过，当抑肝扶土，灼伤肝血，以滋肝养血等治，皆可运用，总以临证灵活而施。

路老临证，最常用健脾与运脾、行脾气合法；运脾气与降胃气合法；运脾、醒脾与芳香化湿合法；清胃热与运脾气合法；补脾与养心血、滋肝阴合法；泄肝热与疏肝气合法；温阳行气与利水祛湿合法。又如季节，春气以升发为顺，故以疏理肝气为治，多以柴胡剂；秋气以燥为主，以降为顺，故以肃降肺气为治，多以润肺清肃之品辅之，如桑杏汤之属。同样，地理气候或湿或燥、或寒或热，饮食习惯或荤或素，生活习惯或静或动等都对证候产生影响，必须重视，先知而后立法，是谓圆机活法。

（李方洁）

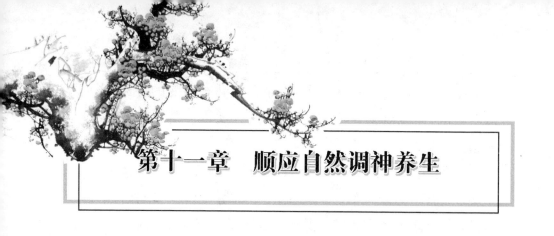

# 第十一章　顺应自然调神养生

《素问·四气调神大论》云："是故圣人不治已病治未病,不治已乱治未乱。"仲景亦言"上工治未病"。预防为主,防患于未然,这种未病先防的理念,是中医心病辨治的重要组成部分,对此路老十分重视,并身体力行,坚持不懈。

## 一、顺应自然

人秉天地之气而生,与自然界是一个不可分割的统一整体。自然界为人类生存提供必不可少的条件,与此同时,它日夜的交替,四季的更迭,都通过气候和环境对人直接或间接地施以影响。由于长期适应的结果,人体的生理和生长发育的进程,也呈现出随年、季、月、日、时更迁变化的节律。这就是中医主张"天人相应",强调养生要顺乎自然的意义。如《素问·四气调神大论》"夫四时阴阳者,万物之根本也,所以圣人春夏养阳,秋冬养阴,以从其根"。

《灵枢·岁露论》:"人与天地相参也,与日月相应也"是说自然环境是人类健康的最强影响因素,因此人类活动不应违背自然,需顺应自然而生活。

在一年中"春三月,此谓发陈,天地俱生,万物以荣,……此春气之应"(《素问·四气调神大论》),春天的气以升发为顺,人体内的阳气接收春天之气,被唤醒,逐渐向外释放。春季应"夜卧早起,广步于庭,被发缓形"早起床,将发髻人散开,在庭院里轻松散步。春天是植物开枝散叶的季节,含苞待放的花蕾有清轻展气的作用,可以代做茶饮,如白菊花、白梅花、玫瑰花,任选其一二,配上带有清香气味的佛手、香橼、薄荷等,合以枸杞、桑椹等养阴柔肝之品,就是一泡美味的春季养生茶。

"夏三月,此谓蕃秀,天地气交,万物华实……此夏气之应,养长之道也"(《素问·四气调神大论》),夏天的季节,天气下降,地气上升,天地之气相交非常充分,有利于万物繁衍。人体气机应更加宣畅,通泄自如。夏季天气炎热,户外行为不宜太过奔放,以免气机宣泄太过而伤阳。可以打太极拳、做八段锦。夏为火,属心,其色赤,其味苦。苦味能降心火,莲子心味苦,入心经,能清热解暑,清心安神,配以百合、麦冬宁心安神,少许冰糖补中益气,润肺生津代茶饮。在我国南方的苦瓜,也是一种很好的药食同源的食材,味苦,性寒,入心经,是夏季降火良品。在夏季由于天气炎热,易伤津液,喝乌梅汤是很好的选择,乌梅加冰糖,"酸甘化阴",酸味与甜味配伍,能化生津液,补足阴精。夏季天地气交,雨水频繁,多有暑气,暑多夹湿,清代吴鞠通《温病条辨》清络饮和王孟英《温热经纬》清暑益气汤,都用到的西瓜翠衣,是夏季解暑祛湿佳品,其性味甘凉,能清暑除烦,利尿祛湿,也可作为药膳菜肴在夏季食用。

"秋三月,此谓容平,天气以急,地气以明,……使肺气清,此秋气之应"(《素问·四气调神大论》),秋季果实成熟,风干物燥,秋主肺金之气,应以清肃下降为顺。与春夏之季阳气运行日益活跃上升不同,秋天的阳气则进入了下潜封藏通道。秋气以收敛下降为顺,人类的活动方式也应适当内敛安静。秋冬季可以散步、快速行走或慢跑。秋季是大自然给人类的最大恩泽,收获的水果,是天然季节养生品。如苹果、梨、柚子、石榴、橘子、芒果、葡萄等都入肺经,多酸甘,微有寒凉之性,能生津润肺,适合秋季食用。中药的麦冬、沙参、玉竹、百合,及银耳、雪梨等,都是甘淡平和,微带寒凉之性,同样润肺生津,补益肺气的是秋季养生佳品。

"冬三月,此谓闭藏,水冰地坼,无扰乎阳"(《素问·四气调神大论》),冬季水寒成冰,是生机潜伏,万物蛰藏的时节,人应该早睡晚起,要把阳气封存好,不使外泄,这是顺应冬季的气候。冬季主封藏,阳气积蓄备用,一直到来年春天。强调冬天"勿扰乎阳",像人的睡眠一样,获得足够深睡眠才能精力充沛。冬季应选择当年秋天储存下来的应季食材,包括蔬菜、水果及谷物等。如果是北方的冬季,也可仿秋季养生,选用甘淡平润的食材,以利冬季阳气的下潜封藏。冬季进补不可太过,以防肥甘辛辣温热食物,运化不及,脾胃积热,或居室燥热,扰动阳气。

人在一生中,像自然界的四季有春夏秋冬一样,有青春期、壮年期、更年期和老年期。在女性的一生中还有月经的月周期,以及成年女性孕育胎儿的不同生理阶段,都需要机体自然适应,平稳度过,以保持人体的阴阳平衡。

## 二、养心性,调心神

中国古代十分重视"养心性,顺自然",路老言,中医所讲的"神"是人体五脏精气活动的外在表现,心为"君主之官也,神明出焉"(《素问·灵兰秘典论》),因此养心性能调情志,养心神。从整体观念出发,情志活动与五脏相应,即《素问·宣明五气》所说:"五脏所藏:心藏神,肺藏魄,肝藏魂,脾藏意,肾藏志。"在《素问·阴阳应象大论》中,有心"在志为喜",肝"在志为怒",脾"在志为思",肺"在志为忧",肾"在志为恐"的对应关系。人有喜、怒、忧、思、悲、恐、惊七种情志变化,是对客观事物的反应,但七情太过,则成为致病因素,直接伤害相应脏腑,使气机紊乱,或出现功能障碍。如《素问·举痛论》谓"怒则气上,喜则气缓,悲则气消,恐则气下……惊则气乱……思则气结",就描述了异常情志导致五脏的病理反应。不同的情志伤害针对相应内脏,而一脏受伤后,可通过五行生克乘侮关系,影响到其他脏腑。综观临床情况,情志异常,首当其冲影响脾胃,抑郁情绪常导致纳呆厌食,久则气血不足,心无所滋,遂发为心病诸证;焦虑情绪常导致善饥贪食,久之脾胃受损,湿热中阻,发为"血浊"(见第二十六章),演变为胸痹。情志异常还常引发心痛、心悸、不寐、脏躁、眩晕等。故无论是调脾胃,抑或是治心病,养心性,调情志都是心病辨治中的重要部分。

调情志可通过不断增强个人的精神修养来实现。《素问·上古天真论》言"恬惔虚无,真气从之,精神内守,病安从来?""恬惔虚无"即是个人精神修养的一种境界,只有这样,才能"外不劳形于事,内无思想之患,以恬愉为务,以自得为功,形体不敝,精神不散,亦可以百数"(《素问·上古天真论》),健康长寿。

### 三、饮食劳逸

"民以食为天""病从口入""有胃气则生,无胃气则死",这些耳熟能详的俗语和中医术语揭示了科学饮食的重要性。

"病从口入"这句话,不同时代有不同意义。在物质生活匮乏的年代,多指食用不洁之物造成疾病;而现代主要是指过食膏粱厚味所导致的"富态病"。物质生活匮乏时,人们只求温饱,因此在潜意识里有崇尚食物,喜欢饱餐的情结。但任何事都有过犹不及之虞,现代研究表明,人体对能量的需求是有限度的,如进食过多产能过盛,超过机体活动之需,则转化为脂肪储存于体内,遂使肥胖。餐桌上的膏粱厚味之品,多属高脂肪饮食,过食肥甘,脂肪堆积,成为痰湿之邪,充斥脉道,遂使血浊,血流不畅,目受血不足而视物模糊,耳受血不足而蝉鸣重听,脑受血不足则思维迟钝且健忘,心受血不足则诱发胸痹、心悸、失眠、健忘、脏躁等诸多心病。

另外,现代人的"电脑生活方式",打乱了人类顺应自然"日出而做,日落而息"的起居作息规律。常常是"废寝忘食",常常是"饥饱无度"。对于脾胃来说,时而"供不应求",时而"供大于求",失去应有的平衡。其最大弊端是打乱了脾胃固有的生理节律,使其功能紊乱,同时额外增加脾胃的负担,使其"时而超负荷运行"。所以饥饱无度是致伤脾胃的要因之一。脾胃一伤,不仅水湿运化不利,水谷难以化为精微,而出现脾虚饮食不化,阻于中焦,留而为湿,郁久成痰,湿从热化为湿热,湿热最易上攻于头而扰神明,出现各种神志症状,如系痰热,则烦而难眠,如痰湿盛,则精神委顿,健忘、多寐等。

在现代生活和工作方式下,涌现出大批"伏案族",长期伏案损伤督脉。督脉行于人体背部正中,与手足六阳经交会于大椎,主人体一身之阳气,调节阳经气血,是阳脉之总督,为"阳脉之海"。督脉上行入颅络脑,下行分支属肾,交通心肾,充养髓海而益智。若督脉不利,则阳经气血逆乱,阳气不展。临证表现伴随颈项强直、背脊僵硬、腰酸肢软,又见头重如裹、困倦乏力、头蒙多寐、四肢酸懒等清阳不升浊阴不降,湿气壅滞,气机不畅的证候。

随着自动化、智能化时代的到来,越来越多的人远离体力劳动,从事脑力劳动。在大脑得到充分锻炼的同时,四肢肌肉,骨骼关节却缺少了活动,长此以往,患上"久坐综合症""电视综合症""电脑综合症",甚至"日夜颠倒综合症",出现身体肥胖、便秘、痔疮、颈椎病等。中医讲"久坐伤肉、久卧伤气、久立伤骨",生命在于运动,无论是人体脏腑功能,还是四肢百骸,都是用进废退。适当的劳作能调动人体的阳气,使之"用进",而过分的安逸则使之"废退",正所谓"劳逸适度"。

### 四、预防"空调肺""冰箱胃"

人生活在自然中,与自然界形成统一的整体。人类祖先开始即不断进化,适应外界环境中风、寒、暑、湿、燥、火六气的不断轮回,适应春生、夏长、秋收、冬藏的四季变化,调节机体内部脏腑、气血、阴阳,保持机体对自然界六气的适度"感应"和利用,维持各种生理功能的平衡。为了维持这种平衡,在炎热的夏季机体有出汗以散体热,平衡体温的功能;在寒冷的冬天,机体有收缩毛孔以保持体温的功能。人类在不同的季节,食用不同的应季谷物和蔬菜水果,适合脾胃在不同季节中的不同生理状态。现代人类发明了空调和冰箱这些生活"必需品",对人体的自我调节能力产生冲击。

空调和冰箱的出现,在给人类带来身心愉悦舒适的同时,也悄无声息地削弱了人体适应自然的能力,对健康带来危害。炎热的夏季人体不必出汗散热,而是用空调保持体温,应热反寒的环境,使毛孔收缩,开阖不利,卫气不行,肺气郁闭,"空调感冒"呈现多发态势。其与夏季的风热感冒不同,而是"寒湿感冒",缠绵难愈。由于冰箱的出现,在夏季可以吃到尤如冬季一样冰冷的食物,出现食欲不振,脘腹胀满,纳呆恶心,倦怠乏力,精神萎靡,体重增加,头晕困倦,头重如裹等,此为寒邪直中脾胃,脾被寒湿所困,脾阳受损,健运失司的病证。由于脾气不升,水谷不能化生精微,潴于中焦,成湿成痰,久而久之,阻于脉道,心血不行,招致心病。

总之,自然和环境是影响人类健康的重要因素之一。很多年来,人类忽视了这一点,而是更热衷于能从自然界索取到什么,如何按人类的需要去改变自然,而忽视了人类是自然之子,人的生命进程要跟上和适应自然变化的节奏。因此养生防病的理念也要站在同样的高度,无论是用行为意识调整身心,还是饮食有节,劳逸适度,目的都是让生命的节律顺应自然的变化,以维持机体的阴阳平衡,保持健康状态。

## 五、医者仁心

路老强调,情绪疾病的受害者,首当其冲是脾胃,是谓肝气克伐脾土,因此十分重视对病患的心理治疗。他认为"医者仁心",其中的"仁"字,不仅言医者要有责任心和对患者高度的同情心,也包含医者要用恰当的方法技巧与患者沟通交流,以"移精变气",或获取更多辨证论治所需的四诊信息,以提高疗效。《灵枢·师传》说"人之情,莫不恶死而乐生,告之以其败,语之以其善,导之以其所便,开之以其所苦",指出医者要态度诚恳,有同情心和耐心,要了解其病的证结之所在,以患者易于接受的语言,顺其情志晓以利害,打开其郁结之心扉,使其抑郁得解,精神负担得以冰释,恢复其正常之生理状态,从而达到治病之目的。对于情志病之治,除用针药调整其脏腑虚实,补偏救弊,以平为期外,语言沟通甚为重要。朱丹溪谓:"因七情而起之病,宜以人事利之,非药石所能疗也。"

路老在诊病时,尤重视以下几点:

1. 态度诚恳　这在问诊中非常重要,特别在初诊时,是获得患者合作的关键,应本"为治之道,顺而三矣"的原则,充分理解和同情患者疾苦,以急其所急之态度询问其病史,语言亲切自然,不可予以戏言,只有充分取得患者信赖,方可获得真实材料。

2. 重视诱因　要想抓住疾病的本质,首先要搞清楚其发病原因,"必伏其所主,而先其所因"。路老曾治一男性青年患者,从事文书工作,学习刻苦,平素精神紧张,夜来恶梦纷纭,致记忆力逐渐下降,胆怯易惊,心情恐惧,常常头晕头痛,精神恍惚不安,逐渐加重,经投养血柔肝,补心宁神之剂不效,后细问其得病始末,方知年幼时曾受蛇惊吓,此后常梦见蛇,而时惊醒,每遇工作紧张和情绪波动则发病或加重。恐则伤肾,惊则气乱,心无所倚,神失所养,魂魄不藏,而致诸症,故以"杯弓蛇影"之寓言开导,解除其思想顾虑,另以补肾益精,养心安神之剂与之,月余而安。

3. 授之以法　根据患者具体状况,教授简单易行的锻炼方法,对于精神不易集中,多思善虑的患者尤为适宜。曾接诊一男性患者,体丰形壮,因生气后血压升高,情绪波动较大,难以控制,经常头晕头胀,面色浮红,脉弦劲而急,毫无缓和之象。除以平肝潜阳、重镇息风之剂外,授其每日早晚按时练功:双足与两肩平宽,呈半蹲式,背靠墙壁或桌椅,两手平举,成弓形,两眼自然闭合,微露一线之光,舌抵上腭,排除杂念,意守丹田,缓慢呼吸,每次练功5~10分钟,冀其移精转气,注意力集中,使气血下降,促进病愈。经过一段时间治疗和锻炼,诸证若失。

4. 知其禀性　《素问·经脉别论》:"诊病之道,观人勇怯、骨肉皮肤,能知其情,以为诊法也。"只有了解患者的气质和性格,才能根据不同的类型采取不同方式的沟通及药物治疗。对性情开朗者可开门见山地进行诱导,对性格抑郁内向型患者,则应持稳重态度,说话婉转,讲究语言技巧,避免引起患者不快而影响治疗。扁鹊有"病不许治者,病必不治,治之无功矣"的体验。作为一个医生,除用针药辨治外,更宜会与患者沟通交流,既能治病,亦要治人,始为良医。

(李方洁)

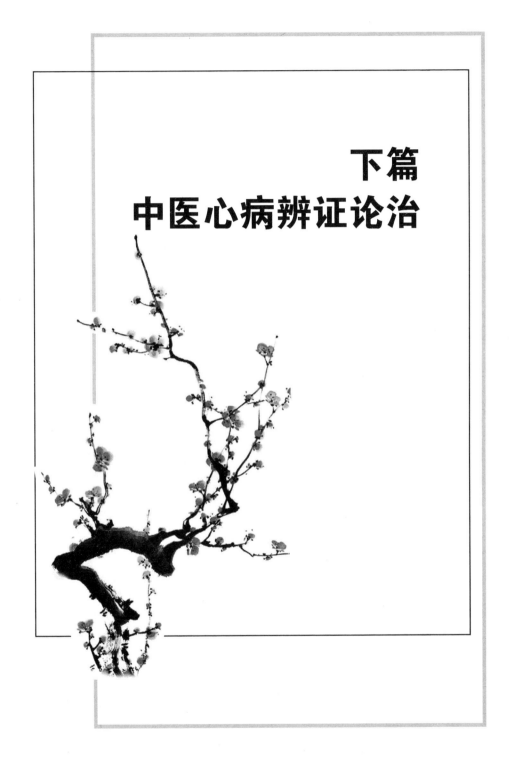

下篇
中医心病辨证论治

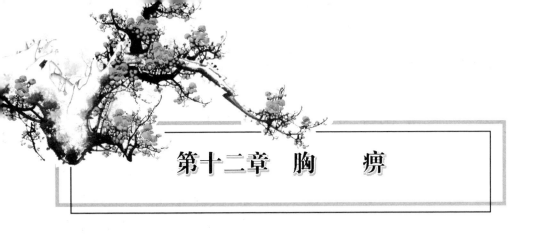

# 第十二章 胸 痹

胸痹，是指以胸部闷痛，甚则胸痛彻背，喘息不得卧为主症的一种病证。轻者仅感胸闷如窒，呼吸欠畅，重者则有胸痛，严重者心痛彻背，背痛彻心。胸痹之名，首见《灵枢·本脏》："肺大则多饮，善病胸痹、喉痹、逆气。"仲景在《金匮要略·胸痹心痛短气病脉证治》中，明确把胸痹作为一种独立的疾病，并指出其病机为"阳微阴弦，即胸痹而痛，所以然者，责其极虚也。今阳虚知在上焦，所以胸痹、心痛者，以其阴弦故也"。仲景以"阳微阴弦"概括胸痹本虚标实的病机特点，并首创"薤白系列方"与人参汤之属，流传至今，应用不衰。

## 一、临证传薪

### （一）病因病机

路老认为，仲景以栝蒌薤白白酒汤、栝蒌薤白半夏汤、枳实薤白桂枝汤、人参汤、茯苓杏仁甘草汤、橘枳姜汤辨治不同证候的胸痹心痛，不仅是临床胸痹治疗之基础，亦开调理脾胃辨治胸痹之先河。

东汉时期，百姓耕种稼穑，物力维艰，民生贫苦，仲景根据当时证候特点，临床多用温中散寒，温阳化饮之剂。而现代临床中，由于人们的生活方式、饮食结构以及社会环境发生变化，传统的外感六淫等邪气对人体的致病作用逐渐减少，雾霾、工业废水、汽车尾气等成为新的外感致病因素,而与之相应的内伤致病因素则明显增多,如过食肥甘,嗜食厚味,导致聚湿成痰,积痰生热;贪凉饮冷,以(啤)酒为浆,导致脾阳被困,气机受阻;情志过极,思虑烦忧,导致肝气犯脾、心神耗伤;劳逸过度,曲运神机,导致形神相离,精不内守。这些现代生活方式导致的内伤致病因素,使胸痹的临床病因病机复杂多变:病机深层有虚、实、寒、热之分,在气、在血之异,病机表层又有胸阳不振、痰瘀互结、心血瘀阻等征象,然路老指出,脾胃功能失常,纳化失司,湿浊内生,邪气痹阻,是胸痹最主要的病因病机。

1. 寒暑伤心,湿滞心脉　六淫之寒邪、暑邪、湿邪均与胸痹关系密切。《素问·调经论》云:"血气者,喜温而恶寒,寒则泣不能流,温则消而去之。"气血两虚,感受外寒,伤及心脉,可令胸阳不展,血行痹阻而发胸痹。酷暑炎热,耗伤心气,亦可引起胸痹心痛。外感湿邪,易于困厄脾阳,阻滞气机,导致血行滞涩,又外湿常与内湿合邪同化,黏滞重着,极易导致湿瘀互结,痰瘀胶结,痹阻心脉,发生胸痹。这也是胸痹多在寒冷冬季,以及暑湿节气中发生的重要原因。

2. 饮食不节,痰湿瘀阻　《素问·痹论》"饮食自倍,肠胃乃伤",说明饮食失节是造成内伤脾胃的最主要原因。现代生活中人们过食肥甘厚腻之品,或嗜食辛辣,或贪凉饮冷,或饮酒无度,皆造成脾胃受损。脾胃损伤,运化失常,则生湿、蕴热、化痰。湿与热合,痰与瘀结,进一步阻滞气机,影响脾胃升降而变生胸痹。

3. 情志失调,思结脾伤　现代社会经济发展迅速,竞争激烈,工作压力大,许多人夜以继日地思考。久则思虑伤脾,造成气机郁结,则水谷不能正常运化,脾不升清,胃不降浊,以致积滞中阻,气机不畅,变生胸痹;人们生活、工作压力大,而产生焦虑、郁怒、悲伤等情绪,致使心肝气郁,日久则血脉不畅,亦致生胸痹。

4. 劳逸太过,耗伤气血 现代社会,人们常常劳逸太过,多表现脑力方面过劳,而体力方面又太过安逸的心身失调。脑力过用,则心血暗耗,气虚血少,不能濡养心脉,而生胸痹。身体太过安逸,则人体阳气不展,中焦阳虚,不能运化,遂使水谷化为水湿,凝为血浊,阻塞脉道,发为胸痹。

5. 禀赋不足,年老体弱 或先天禀赋不足,或人过中年,阴气自半,进入老年,阳气虚衰,气虚运血无力,血行涩滞,心脉失养,或心脉痹阻,遂发胸痹。

综上所述,胸痹的病因病机,多从饮食、情志开始。于脾胃受伤、湿痰积滞、气血不足、肝肾不足中变化,逐渐演变为痰阻中焦,气机升降不能,痰阻脉道,气滞血凝,进而痰瘀互结,胶结难化,心脉痹阻不通,发为胸痹。

### (二) 病位

路老认为,胸痹是因胸中气机不畅,导致心脉痹阻不通的病证。不通则痛,胸痹病位在心,但不止于心。人体是有机的整体,各脏腑之间有着密切的联系,在生理上相互生克制约,病理上互相乘侮影响。故心、肝、脾、肺、肾的气血阴阳不足,或气机失调均可累及心,而致心血不足,心脉失养,脉道空虚,因不荣而痛;或气滞不行,而致血瘀;或寒凝收引,脉络挛急,痹阻不通;或痰湿阻滞,血行艰涩,均可导致脉道不通发胸痹。

### (三) 辨证论治

路老推崇脾胃学说,认为在五脏中,脾胃与心的关系最为密切,心者职司血脉,官位君主,有主持和调节人体全身血液供应的重要作用,心需要营血的滋养,以发挥其正常功能,而营血由脾胃化生而来。脾胃经脉与心之经脉直接相连,脾之支脉注心中,胃之大络出于左乳下,"足阳明之正,上至髀,入于腹里,属胃,散之脾,上通于心,上循咽,出于口……足太阴之正,上至髀,合于阳明,与别俱行,上结于咽,贯舌中"(《灵枢·经别》)。脾胃转输水谷精微,化生气血,升清降浊,脾胃健,则心之气血充盛,心火下交,肾水上升,平和调顺。脾胃与心的联系是全方位的,故脾胃失调可影响心脏,导致心的病变。而脾胃为人体气机升降之枢,执中央以运四旁,若脾胃气机升降调畅,位于胸与腹之间的横膈膜升降就正常,若脾胃失常,则横膈不降,胸中之气壅塞不舒。因此,在辨治胸痹过程中,十分注重调理脾胃气机升降法的运用,提倡将调理脾胃作为辨治胸痹的治疗大法之一。

1. 心血瘀阻,心脉滞涩　常为胸痹将到重症阶段,欲发为真心痛之时。多为气虚、血虚、寒凝、瘀血或痰瘀互结兼而有之。多见心胸闷痛或刺痛,或绞痛,痛处固定,或痛引肩背,气短乏力,不足以息,胸中憋闷如窒,舌质紫滞,有瘀斑,脉涩或结代。治宜活血通脉。常用血府逐瘀汤(《医林改错》)、复元活血汤(《医学发明》)、丹参饮(《时方歌括》)、桃红四物汤(《医宗金鉴》)、桃仁承气汤(《温病条辨》)等。药用桃仁、红花、赤芍、丹参、川芎、桔梗、蒲黄、三七、醋元胡、地龙、全蝎、鸡血藤、薤白、制附子、桂枝、干姜、细辛、鹿含草、荜茇、人参、党参、太子参、黄芪、五爪龙、柴胡、枳实、枳壳、厚朴、石菖蒲、郁金、佛手、降香、砂仁等。根据气虚、血虚、阳虚、阴虚、血瘀、寒凝、痰阻的孰多孰少,或大补元气、温通心阳,或化瘀通脉治其标,或补血养阴扶其正。必要时配合丹参滴丸(现代中成药)、速效救心丸(现代中成药)、冠心苏合丸(现代中成药)舌下急服。总之根据辨证侧重选方择药,急治之。

2. 脾胃不足,郁滞心胸　多见心胸胀闷,隐痛阵发,动则尤甚,兼有心悸气短,腹胀纳少,食后更甚,肢体倦怠,神疲乏力,少气懒言,舌苔淡白,脉细弱或见结代。治宜调理脾胃,健运中气。常用六君子汤(《医学正传》)、香砂六君子汤(《古今名医方论》)、补中益气汤(《脾胃论》)等合丹参饮(《时方歌括》)。药用党参、人参、炒白术、茯苓、陈皮、砂仁、广木香、炒枳实、桂枝、白芍、丹参、炙甘草等。如心神失养,出现心悸怔忡,失眠多梦,易惊善恐者,加紫石英、浮小麦、缬草、炙甘草、炒酸枣仁、琥珀粉等;如兼有瘀血阻络,见舌有瘀斑者,加红花、赤芍、川芎等;如兼见清阳不升,头目昏蒙者,加葛根、白芷等。

3. 湿浊痹阻,胸阳不展　多见胸闷重而心痛微,痰多气短,肢体沉重,遇阴雨天易发作或加重,伴有倦怠乏力,口黏不欲饮,纳呆便溏,舌体胖大,边有齿痕,苔白腻,脉濡滑。治以醒脾化湿。用藿朴夏苓汤(《医原》)、三仁汤(《温病条辨》)、茯苓杏仁甘草汤(《金匮要略》)加减化裁。药用藿香、藿香梗、厚朴、半夏、茯苓、枳壳、枳实、石菖蒲、杏仁、薏苡仁、白蔻仁、黄连、六一散(《黄帝素问宣明论方》)等。如口干黏苦,苔黄腻,脉濡数,湿热明显者,加茵陈、黄芩、滑石;如寒湿明显,腹冷便溏,苔腻,脉濡缓者,加干姜、苍术、炒薏苡仁;兼有瘀血,刺痛时作,舌有瘀点者,加红花、丹参、檀香。

4. 痰热内蕴,邪阻气机　多见胸部窒闷而痛,或胸痛彻背,兼见胸满咳喘、心下痛闷、头晕,恶心欲呕、肢体沉困酸楚,伴心烦不寐,口干口苦,大便干结,舌红,苔黄腻,脉滑数。治宜温(清)胆涤痰。方用黄连温胆汤(《六因条辨》)、小陷胸汤(《伤寒论》)加减。常用姜半夏、陈皮、茯苓、石菖蒲、郁金、瓜蒌皮、枳实、黄连、竹茹、旋覆花、炙甘草等。若口干口苦,心烦易怒,舌苔黄腻,痰热较甚者,加枇杷叶、黛蛤散(《卫生鸿宝》);大便秘结,属痰热者,加桑白皮、黄芩、胆南星;属痰湿者,加炙酥皂角子、地骷髅。

5. 痰瘀互结,心脉郁滞　多见胸部刺痛,劳后尤甚,入夜明显,肌肤甲错,唇舌紫黯,脉沉涩。治宜活血化瘀,通络止痛。血瘀轻证用丹参饮(《时方歌括》)加味,重证用血府逐瘀汤(《医林改错》)化裁。常用当归、川芎、赤芍、丹参、桃仁、红花、川牛膝、柴胡、枳实、砂仁、木香等。如胸痛甚,加降香、郁金、醋元胡等。

6. 心脾两虚,心脉失养　多见心胸隐痛而闷,每因劳累而发,伴心悸怔忡,气短乏力,头晕目眩,失眠多梦,健忘,纳呆倦怠,大便溏泄,唇甲色淡,舌淡胖嫩,边有齿痕,脉沉细或结代。治宜补益心脾、养血安神。方用归脾汤(《正体类要》)加减。常用炙黄芪、当归、白芍、龙眼肉、炒酸枣仁、黄精、人参、党参、西洋参、太子参、白术、麦冬、五味子、茯苓、枳壳、生姜、大枣等。如瘀血证较明显,胸部刺痛,舌有瘀点,脉沉涩者,加蒲黄、五灵脂;如阴血俱虚,症见口干、盗汗、夜间烦热者,加白薇、淮小麦、生龙骨、生牡蛎。

7. 中阳不足,寒凝心脉 多见胸部猝然疼痛,其痛如绞,兼见形寒肢冷,心悸气短,脘冷腹凉,大便稀溏,小便清长,舌淡黯苔白,脉沉迟。治宜温阳理中。方用附子理中汤(《太平惠民和剂局方》)加味,亦可根据辨证,用仲景栝蒌薤白白酒汤(《金匮要略》)、栝蒌薤白半夏汤(《金匮要略》)、枳实薤白桂枝汤(《金匮要略》)、人参汤(《金匮要略》)、茯苓杏仁甘草汤(《金匮要略》)、橘枳姜汤(《金匮要略》)加减。常用炙附子、干姜、薤白、瓜蒌皮、桂枝、党参、白术、桂枝、半夏、高良姜、郁金、当归尾、茯苓、炙甘草。如心悸气短,喘息时作,冷汗自出,阳气欲脱,加红参、五味子、生龙骨、生牡蛎;如脉结代,舌色淡,舌体胖嫩,少苔,属阴阳两虚者,合用龟鹿二仙胶(《医便》)。

8. 气阴两虚,阴不敛阳 多见心胸隐痛,绵绵不休,或时休时止,头晕眼花,心悸不宁,神疲乏力,形体瘦弱,失眠健忘,大便干结,或燥如羊屎,舌红而少苔,脉细弱,或结代。治宜益气养阴,育养心神。方用生脉散(《医学启源》)、益胃汤(《温病条辨》)、沙参麦冬汤(《温病条辨》)、竹叶石膏汤(《伤寒论》)等加减化裁。常用北沙参、玉竹、麦冬、石斛、生地、熟地、山药、黄精、丹参、西洋参、五味子、炙甘草、灵磁石等。

## 二、验案举要

### 案1 营卫不和,痰湿阻滞

曹某,女,46岁。主因"夜间阵发性胸部不适6个月余"于

2006 年 12 月 13 日初诊。患者半年前无明显诱因出现夜间 10 点至凌晨 2 点发生胸部不适，似闷非闷，似痛非痛，伴后背疼痛，且血压升高。曾于 2006 年 9 月于当地医院诊断为：心肌缺血，早搏，浅表性胃炎。经对症处理未见明显好转，故来求诊。刻下症：胸部不适，背部出汗，怕冷易惊，心烦急躁，偶有胃中嘈杂，食少纳呆，睡眠欠佳，二便调畅。舌质红，体稍胖，苔薄黄腻，脉细弦小数。血压：180/100mmHg。诊断：胸痹。证属痰湿内扰，胆胃失和。治以健脾化痰，温胆和胃。处方：太子参 15g，麦冬 10g，黄精 12g，桂枝 8g，赤芍 12g，白芍 12g，竹茹 12g，姜半夏 10g，茯苓 20g，郁金 10g，天竺黄 6g，胆南星 8g，炒枳实 15g，生麦芽 20g，生谷芽 20g，茵陈 10g，生姜 1 片，大枣 2 个，炙甘草 6g。14 剂，水煎服，每日 1 剂，早晚温服。

二诊：患者自述病情好转，但因劳累，病情时有反复。现患者心慌汗出，脘腹欠温，餐后和排便前脘腹不适，呃逆连连，余无明显不适。舌体胖大，舌质瘀紫，夹有瘀斑，边有齿痕，苔薄黄，脉沉弦滑。血压 180/95mmHg。此为肝脾不调，胆胃失和。治以调和肝脾，温胆和胃。处方：太子参 15g，柴胡 12g，郁金 10g，炒白术 15g，茯苓 20g，厚朴 12g，炒薏苡仁 20g，炒白芍 12g，黄连 5g，娑罗子 10g，香附 9g，炮姜 6g，车前子（包煎）15g，炙甘草 6g。14 剂，水煎服，每日 1 剂，早晚温服。后以调理枢机法治疗两个月，诸症消失。

**按语：**人体枢机有二，即"半上半下""半表半里"。"半上半下"者，脾胃也，具有运化精微，调畅气机之功能。"半表半里"者，胆也，若枢机通畅，则上下交通，内外调和。若枢机不畅，当升者不升，当降者不降，气机阻滞，则生痞闷不舒，唯有和解一法，调畅气机，使其升降复常，才可起到很好的治疗效果。本案患者以"夜间阵发性胸部不适"为主诉，伴背部易出汗，怕冷，舌体胖等症，知其脾阳虚。夜晚乃阴气当值，现脾阳虚弱，运化无权，湿浊内扰，故见胸部不适。更使胆失宁谧，出现心烦失眠、易惊等症。胆胃失和、胃气不降，而致呃逆、胃中嘈杂。本案主要病机为痰湿内扰，胆失宁谧，胆胃失和。故健运中焦为首务，其次者除痰热，复胆之宁谧。以温中补虚之小建中汤，意在温补中气，健运脾胃。更以温胆汤，温（清）胆和胃。郁金、天竺黄、胆南星，加强化痰解郁之力。二诊时患者病情好转，但仍有脘腹欠温，便不成形，说明仍有脾虚之象。呃逆、餐后腹胀，提示胃气失和。舌质瘀紫，脉弦滑，提示当有湿浊内阻，气机不畅。虽诸症纷繁，然其要点为肝脾不调，胆胃失和，气机不畅而致。治宜调和肝脾，温胆和胃，畅达气机。故用四君子汤补脾气之虚，四逆散调和肝脾，用娑罗子、厚朴和胃降逆。

**案2　心脾两虚，虚热上扰**

李某，女，50岁。主因"间断性胸闷胸痛2年，加重5天"来诊。患者近两年来，渐感左胸不适，经西医诊断为冠心病，然未予规范治疗。五天前，患者因操劳过度，情志不畅而突感左胸刺痛难忍，头晕气短，恶心欲呕，力不能支而摔倒在地，经急救脱险。此后胸痛日发4~5次，持续时间长短不一，虽用多种西药治疗，仍胸痛难忍，故来门诊。刻下症：心痛阵作，胸闷气短，口干纳呆，心烦易怒，大便干结。舌尖红，体胖大，有齿痕，中间有裂纹，无苔，脉细数。心电图示：Ⅱ、Ⅲ、avF、$V_4$~$V_6$导联，明显ST-T改变。诊断：胸痹。心脾两虚，虚热上扰证。治以扶脾益心，清退虚热。处方：太子参12g，生黄芪15g，桂枝1.5g，丹参15g，黄精10g，天冬12g，麦冬12g，淮小麦10g，炒柏子仁12g，生龙骨、生牡蛎（先煎）各30g，石菖蒲10g，郁金10g，生首乌10g，生谷芽、生麦芽各15g，炒枳实10g。14剂，水煎服，每日1剂，早晚温服。

二诊：患者诉，4剂后胸痛发作明显减轻，药剂服尽，症状基本消失。查心电图：$V_4$~$V_6$导联已恢复正常，其余导联明显改善。守方继进，以资巩固。

**按语：**本案为素体脾虚，运化无力，气弱血少，心脉失充之胸痹。

病久气阴两伤,虚火上扰,则心烦易怒、舌红无苔而脉细数;脾胃两虚,升降失司,津不上承,则口干纳差,大便干结。方用太子参、生黄芪健脾益气;黄精、天冬、麦冬、柏子仁、淮小麦、生牡蛎养阴生津,安神宁心;菖蒲、郁金开郁宣痹;谷麦芽、枳实、生首乌理气消导,润降通便,以助脾运。除此之外,应注意久病入络,不通则痛,丹参与少量桂枝合用,取其通阳和络之意。诸药合用,既有补脾益心之功,又有养阴清热,通络止痛之效。

### 案3 胸胃失和,浊阴上逆

肖某,女,69岁。主因"胸闷,胸痛伴心悸半年"来诊。患者半年前无明显诱因出现胸闷,胸痛伴心悸,头晕,每于餐后加重,未予重视及治疗,近来症情逐渐加重,故来求诊。刻下症:胸闷,胸痛,时伴心悸头晕,食后尤甚,纳呆嗳气,口苦口干而不欲饮,舌黯,苔微黄腻,脉弦缓。诊断:胸痹。为胃失和降,浊气内生,上蒙心窍。治以运脾和胃,化浊降逆。处方:藿香梗、荷梗(后下)各9g,清半夏10g,茯苓15g,竹茹12g,炒枳实12g,香橼9g,莲子心6g,太子参10g,炒白术10g,炒谷芽、炒麦芽各15g,炙甘草6g。14剂,水煎服,每日1剂,早晚温服。

二诊:患者服14剂后诸症消失,告愈。

**按语:**本例患者胃失和降,浊气上逆,故胸闷心悸与嗳气纳呆同见,并于食后加重;浊气内生,郁久化热,而见舌苔黄腻,口苦口干,药用藿香梗、荷梗、清半夏、茯苓运脾和胃以化湿;竹茹清热化浊;枳实、香橼与谷芽、麦芽合用,理气消导,引浊气下行;莲子心一味清心安神,使心悸得平;虑其年事已高,脾气自虚,故加入太子参、炒白术益气健脾,培补后天,以未病先防。

### 案4 胆胃失和,痰热蕴结

杨某,男,35岁。主因"劳累后左胸闷痛1年余"来诊。患者一年前劳累后出现左胸闷痛,心电图诊断为"冠状动脉供血不足",后经多方调治,鲜有疗效,故来求诊。刻下症:胸闷胸痛,乏力气短,心情烦躁,口黏口苦,不欲饮水,平素嗜食肥甘,纳呆泛恶,形体丰腴,语声重浊,面色晦暗,下颌散在痤疮,左脚疼痛,夜寐多梦,便干溲赤。舌质黯红乏津,苔黄厚腻,脉沉细涩。诊断:胸痹。为胆胃失和,痰热蕴结。治以清热涤痰,和胃降逆。处方:竹茹12g,茵陈12g,清半夏10g,茯苓15g,石菖蒲12g,郁金10g,炒杏仁10g,生薏苡仁20g,忍冬藤15g,赤芍10g,旋覆花(包煎)9g,炒枳壳10g,炙甘草3g。7剂,水煎服,每日1剂,早晚温服。茶饮处方:淮小麦30g,绿豆15g,赤小豆15g,荷叶6g,六一散5g,枳椇子12g。7剂,2日1剂,水煎代茶频饮。

后期随诊,以初诊两方为基础,随证增损,经治三月,诸症渐杳,复查心电图正常,追访半年无复发。

**按语:**本案患者既害于饮食烟酒,又伤于情志过极,积热在中,妨碍气机升降而发病。方以竹茹、茵陈清胆除热以化浊;清半夏、茯苓、薏苡仁健脾化痰;辅以菖蒲、郁金、枳壳豁痰开窍,清心安神,行气流湿;佐杏仁、旋覆花降逆和络,忍冬藤、赤芍以活血通络;甘草、枳椇子调合诸药并解酒毒。诸药合用,共奏清胆和胃、祛痰除热之功。

### 案5 痰热中阻,上扰心肺

朱某,男,56岁。主因"左胸憋闷疼痛,伴头晕心悸1年余"来诊。患者1年前无明显诱因出现左胸憋闷疼痛伴头晕心悸,症状时轻时重,虽屡造医门,然病情未减,反有倾颓加重之势,故急来求诊。刻下症:患者左胸憋闷疼痛伴头晕、心悸,遇劳加重,素嗜烟酒,胃纳甚佳,口干喜饮,咳吐白痰,形体丰腴,面色红润,舌黯有瘀斑,苔黄白相间而润,脉轻按细涩,重按沉弦。心电图示:心肌缺血,心电轴-27°。诊断:胸痹。辨证:痰热中阻,上扰心肺。治宜清热涤痰,和胃降逆。处方:全瓜蒌15g,黄连3g,清半夏10g,石菖蒲10g,郁金10g,竹茹12g,旋覆花(包煎)12g,丹参15g,厚朴花10g,炒谷芽、炒麦芽各15g,炒枳壳10g,炙甘草3g。14剂,水煎服,每日1剂,早晚温服。后守上方,略事加减,共服28剂,胸痛尽除,余证得蠲,心电图大致正常。

**按语**:由案4、案5可以看出,二者均害于饮食烟酒,病机均为痰热内生,但案4偏于中焦,投以温胆汤加减,案5有痰热上扰,而见咳痰,故方以小陷胸汤为主,另案5尚舌晦暗有瘀斑,佐以丹参养血和血,其余治法两案略同。在治疗处方中两案最重要的共同点就是方中几乎无一补益药物。

### 三、综括拾遗

胸痹是现代中医一个独立的病名,也是一组特定的临床症状,冠心病为当代多发心脏疾病,在初期以“胸痹”为主要临床表现者居多,故临床常以胸痹论治。路老认为,胸痹不等同于冠心病,不应对号入座,在西医多种疾病的不同阶段,均可见到本病表现,故不应将胸痹囿圄于某个或某几个西医疾病范畴,而应以证为据,凡符合胸痹病因病机和临证表现者,均可按胸痹辨证论治。

胸痹以“阴乘阳位,胸中气机不畅”为主要病机,表现胸中窒闷或闷痛,病在“气分”,在“脉道之外”。如出现胸痛彻背、背痛彻胸,则是脉道瘀阻,不通则痛,病在“血分”,是谓真心痛。真心痛为“标急”之证,辨治重在通脉止痛、活血化瘀,而胸痹以气机不畅为主,多与气虚血少、痰湿阻滞、气机升降失常有关,而这些又多责之于脾和饮食水谷代谢异常。故路老尤为重视脾胃与胸痹发病的关系,重视调理脾胃法在胸痹治疗中的运用,并将此法作为治本之法。

路老认为,辨治胸痹应注意脾胃功能失常是本,湿、浊、痰、瘀、热等邪气痹阻不通是标,标本兼治,尤其针对胸痹初期湿浊痹阻之时,应加强治疗,防其演变为痰瘀互结的后期病变,体现中医学“治未病”的思想。对湿滞心脉之胸痹,常以宣、化、燥、渗四字统之,即开宣上焦,调畅气机,芳化中焦,燥脾祛湿,渗利下焦,导邪外出。用药贵在轻灵活泼,恰中病机,四两拨千斤,故所遣之药,宜补而不滞,滋而不腻,中病即止,或清热燥湿,或醒脾开胃,或理脾化痰,应注重药物的升降润燥之性,使脾升胃降,从而使脾胃健运,气血调和,而无胸痹之虞。

调理脾胃治疗胸痹,不仅要着眼心之本脏,也要重视心与脏腑经络之间的关系,重视心脾同治、心胃同治、心肾同治、心肝同治、心肺同治,及心胆同治。本书中真心痛、心痹、肝心痛、脾心痛、肺心痛、肾心痛和胆心痛在病因病机方面与胸痹亦有千丝万缕的联系,但又有所不同,应注意鉴别诊断,区别对待(参见下篇有关各章)。

总之,脾胃损伤是胸痹发病不可忽视的重要因素。调理脾胃,重在健脾、运脾、醒脾、和胃、化湿、祛痰、行气、导滞、升清、降浊等法的综合运用,注意攻补兼施,燥湿兼顾,升降相因,调气和血,扶正祛邪,法取中庸,以平为期。

(李方洁 冯 玲)

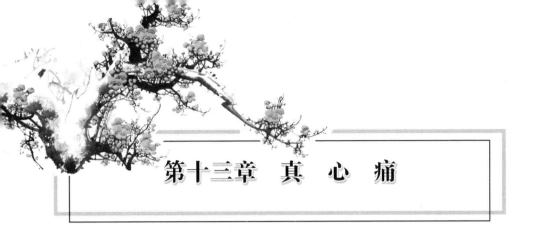

# 第十三章 真 心 痛

　　真心痛,乃胸痹的进一步发展,症见心痛剧烈,甚则持续不解,伴有汗出、肢冷、面白、唇紫、手足青至节、脉微细或结代等危重证候。真心痛之名首见于《灵枢·厥病》:"真心痛,手足清至节,心痛甚,旦发夕死,夕发旦死。"《医碥·心痛》亦云:"真心痛,其证卒然大痛,咬牙噤口,气冷,汗出不休,面黑,手足青过节,冷如冰,旦发夕死,夕发旦死,不治。"充分说明病情的易变多变,凶险危重。临证时,对真心痛的发作,要有高度警惕性,若患者胸痛,特别是胸骨后持续性疼痛,可达数小时甚至数天,疼痛剧烈,可放射至肩背、咽喉、牙龈、脘腹等处,伴大汗出,气促,喘息,心悸,四末不温,神倦乏力,恶心呕吐,烦躁,恐惧欲死等,当注意真心痛的发生。追溯病史,此类患者多有胸痹心痛间断发作史,发作时常有寒温不调、饱餐、情志不遂、劳累过度等诱因刺激。

## 一、临证传薪

### (一)病因病机

　　本病属危急重症,其发生发展缘于各种心系疾病失治导致痰浊、瘀血、气滞、寒凝等病理产物,阻于心之脉络,致心脉痹阻不通,营血不行。真心痛属本虚标实之证,本虚为阴阳气血亏虚,标实为寒凝、痰浊、气滞、血瘀,并可交互为患,其中又以血瘀、痰浊多见。心脉痹阻不畅,不通则痛为基本病机,发作真心痛的病家,多有血浊、胸痹等病史,在相关诱因刺激下而发病。

1. **寒邪内侵** 素体阳虚,胸阳不振,阴寒之邪乘虚而入,寒凝气滞,胸阳不展,血行不畅,而发本病。如《诸病源候论·心腹痛病诸候》曰:"心腹痛者,由腑脏虚弱,风寒客于其间故也。"阐明了本病由阳虚感寒而发作。这一论述与西医学描述的心绞痛、心肌梗死多发于冬春、清晨等"魔鬼时间"相一致。

2. **饮食劳倦** 现代社会,恣食肥甘厚味、饱餐过度者众,或久坐少动,或健身房剧烈运动,或平素辛劳过度,皆可致脾胃受损,一则痰湿内生,上犯心胸,致清阳不展,气机不畅,心脉痹阻。二则痰郁化火,火热炼液为痰,灼血为瘀,痰瘀交阻,痹阻心脉而成真心痛。三则气血不足,无以濡养心脉,而生真心痛。再而,脾胃一伤,则中气升降窒碍,一身之气血运行必受影响而迟滞,久之亦能产生瘀血,故气机升降失常也是导致痰饮、瘀血等内生的原因。

3. **情志失调** 忧思伤脾,脾虚气结,运化失司,津液不行输布,聚而为痰,痰阻气机,气血运行不畅,心脉痹阻,发为真心痛。或郁怒伤肝,肝郁气滞,郁久化火,灼津成痰,气滞痰浊痹阻心脉,而成真心痛。由于肝气通于心气,肝气滞则心气涩,所以七情太过是引发本病的常见原因。

4. **年老体弱** 本病多发于中老年人,年过半百,肾气渐衰。肾阳虚衰则不能鼓动五脏之阳,引起心气不足或心阳不振,血脉失于阳之温煦、气之鼓动,则气血运行涩滞不畅,发为心痛;若肾阴亏虚,则不能滋养五脏之阴,阴亏则火旺,灼津为痰,痰热上犯于心,心脉痹阻,则为真心痛。

（二）病位

真心痛的发作,皆有其气滞、血瘀、寒凝、痰阻的病理基础,而在年老脏衰、脾胃运化失和的患者中更易出现,这体现了心与脾(胃)的密切相关性:其一,在五行方面,心属火,脾(胃)属土,两者之间存在着火土相生的母子关系,相互资生,相辅相成,所谓"子能令母虚,母能令子实"是也。其二,在气血生化方面,心主血脉与神明,脾主生血、统血,脾藏意。心藏神功能的正常与脾(胃)关系密切,思虑过度不仅伤及脾脏,且暗耗心血,致使运化失职,气血生化无源,血虚而心无所主;脾胃为一身气机升降之枢纽,若脾胃一伤,则中气升降窒碍,一身之气血运行必受影响而迟滞,久之亦能产生瘀血,阻滞脉络,脉道不利,而心无所养。其三,在经脉连属方面,脾胃居中焦、心处上焦,从解剖上看,两者以膈为界,互不相连,但借着脾胃之支脉、大络、经筋,经气互通,脉络相联。故真心痛病位在心,而本源在脾胃,最终会危及诸脏。

### (三) 辨证论治

本病病势凶险,多采取中西医合作治疗,发挥各自优势,介入治疗、外科手术,都是重要的治疗手段。然在病情演变各阶段辨证论治,采用中医药,确有裨益。紧急情况时,也可酌情选用速效救心丸、麝香保心丸、复方丹参滴丸等,以期迅速控制病情。路老认为,真心痛之治,首辨虚实,再辨顺逆,三辨缓急。在素体阳虚的真心痛患者中,发生厥脱的风险更高。胸痛持续、喘促大汗、四肢逆冷、烦躁欲死或精神萎靡者,均提示预后不良,当防厥脱而危及生命。

路老认为,真心痛的治疗原则,不仅要从心脏和瘀血着眼,更需从导致胸阳痹阻的根本——脾胃功能失调入手,治病必求其本。调理脾胃治疗真心痛,重点在调理脾胃升降以畅达气机,更要注重脾胃与肺、肝两脏的关系,辅以宣降肺气,疏肝理气法,使土能生金,金能布气,木能疏土,土能植木,脾胃升降归于正常,一身气血得以畅达,真心痛亦随之缓解。此即路老所提倡的"持中央,调升降"的理论在临证实践中的重要体现。

### 急性期

1. 心阳暴脱　主要表现为心前区剧烈疼痛,胸痛彻背,背痛彻心,持续不解或频繁发作,面色苍白,冷汗淋漓,短气心悸,四肢厥冷,舌黯淡,苔白,脉微欲绝。治宜回阳救逆,常用四逆加人参汤

(《伤寒论》),药用人参、炙附子、干姜、炙甘草等。若阴寒内盛,致气滞血瘀疼痛剧烈者,酌加荜茇、醋元胡、蒲黄、五灵脂;若亡阳有休克症状者,可加大炙附子、人参的用量,并配合山萸肉、五味子;兼有水饮射肺凌心,致喘憋者,可加茯苓、桂枝等。

2. 阳明腑实 主要表现为剧烈胸痛,呈持续性,面赤,烦躁不安,气喘不能平卧,痰多腹胀,大便干结,舌紫黯,苔黄腻而干,脉弦滑数。治宜清热通腑。常用小陷胸汤(《伤寒论》)、调胃承气汤(《伤寒论》)等。药用生大黄、芒硝、厚朴、枳实、黄连、半夏、瓜蒌、大腹皮、炒莱菔子等。若合并痰浊壅盛,致痰多喘憋者,酌用法半夏、枳实、陈皮、茯苓、胆南星;有食积嗳腐吞酸者,配用旋覆花、乌贼骨、煅瓦楞、建神曲。本病为急危重症,此时通腑中病即止,以防虚虚实实之诫。

**缓解期**

1. 气血亏虚证 主要表现为心悸气短,胸闷隐痛,头晕乏力,失眠,健忘,纳呆食少,便溏,面色萎黄或淡白,舌体胖大,有齿痕,质淡红,苔薄白,脉细弱或涩滞。治宜益气养血,调理心脾。方用归脾汤(《济生方》)加减化裁。药用党参、黄芪、白术、当归、炙甘草、茯苓、龙眼肉、升麻、枳壳、陈皮等。若兼心神失养致失眠多梦者,加夜交藤、炒酸枣仁、柏子仁;若兼有气机郁滞致胸闷胁胀者,加砂仁、青皮、陈皮、厚朴花、木香、檀香、降香;若瘀血明显致胸痛、舌黯者,加川芎、丹参、赤芍、莪术;若阳虚致畏寒腰酸者,加桂枝、附子、仙茅、仙灵脾、紫石英等;若兼阴虚致口干口渴者,加石斛、玉竹、生地等。

2. 脾肾两虚证 主要表现为胸闷心悸,胸中隐痛,纳少头晕,目眩耳鸣,腰膝酸软,乏力困倦,便溏泄泻,失眠多梦,舌淡白或红,苔少,脉细数或沉弱。治宜温补脾肾。常用理中丸(《伤寒论》)、肾气丸(《金匮要略》)化裁。药用党参、干姜、白术、甘草、熟地、山萸肉、炒山药、丹皮、茯苓、泽泻、肉桂、炙附子等。若兼有脾气虚弱致倦怠乏力明显者,加用生黄芪、五爪龙、党参、炒苍术;若阳虚明显致畏寒肢冷甚者,加入菟丝子、补骨脂、仙茅、仙灵脾、紫石英;若气阴两虚者,加入西洋参、太子参、麦冬、五味子、北沙参。中医素有补脾、补肾的先后之争,宜辨脾肾之虚实,或峻补先天,或重补后天,当随证治之,总以能够运药为贵。

3. 痰瘀互结证　主要表现为胸闷胸痛,劳则加重,脘腹胀满,口腻纳呆,头晕,倦怠乏力,心烦不寐、坐卧不安、处事易惊,大便溏薄,舌体胖大,质淡紫,苔白腻或微黄,脉滑或沉。治宜燥湿祛痰,芳香化浊,健脾和血。常用温胆汤(《三因极一病证方论》)、栝蒌薤白半夏汤(《金匮要略》)合丹参饮(《时方歌括》)等。药用瓜蒌皮、薤白、半夏、陈皮、茯苓、枳实、竹茹、党参、白术、丹参、檀香、砂仁等。若胸阳不振致胸闷甚者,加桂枝;若中阳不足致胃中冷者,加干姜、炮姜;若肾阳不足,致形寒肢冷者,加桂、附;若湿热偏重致口苦、舌苔黄腻者,配合黄芩、黄连、茵陈、苦参;若痰郁久化热而成痰热闭阻,致咯吐黄黏痰者,则加胆南星、竹沥汁。症状缓解之后,大多以健运脾胃之品,如异功散(《小儿药证直诀》)或香砂六君子(《古今名医方论》)等运脾化痰以收功。

4. 气滞血瘀证　主要表现为胸中刺痛,胸闷憋气,胁肋胀痛,噫气频作,烦躁易怒,舌质黯有瘀斑,脉沉弦涩。治宜活血化瘀、理气通络。常用血府逐瘀汤(《医林改错》)、失笑散(《太平惠民和剂局方》)等。药用桃仁、红花、丹参、三七、川芎、柴胡、枳壳、橘叶、制乳香、没药、蒲黄、五灵脂等。若兼血虚致头晕目花、心悸失眠、面色无华者,当配当归、熟地、芍药、鸡血藤;若血脉瘀阻,不通而痛甚者,加三棱、莪术、全蝎、血竭;兼有瘀热,致心烦面赤者,加丹皮、赤芍、生地;若兼有寒象者,加威灵仙、穿山龙、刘寄奴等,或配伍肉桂、桂枝、炙附子等。

## 二、验案举要

### 案1　心脾两虚,心脉失养

冯某,男,59岁。主因"阵发性胸闷1年,加重2个月"于2011

年10月25日初诊。患者1年前无明显诱因发作一次,胸闷伴恶心、头晕,未予重视。于2011年8月因劳累后出现胸憋、汗出不解,于当地医院诊为"急性心梗",冠脉造影显示三支病变,未植入支架,转至阜外医院就诊,建议搭桥手术,患者拒绝。刻下症:胸闷憋气,活动后明显,伴心悸,无胸痛,纳可,口和不渴,平素多饮,每日饮水2~3L,大便调,夜尿2~3次,眠差多梦,平素畏热,肘膝下有皮疹,瘙痒。既往有高血压、高脂血症、银屑病病史,嗜烟。望之面色浮红,双手皮肤干燥,可见淡红皮疹,舌体胖大,舌质黯滞,苔薄黄微腻,脉象弦滑无力。处方:五爪龙30g,西洋参(另煎)10g,玉竹12g,黄精12g,莲子肉15g,麦冬12g,茯苓30g,炒神曲、炒麦芽、炒山楂各12g,白芍15g,紫石英(先煎)30g,广木香(后下)10g,珍珠母(先煎)30g,炙甘草8g,生姜1片。水煎服,14剂,日1剂,每日两次。茶饮方:竹节参12g,天冬12g,五味子3g,浮小麦30g,荷叶10g,玫瑰花10g,新会皮9g,怀牛膝10g。水煎服,7剂,2日1剂,每日两次。患者遵医嘱服上方。

2011年11月5日二诊:服药期间胸闷未再发作,自觉体力增加,血压控制平稳,纳馨,大便时干,夜尿1~2次,眠差。望之面色黯红,舌体胖大,边有齿痕,舌质黯红,苔薄白腻,脉弦滑。病情稳定,宗前方加入补肾培元之品。处方:五爪龙30g,西洋参(另煎)10g,麦冬12g,五味子6g,石莲子15g,炒苍术15g,炒白术12g,郁金12g,炒薏仁30g,炒杏仁9g,炒酸枣仁20g,炒柏子仁20,茯苓20g,制首乌12g,川断12g,芡实15g,金樱子12g,桑寄生15g,怀牛膝12g,生姜1片。水煎服,14剂,日1剂,每日两次。三诊效佳,不更方再进14剂。后经随访,诸症消失。

**按语:**本案患者年届六旬,平素劳心劳力,饮食无节,摄生不当,导致脾虚心弱,气阴不足,心脉失养,西医学已证实血管病变的严重程度,本次发病以劳累为诱因,出现真心痛的表现,就诊时虽急性期已过,但危险因素仍在,再次发病的可能性极大,故心脾同调,以正本清源。方以四君子、生脉饮加减,加入柔肝宁神之品。一诊以五爪龙、西洋参、竹节参益气养血;白术、茯苓健脾助运;玉竹、黄精、五味子、天冬、浮小麦、柏子仁、白芍养阴生津,宁心安神;珍珠母、紫石英安神定悸;丹参活血;厚朴、炒三仙、木香调理脾胃升降。诸药升降并用,既有补脾益气,养心安神之功,又有养阴清热,通络止痛之效,故药到胸闷即止。二诊调心脾,补肝肾,先后天并重,补肾加川断、桑寄生、制首乌、金樱子、芡实,运脾加炒苍术、白术、炒杏仁、薏苡仁运脾祛湿,以防补益太过,滋腻碍胃。

**案2 痰浊壅盛,痹阻心脉**

王某,男,60 岁。主因"胸闷反复发作 10 余年,行冠脉支架术 6 年"于 2013 年 3 月 5 日初诊。患者于 10 年前因急性前壁心肌梗死,冠脉造影示两支病变,一支狭窄 90%,一支狭窄 50%,行冠脉支架植入术,术后胸闷明显减轻。刻下症:偶发胸闷,头晕头疼,口干口苦,纳谷尚馨,胃胀泛酸,周身困倦,腰酸腿软,大便干稀不调,夜尿 1~2 次,眠可。既往有高血压、糖尿病史。面色黯红,舌体胖大,质红略黯,苔薄腻略黄,脉沉弦滑。处方:五爪龙 20g,生黄芪 15g,西洋参(另煎)10g,炒薏苡仁 30g,炒杏仁 10g,姜半夏 12g,藿香梗、苏梗(后下)各 12g,厚朴花 10g,郁金 12g,薤白 10g,瓜蒌皮 12g,黄连 8g,茯苓 30g,丹参 12g,当归 12g,炒神曲、炒麦芽、炒山楂各 12g,建神曲 12g,炒枳实 15g,炙甘草 8g,生姜 2 片。水煎服,14 剂,日 1 剂,每日两次。

2013 年 4 月 8 日二诊:患者服药后胸闷减轻,仍有头痛而沉重,胁肋胀,餐后胃脘不适,眠较前好转。舌体胖大,质红略黯,苔白厚腻,舌下瘀斑,脉沉弦滑。上方加入醋香附 10g、川楝子 15g,以疏肝和血。继服 14 剂,以资巩固,后经随访,诸症消失。

**按语**:本案患者,曾发真心痛,就诊时为缓解期,表现为一派痰浊阻滞心脉之征,病在心,而其本却在脾胃。《证治汇补》云"脾为生痰之源"，故真心痛痰浊阻滞者，须注意健运脾胃以杜生痰之源，方为求本之法。本案以运脾益气，和胃降浊为法，佐和血通络，使痰浊化而心脉畅，以小陷胸汤、藿朴夏苓汤、黄连温胆汤加减。《伤寒论·辨太阳病脉证并治》云："小结胸病，正在心下，按之则痛，脉浮滑者，小陷胸汤主之。"故本方治疗痰热互结之真心痛缓解期，颇为合拍。同时参入黄连温胆汤以和胃降浊，用枳实其降气之功尤著，使痰随气下，气顺则痰消。炒杏仁、厚朴、茯苓合温胆汤，正是叶桂《温热论》所言"分消走泄"法。为杜绝生痰之源，以黄芪、西洋参合用，益气养阴，补脾而不滞腻，丹参、当归养血活血，补中寓通，补不壅滞，通不损正，本方以降为主，降中寓升，重在调理气机升降，动中求衡。

### 三、综括拾遗

真心痛乃"胸痹"重症，不仅"旦发夕死，夕发旦死"，还可以猝死，属内科急危重症，主要见于西医学的急性心肌梗死、不稳定心绞痛等急性冠脉综合征以及肺动脉栓塞、夹层动脉瘤破裂等疾病。

一般认为，中医是"慢郎中"，对急危重症的治疗不是强项。路老认为，中医不但能治疗慢性病，对急危重症的治疗只要辨证准确，药中病机，及时用药，也能收到立竿见影的效果，尤其是真心痛，在西医常规治疗的同时，配合中医药，不但能挽救患者的生命，还能改善患者的预后，延长寿命。

真心痛，总属"不通则痛"，常在气虚的基础上，或是气滞，或是瘀血，或是痰浊，或是寒凝，乘虚结聚于胸中清阳之域，闭阻心脉所导致。急性期当遵"急则治标"原则，以大补元气，活血通脉为大法。常以独参汤(《景岳全书》)、参附汤(《正体类要》)、四逆加人参汤(《伤寒论》)、生脉散(《医学启源》)为主，同时保持大便通畅。缓解期当依四诊，辨证论治，此时可与"胸痹"辨证互参。随着人们生活水平的提高，膏粱厚味摄入的增加，由脾胃运化功能失调导致的真心痛,有逐渐增多之趋势。脾胃为人体气机之枢,生理状态下维持一种动态平衡。一旦这种平衡打破,就会导致血滞致瘀,津停致痰,闭阻心脉,发为真心痛。治以恢复机体动态平衡为目标,调整的关键在中焦脾胃。根据脾胃气血阴阳的功能偏颇有针对性调整的同时,须调整气机的升降沉浮,遣方用药,或升提,或沉降,或发散,或收敛,或通达,或升降并用,或浮沉共施,动中求衡,是路老所强调的"清补兼用,补中寓通,补不壅滞,通不损正"。

(王秋风)

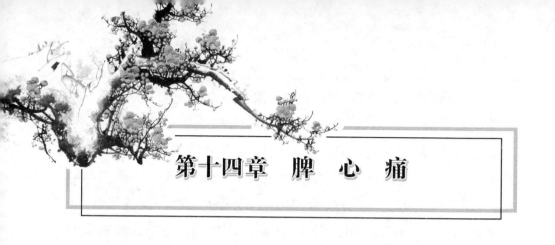

# 第十四章 脾 心 痛

　　脾心痛,是由于脾的功能失调影响于心,所导致的心痛。脾心痛主要表现心胸憋闷疼痛,伴脘痞腹满,食后尤甚,呕恶纳呆,肢体倦怠,少气懒言,心悸怔忡,失眠,腹胀肠鸣,口黏或口淡乏味,舌质淡,苔白腻,脉细弱或结代等。宋代陈言在《三因极一病证方论》中云:"脾心痛者,如针刺其心腹,晕晕然气满。"脾心痛之病名,首见《灵枢·厥病》:"厥心痛,痛如以锥针刺其心,心痛甚者,脾心痛也。"

## 一、临证传薪

### (一) 病因病机

　　现代社会,由于生活节奏加快,工作压力增大,思虑过度导致的疾病日益增多,加之生活水平提高,过食肥甘厚味,害于烟酒,又多静少动,体力活动不足,安逸过度,导致的脾胃功能下降,运化失职引起的疾病越来越多。脾心痛的发生,就是与饮食不节,情志失调密切相关。究其病因病机,多因饮食失节,致脾胃受损,运化失常,进而生湿、蕴热、酿痰;加之情志失调,思虑太过,致气机郁结,肝失疏泄,日久则导致气滞、血瘀。湿、热、痰、瘀阻滞气机,致脾胃不和,心之气血不畅,发为脾心痛。可见,脾心痛的发生,系饮食不节、过食肥甘,或贪凉饮冷,损伤中阳,或情志不舒克伐脾土,中气不足,宗气匮乏,升降失常,气机逆乱所致。

## (二) 病位

脾心痛,其病位在心,然不止于心,其源在脾。因五脏相关,其中脾胃具有的重要地位,与心密切相关,脾胃功能失调常并发心痛。就心脾相关而言,在经络上,心与脾的关系十分密切。《灵枢·经脉》中说:"脾足太阴之脉……其支者,复从胃别上膈,注心中""脾之大络,名曰大包,出渊腋下三寸,布胸胁。"《素问·平人气象论》中说:"胃之大络,名曰虚里,贯膈络肺,出于左乳下,其动应衣,脉宗气也。"《灵枢·经别》中说:"足阳明之正……属胃,散之脾,上通于心。"都说明脾的支脉,上联于心,脾之络脉,亦分布于心系所主区域。心与脾经脉相连,互相络属。再从五行属性而言,脾为心之子,心为脾之母。心火之热以温脾土,母子相生相依,才能正常地运化水谷并输送到全身,心得到脾化生的水谷精微的滋养,方能发挥心主血的功能;若心病则母病及子,若脾病,则子盗母气,亦能令母实;脾病可影响于心,如脾胃气虚,则宗气无力,心脉灌注不足,心血失于充养,心脉蜷缩可发生心痛;脾胃升降失司,清阳不升,浊阴上逆,蒙蔽心窍;或脾失健运,津液不行,聚湿生痰,痰瘀互结,痹阻心脉均可引发心痛。心病可传于脾,如心火盛,可传于胃,导致心胃火炽;心阳不足,不能温煦脾胃致脾胃虚寒,失于健运,心脾两虚,心血不足,心脉挛急,也可发生心痛,即所谓"中阳不足,寒气停留,升降失司,上不得入,下不得出,致成胸痹"。因此《难经·六十九难》提出"虚者补其母,实者泻其子"的治则。

## (三) 辨证论治

路老认为,脾心痛的证治,应重在辨病位,辨兼证,辨标本,辨虚实。辨病位者,脾心痛系脾病及心,或心脾同病,其病位虽在心,病本在脾,故发病时多显现心经和脾经的症状,如心前区憋闷刺痛伴有腹胀纳呆等症;辨兼证者,除心痛主证外,多见心、脾二经是动所生病,常伴有脘腹胀满,饮食减少,嗳气呕恶,口味异常,大便异常等症状;辨标本者,脾心痛系因脾脏失调所引起,心痛为标,脾胃失调为本。脾心痛发病前一般都有脾胃病史,因饮食或情绪而诱发。常常是脾胃病在前,心痛在后,或心痛与脾胃症状同时出现,应据证而辨,分清标本缓急而施治;辨虚实者,由于脾胃与心的联系是多层次的,疾病传变也是多样化的,脾胃病变多虚实夹杂,脾虚可生湿、生痰、生瘀,气虚、痰瘀又多兼夹,其本为脾气虚,但往往以湿浊、痰湿、血瘀等实证形式表现出来,故临床辨证要分清虚实,明确虚实夹杂之孰多孰少,根据审因论治的原则,使用健脾益心,补益宗气,健脾祛湿,涤痰清热,温中祛寒,疏肝健脾,滋补脾肾诸法,以求于本。

1. 心脾两虚证 主要表现为心中隐痛或刺痛,心悸气短,食少纳呆,失眠多梦,面色少华,便溏,舌淡,脉细弱。治宜益气健脾,补血宁心。常用酸枣仁汤(《金匮要略》)、归脾汤(《正体类要》)加减。以太子参、白术、茯苓、木香、当归、炒酸枣仁、茯神、丹参、炒谷麦芽等为常用药。若伴气虚者,常用五爪龙、西洋参,五爪龙补气与黄芪同功,与黄芪相比,补而不壅不燥,尚具清热之力;血虚者,可加白芍、黄精、当归等;若脾胃虚弱明显,症见乏力纳差,便溏腹泻者,可加山药、白扁豆、莲子肉等;补益气血时,应注意通补兼施,宜加枳壳、木香行气之品,以防益气补血之品滋腻碍胃。

2. 宗气匮乏证 主要表现为心中隐痛或闷痛,纳呆乏力,食后腹胀,面色萎黄,舌淡苔白,脉缓无力。治宜补益宗气,健脾和胃。常用补中益气汤(《脾胃论》)、六君子汤(《医学正传》)加减。以黄芪、人参、炒白术、茯苓、半夏、山药、木香、砂仁、丹参、炒枳壳、升麻等为常用药。若气虚致气滞而腹胀满明显者,可加厚朴、苏梗等,并与升麻、柴胡伍用;若气机郁滞,心中闷痛者,可加石菖蒲、郁金等。

3. 脾虚湿困证 主要表现为心中闷痛,脘腹痞满,纳呆,头目昏蒙,口干不欲饮,舌苔滑或腻,脉濡缓,或滑缓。治宜芳香化浊,和胃降逆。常用藿朴夏苓汤(《医原》)、三仁汤(《温病条辨》)加减。以藿香、藿香梗、荷梗、茯苓、苍术、白术、法半夏、厚朴花、杏仁、薏苡仁、枳实、生谷麦芽等为常用药。藿香梗、苏梗同用,以增强理气宽中,消胀止痛之力;荷梗与藿香梗同用,一升一降,相辅相成,调畅气机而运化水湿;若湿浊为患,阻碍气机,胸脘痞闷明显者,加葛根、荷梗、枳壳、厚朴、旋覆花等;若湿热内生,口苦心烦,舌苔黄腻者加茵陈、黄连等;若肝气郁滞,伴两胁胀满疼痛者,可加用柴胡、青皮等。

4. 痰热壅阻证 主要表现为心中窒闷而痛,纳呆泛恶,口干口苦或口黏,面色晦暗,精神委顿,大便黏滞不爽,舌红,苔黄腻,脉弦滑。治宜清热涤痰,和胃降逆。常用黄连温胆汤(《六因条辨》)加减。以清半夏、竹茹、茯苓、旋覆花、厚朴、枳实、杏仁、薏苡仁、黄连、石菖蒲、郁金等为常用药。若热象明显者,常加用黄芩、生石膏;伴有痰热扰心致失眠不寐者,加用莲子心、石菖蒲等;痰湿重者,可加佩兰、橘红、清半夏、茯苓;痰热重者,可加桑白皮、胆南星。清热之品较多时,可少佐干姜健运脾阳,以防苦寒伤胃和助脾化湿。

5. 脾胃虚寒证 主要表现为胸中闷痛,背寒肢冷,口淡纳呆,大便稀溏,舌淡,脉迟缓。治宜温中祛寒,通阳散结。常用理中丸(《伤寒论》)、枳实薤白桂枝汤(《金匮要略》)加减。以人参、白术、瓜蒌、半夏、干姜、桂枝、砂仁、木香、茯苓、高良姜、肉豆蔻等为常用药。若痰气盛者以栝蒌薤白半夏汤(《金匮要略》)为主方;若寒象明显,疼痛较剧烈者,可加炙附子,并加重干姜用量。

6. 肝气犯脾证 主要表现为心中闷痛或刺痛,脘腹胀痛,连及两胁,嗳气,情绪急躁易怒,每因情绪不畅而心痛加重,脉弦,或结代。治宜疏肝解郁,健脾通络。常用柴胡疏肝散(《景岳全书》)加减。以当归、白芍、柴胡、佛手、木香、丹参、枳实、川芎等为常用药。伴饮食积滞,常加用谷、麦芽;若腑气不畅,大便不通者,常酌加少量大黄为宜;肝气不畅者,常加用青皮、八月札、香附等;若肺失肃降者,可加杏仁、枇杷叶、桔梗、炒苏子等。

7. 脾肾阴虚证 主要表现为心中隐痛或刺痛,知饥不食,口燥咽干,饮不解渴,大便干燥,腰膝酸软,烘热汗出,心烦不寐,舌红少苔,脉细数。治宜滋阴补脾肾,养胃生津。常用生脉散(《医学启源》)合二至丸(《医方集解》)加减。以太子参、麦冬、北沙参、黄精、山药、石斛、女贞子、旱莲草、生地、阿胶、焦栀子、怀牛膝、柏子仁等为常用药。若兼心气阴不足,心神失养见心悸、汗出、失眠重者,可加五味子、炒酸枣仁、浮小麦等;兼瘀血阻滞,心中痛甚者,可加丹参、川芎、当归等。

## 二、验案举要

### 案1 心脾两虚,兼夹虚热

李某,男,50岁。主因"胸痛反复发作2年,加重5天"于2011年4月7日初诊。8年前患十二指肠球部溃疡,近两年渐感左胸不适,经西医诊断为冠心病。5天前因过劳,情志不畅而突感左胸刺痛难忍,头晕气短,恶心欲呕,力不能支而摔倒在地,经急救脱险。此后胸痛日发4~5次,持续时间或长或短,虽用多种西药治疗,仍不能控制而来诊。刻诊:心痛阵作,胸闷气短,口干纳呆,心烦易怒,大便干结。舌尖红,舌体胖大有齿痕,中间有裂纹,舌苔薄白,脉细数。心电图示:Ⅱ、Ⅲ、avF、$V_4$、$V_5$、$V_6$导联有明显ST-T改变。四诊合参,诊为心脾两虚,气阴不足,夹有虚热之脾心痛。法以扶脾益心,通络止痛。方用太子参12g,生黄芪15g,桂枝1.5g,丹参15g,黄精10g,天冬、麦冬各12g,浮小麦30g,炒柏子仁12g,生龙骨、生牡蛎(先煎)各30g,石菖蒲10g,郁金10g,生首乌10g,炒谷芽、炒麦芽各15g,炒枳实10g。日1剂,水煎服。4剂后,发作明显减轻,又14剂,症状基本消失。查心电图:$V_4$、$V_5$、$V_6$导联已恢复正常,其余导联明显改善。

**按语**:本案为素体脾虚,运化无力,气弱血少,心脉失充之脾心痛。患者素有胃肠疾病近10年,病之日久,气阴两伤,虚火上扰,又兼本次因情志不畅而起,更致气郁化火,而见心烦易怒、舌红脉数;脾胃既虚,升降失司,津不上承则口干纳差,大便干结。方用太子参、生黄芪健脾益气;黄精、天麦冬、柏子仁、浮小麦、生牡蛎养阴生津,安神宁心;石菖蒲、郁金开郁宣痹;谷麦芽、枳实、生首乌理气消导,润降通便,以助脾健运。除此之外,还应注意到久病入络,不通而痛,丹参与少量桂枝合用,取其通阳和络之意,既有补脾益心之功,又有养阴清热,通络止痛之效。

**案2 脾肾阴虚,虚火上炎**

冯某,女,55岁。主因"阵发性胸部疼痛反复发作近10年"于2017年9月6日初诊。患者平素多思忧虑,胸闷常作,多于活动时出现,5年前因症状加重于外院确诊为"冠心病",伴心烦心悸,头晕乏力,夜寐多梦,知饥纳差,口干多饮,大便干结,小便量多。舌红少苔,脉沉细涩。心电图:ST-T改变。辨为胃阴不足,心脾两虚。治以益气养阴,宁心安神。处方:生黄芪15g,当归9g,太子参12g,麦冬10g,黄精10g,炒柏子仁12g,丹参15g,山药15g,山萸肉10g,桑寄生15g,生牡蛎(先煎)20g,佛手10g。

服12剂后,诸症明显减轻,唯口干喜饮,饮而不解。此为病久及肾,脾胃阴虚,虚火上炎。需加重滋补肾阴之药量,遂予竹叶石膏汤(《伤寒论》)合二至丸(《医方集解》)加减,方以沙参12g,麦冬10g,半夏9g,生石膏(先煎)15g,竹叶9g,炒柏子仁12g,茯苓12g,黄精12g,制首乌10g,旱莲草12g,女贞子10g,炙甘草6g。药尽21剂,饮水正常,诸症得平,心电图大致正常。

**按语:**本案患者已逾七七之年,肾水始亏,又平素忧思多虑,耗伤脾胃之阴,阴虚火旺,心阴耗伤,营阴涩滞,脉络不通,故出现胸前区疼痛,心烦头晕,食欲不振,口干喜饮等症。治以滋补脾肾之阴,清虚热,养心安神之法。方以黄芪、太子参、麦冬益气养阴生津;黄精、山药、山萸肉补脾肾之阴;炒柏子仁养心;丹参、当归活血通络;桑寄生补肾,生牡蛎潜藏相火,收敛心气;佛手疏肝调气以助运化。诸药重在滋补脾肾,养阴生津,养心通络。药后心脉得以滋养,脉络通畅,胸前区疼痛明显减轻。唯口干渴明显,故加入生石膏、竹叶,在滋阴的赐时,以清退虚火。药后诸症全面缓解,收到理想的效果。

### 案3 脾虚湿蕴,心脉痹阻

李某,男,60岁。1990年9月24日初诊。主诉:阵发性胸痛反复发作半年余。患者18年前在劳累后出现胸闷胸痛,经北大医院诊断为"冠心病心绞痛",常服硝酸异山梨酯(消心痛)、脉通及复方丹参片(现代中成药)等中西药,平素血压基本稳定,每于急躁或情志不畅时有所增高,最高曾达180/110mmHg。半年来,在步行1.5~2km、上坡或上三楼时心痛发作,每次发作约5分钟,口含硝酸甘油2~3分钟内缓解。刻诊症见:心悸短气,四肢倦怠,神疲乏力,手足肿胀,口中黏腻,大便稀溏,舌质淡嫩,苔白厚腻,脉弦滑。查体:血压180/100mmHg,形体略胖,心率60次/min,律整,心脏各瓣膜未闻及器质性杂音,心电图:Ⅱ、Ⅲ、avF导联S-T下移>0.05mV,V$_5$、V$_6$导联T波低平,提示冠状动脉供血不足。查:血清总胆固醇5.9mmol/L,甘油三酯1.70mmol/L,中医诊断:胸痹,脾心痛,脾虚湿蕴,心脉痹阻证。治以健脾益气,化浊祛湿,理气宣痹。西医诊断:冠心病劳力性心绞痛Ⅱ级。处方:党参10g,炒白术10g,茯苓15g,陈皮10g,半夏10g,砂仁(后下)4g,枳实10g,藿香梗、荷梗(后下)各10g,厚朴花12g,桂枝1.5g,葛根10g,天麻6g,炙甘草6g。连续服本方3周,症状皆杳。心电图复查:窦性心律,正常心电图。血清总胆固醇5.2mmol/L,甘油三酯1.47mmol/L,恢复正常值范围。

**按语:**根据患者就诊与治疗经历可知,符合西医"冠心病劳力性心绞痛"诊断,通常认为属于活血化瘀治疗适应证。但患者腹胀纳差,嗳气频频,恶心欲呕,大便或黏滞或稀溏,舌胖淡,苔白厚腻,脉细滑,中医诊断脾心痛无疑。均属脾虚湿蕴,胃失和降,心脉痹阻之证。因平素脾虚不运,气血生化乏源,心气匮乏,脾运不及,聚湿生淡,痰湿中阻,升降失司,气虚痰阻,心脉不利,发为心痹。路老以健脾益气,和胃化浊,投以香砂六君子汤加味,以健固脾胃,其方通补兼施,补有党参、白术、茯苓,通有半夏、砂仁、枳实,故补而不滞,通而不伐;又合藿朴夏苓汤化裁,以藿香梗、荷梗、半夏、厚朴花之属以祛温化浊;加桂枝通阳,以助化湿;又投以葛根、天麻以升发肝气,为解其急躁易怒,情志不畅而设。诸药配伍,共奏健脾化湿,理气宣痹之功。辨治的共同特点是:治不在血,而在气,然气行则血行,湿去则脉通;治不在心而在脾,然心痛得除。

### 三、综括拾遗

脾心痛,可见于冠心病心绞痛、肺心病、心脏神经症等疾病导致的心胸疼痛,并伴有脾虚症状者。西医学对心绞痛与消化道关系的认识与中医对脾胃心痛的认识有相似之处,认为心肌的痛觉神经纤维受到强烈的刺激以后,感应性疼痛可表现在上腹部及胸骨后。同时这种现象也可以认为是冠心病所出现的幽门痉挛;或认为心肌缺血性心脏病心绞痛时,可诱发消化道疾病产生疼痛,或者是心肌缺血性疼痛与消化道疾病疼痛的相互增强。

脾心痛其病位虽在心,实由脾脏功能失调所引起。脾胃具有的重要地位,与心密切相关,二者在标本先后、轻重缓急等方面,皆表现出相同趋势,究其病因,系饮食不节,过食肥甘,或贪凉饮冷,损伤中阳,升降失常,气机逆乱所致。此类心痛既有纳化失常,又有心系症状,或脾胃失调在先,心痛在后,或先病心痛,后见脾胃失调。而从气从湿,从痰从血,从实从虚,从气机升降任何一方面异常,都可致心脉痹阻,治疗中不可固守一端,应据证而辨,辨清气虚血瘀、饮食停滞,抑或湿浊痰阻,痰瘀互结等,视其先后缓急,虚实所在而调之。通过辨病位,辨兼证,辨标本,辨虚实,可准确地把握辨证,在治疗上多采取健脾益心,补益宗气,健脾祛湿,涤痰清热,温中祛寒,疏肝健脾,滋补脾肾等法。而体质差异、气候、社会、生活环境等因素的不同,可使疾病表现错综复杂,路老主张因人、因地、因时、因证而施。临证时,很少单纯使用原方,而是灵活变通,据证化裁。如小陷胸汤(《伤寒论》)、温胆汤(《三因极一病证方论》)、菖蒲郁金汤(《温病全书》)三方加减化裁而用,法中有法,方中有方,体现了以不变

（调理脾胃的原则不变）应万变（证变、病机变，到具体治法、处方变）的治疗思想。而在组方时，十分注重升降药物的运用。在升脾阳方面，如系湿浊为患，阻碍气机，多用藿香、葛根、荷叶、荷梗；若为脾虚下陷者，亦用柴胡、升麻、白术等。在和胃降浊方面，多用枳实、厚朴、竹茹、旋覆花。又因肺主治节，有宣肃之用，故时而选用杏仁、枇杷叶、桔梗，以加强其利气祛湿、清肃降逆之功。此外，路老喜用对药，如山药与白术、白术与枳实、菖蒲与郁金、桂枝与丹参、丹参与木香、枳壳与旋覆花、黄芪与当归等，以利气机的升降开阖，气血的运行畅达，对治疗与脾胃失调有关的心痹，常收事半功倍之效。

（王秋风）

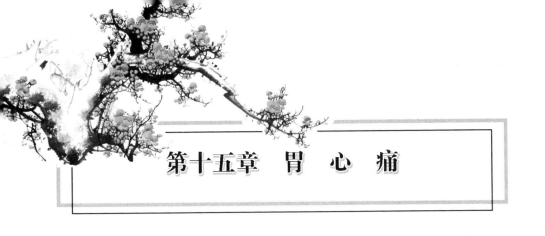

# 第十五章 胃 心 痛

胃心痛,是由胃腑病变,致心受损,而引起胸及胃脘部疼痛不适的一种病证,表现为心胸胃脘疼痛,伴恶心欲吐,食后加重,嗳气吞酸,或胃中隐痛,腹胀纳呆,进一步引起心前区疼痛。胃心痛病名首见于《灵枢·厥病》:"厥心痛,腹胀胸满,心尤痛甚,胃心痛也。"《素问·至真要大论》云:"寒厥入胃,则内生心痛""湿淫所胜……民病饮积心痛。"《素问·六元正纪大论》说:"土郁之发……民病心腹胀……甚则心痛。"指出寒邪犯胃,湿浊壅滞,胃失和降,都是导致胃心痛的因素。

## 一、临证传薪

### (一) 病因病机

《类经·刺心痛并虫瘕蛟》言:"胃心痛者,多由停滞,故胸腹胀满。"李东垣《脾胃论》指出:"夫心胃痛及腹中诸痛,皆因劳役过甚,饮食失节,中气不足,寒邪乘虚而入客之,故卒然而作大痛。"清代叶桂《临证指南医案》提出,胃心痛初"病在经,久痛入络"。《类证治裁》则指出:"胃厥心痛,由胃中停滞。脾厥心痛,由中焦寒逆。"胃心痛之发病,总与饮食不节、寒邪客胃、劳倦内伤、情志不遂有关,而饮食因素是为主要病因,特别是现代社会,不良的生活方式,进餐不规律,暴饮暴食,贪凉饮冷等现象普遍存在,在年轻人中尤为突出。

1. 寒邪犯胃 《素问·调经论》中说:"寒气积于胸中而不泻,

不泻则温气去,寒独留,则血凝泣,凝则脉不通。"寒为阴冷之物,其性凝结、收引,且易伤阳气。人之气血津液的运行,依靠人体一身阳气的温煦和推动。若人受阴寒之邪的侵袭,或自身阳气虚损可致阴寒内盛,使人体失于温煦,经脉气血运行不通,甚至凝结阻滞不畅。若寒邪侵犯,易致心脉凝滞不通,不通则发为心痛。

2. 痰湿壅滞 《类证治裁·胸痹》中说:"胸中阳气不运,久则阴乘阳位,而为痹结也,其症胸满喘息,短气不利,痛引心背。由胸中阳气不舒,浊阴得以上逆,而阻其升降,甚则气结咳唾,胸痛彻背。夫阳受气于胸中,必胸次空旷,而后清气转运,布息展舒。"胸中阳气由脾之五谷精气与肺之清气于胸中相合而成,有推运血脉之功。若因饮食失节,过食辛辣厚味,或嗜食烟酒,使脾运失健,痰浊内生,上犯心胸,阻遏心脉可发为心痛。

3. 情志失司 《杂病源流犀烛》中说:"总之七情之由作心痛,七情失调可致气血耗逆,心脉失畅,痹阻不通而发心痛。"人之情志,总司于肝,肝木有疏土之功。若情志失调,则脾运失健,气津不布,聚而成痰,或肝气郁久化火,灼液成痰,痰浊阻痹心脉,不通而发为心痛。

4. 脾胃素虚 脾与胃同居于中焦,职司纳化水谷精微,为气血之化源。两者在生理上相互依存。脾主升清,胃主降浊,两者一升一降,共同完成人体气血津液的代谢转输。如果两者失和,就会使人体气血乏源,代谢失司。进而胃病及心,引起心痛。

胃心痛总以中焦不运,气机升降失常为发病机制。中焦为脾胃之所居,乃气血之大源。诸多致病因素,或致中州失运,脾不升清,胃不降浊,水谷不能化而为精,气血乏源,心脉失养,而发疼痛;或致湿滞中焦,聚而生痰,痰浊内阻心脉,而生心痛;或致胃阴不足,胃失和降,胃浊上犯而见心痛。

（二）病位

胃心痛是因胃土受邪,胃气上逆,影响心的功能而致。其病位在心,但由胃的功能失调而导致。因此在临床中,心痛的同时必伴有胃脘的不适等症状。中医学认为,心与胃在经脉上相属。心经起于心,下膈络小肠,胃的支脉,下膈,属胃络脾。其直行的经脉,经乳头,循行于心之分野。《素问·平人气象论》有云:"胃之大络,名曰虚里,贯膈络肺,出于左乳下,其动应衣,脉宗气也。"提示胃与心在经脉上关联;在五行属性上,心属火,为君主之官,职司血脉;胃属阳明燥土,主受纳腐熟水谷,有化生气血之功。因此胃之纳化失司,气血乏源,心君无所主而见心慌、心悸、气短等表现。胃土居于中焦,职司降浊。胃土失司,清浊失分,痰湿内生,壅滞于中,上阻心脉,心脉痹阻不通而见心痛、胸闷等表现。心为脏,其气以升为顺;胃为腑,其气以降为顺,两者一升一降,一脏一腑,共同完成气血之循行。若两者功能相失,心血循行瘀滞,则发为心痛。

（三）辨证论治

胃心痛之证,系胃病及心,或心胃同病,心本身气血不畅,再由胃之功能失调而诱发。临证时,当首辨部位:胃心痛之疼痛多表现在心胸、胃脘部位,心前区憋闷疼痛连及胃脘钝痛、隐痛,或主要表现为胃脘刺痛、灼痛、胀痛伴冷汗出,食后加重。病变部位多涉及胃。再辨虚实、寒热:可根据疼痛的性质和并发症状辨别虚实寒热,如胀痛、憋闷疼痛者为实,隐痛者为虚;食后痛重者为实,饥则疼痛者为虚;疼痛伴有便秘者为实,无便秘者多为虚;舌质紫黯,舌边瘀点者多为实,舌质淡胖则为虚;舌苔厚腻有痰者为实,舌红少苔口干者为虚;遇冷而痛及夜间发作者为寒,食后发作,大便难解者多为热。

1. 寒凝气滞　症见胸脘胀痛,恶寒喜暖,得温痛减,遇寒加重,口淡不渴,或喜热饮,舌淡苔薄白,脉弦紧,心痛常因胃部受寒和过食生冷而诱发。治宜温胃散寒,行气止痛。常用良附丸(《良方集腋》)合金铃子散(《太平圣惠方》)加减。以干姜、肉桂、吴茱萸、川芎、薤白、瓜蒌、生薏苡仁、炒薏苡仁、桃仁、杏仁、刀豆等为常用药。若寒夹食滞,胸脘痞闷,食纳呆滞,嗳气呕吐者,散寒与消食并举,可加藿香、枳实、枳壳、白术、鸡内金、生姜等;若寒邪郁久化热,寒热交杂者,可予半夏泻心汤(《伤寒论》)以求辛开苦降,寒热同调。

2. 肝胃不和 症见胸脘疼痛,痛连两胁,情绪激动时加重,嗳气、矢气痛减,喜太息,大便不畅,舌苔薄白,脉弦,心痛常因忧思恼怒,情绪波动而诱发。治宜疏肝解郁,理气止痛。常用柴胡疏肝散(《景岳全书》)加减。以柴胡、川芎、八月札、醋香附、醋元胡、炒枳实、炒枳壳、炒白芍为常用药。若胸脘疼痛较重者,可加川楝子、元胡等;嗳气频发者,可加沉香、旋覆花等。路老认为,川楝子其性苦寒,入肝经,可疏肝解郁,元胡辛苦,入心经,两者相合,辛散行气,活血止痛。

3. 脾胃虚寒 症见胸脘隐痛,绵绵不休,喜温喜按,空腹加重,得食则缓,遇劳或受凉则加重,呕吐清水,神疲倦怠,四肢不温,大便溏薄,舌淡苔白,脉迟缓,心痛常因劳倦过度,久病之后,或过用寒凉药而诱发,多于夜间发作。治宜温中健脾,和胃止痛。常用黄芪建中汤(《金匮要略》)加减。以西洋参、竹节参、黄芪、薤白、高良姜、降香、干姜、桂枝、芍药、甘草、陈皮等为常用药。若泛吐清水较多者,可加姜半夏、陈皮、茯苓等;泛酸者,可加黄连、吴茱萸、乌贼骨、煅瓦楞;胃脘冷痛、呕吐等,里寒较甚者,可加理中丸(《伤寒论》)以温胃散寒。

4. 痰湿中阻 症见胸闷胸痛,痛势急迫,心悸多梦,胃脘灼热,口干口苦,渴不欲饮,纳呆泛恶,小便色黄,大便黏滞不畅,舌红,苔黄腻,脉滑数,心痛每因饮酒,或过食肥甘厚味而发。治宜化痰祛湿,理气止痛。常用温胆汤(《三因极一病证方论》)加减。以姜半夏、胆南星、瓜蒌、石见穿、炒枳实、决明子、川芎、虎杖、八月札、延胡索、茯苓、石菖蒲、郁金、泽泻等为常用药。若湿邪偏重可加苍术、藿香,或以藿朴夏苓汤(《医原》)加减;热重者加黄连、黄芩;恶心、呕吐者可加竹茹、橘皮等;气滞胃胀者可加厚朴、枳实等。

5. 饮食伤胃 症见胸痛胸闷,胃脘胀满而痛,痛而拒按,嗳气吞酸,或呕吐不消化食物,吐后痛减,不思饮食,大便不爽,舌苔厚腻,脉弦滑,心痛每因饱餐、过食辛辣肥甘而诱发。治宜消食导滞,和胃止痛。常用保和丸(《丹溪心法》)加减。以炒枳实、炒莱菔子、厚朴、瓜蒌、槟榔、丹参、炒山楂、姜半夏、陈皮、焦山楂、焦谷芽、焦麦芽等为常用药。若脘腹胀满较甚,可加枳实、砂仁等;脘腹胀满而便秘者,可酌加大黄、白术、厚朴等。

6. **胃阴不足**　症见心胸疼痛,烦热口干,嘈杂纳少,心烦不寐,空腹时胃痛隐隐,咽干痛,大便干结,舌红少苔,脉细数,心痛常由于胃病久而伤阴,或过用温燥药物所致。治宜养阴益胃,清降虚热。常用益胃汤(《温病条辨》)加减。以太子参、沙参、麦冬、玉竹、山药、白芍、生地、知母、生石膏等为常用药。若胃脘灼痛、嘈杂泛酸者,可加黄连、吴茱萸、乌贼骨等;胃脘胀痛较剧,兼有气滞者,加佛手花、玫瑰花、厚朴花等;大便干燥难解者,加瓜蒌仁、麻仁;口咽干燥甚者,可加石斛、麦冬等。

## 二、验案举要

### 案1　饮食伤胃,浊阻心脉

李某,男,65岁,退休职工。主因"胸痛反复发作半年"于1993年7月2日就诊。患者素有胃病史,半年前突发心前区疼痛,遂到当地医院急诊就诊,经检查诊断为"急性下壁心肌梗死",经治疗后缓解。但此后每饮食过饱即出现胸闷疼痛,诊时症见:阵发胸痛,饱餐诱发,伴心悸头晕,脘腹胀满,纳呆嗳气,口干口苦不欲饮,舌质黯,苔薄黄腻,脉弦缓。诊为胃心痛,为饮食伤胃,胃失和降,运化失司,浊气上逆,阻滞心脉所致。治以和胃化浊降逆,健脾助运消食。药用藿香梗、荷梗(后下)各9g,清半夏10g,茯苓15g,竹茹12g,炒枳实12g,香橼皮9g,太子参10g,炒白术10g,炒谷芽、炒麦芽、炒神曲各15g,莲子心6g,炙甘草6g。7剂,水煎服。药后胸闷疼,及脘腹胀诸症消失,饮食恢复,食后未再出现胸痛。继以上方加减,3个月后复查,诸症悉除。

**按语:**本案患者素有胃病史,半年前发作急性心梗,半年来心痛屡作,每因饱食而诱发,伴心悸头晕,脘腹胀满,嗳气。病属饮食伤胃,胃失和降,浊气上逆,脾失健运,影响于心窍。故以藿朴夏苓汤合保和丸加减,药用藿香梗、荷梗芳化湿浊;半夏、茯苓、竹茹、白术和胃健脾祛湿;炒枳实、炒谷麦芽、炒神曲、香橼皮理气消导,引浊气下行;莲子心清心安神;太子参、白术、茯苓健脾益气以培本。药后浊气下降,饮食消导,气机条畅,则心神安宁,心痛之证亦随之消失,此为调理脾胃治疗冠心病的经典案例。

**案2 脾胃失和,心脉不利**

张某,女,50岁。主因"阵发性心前区压榨性疼痛1年,加重3个月"于2005年11月20日来诊。患者1年来每因劳累而发作心前区压榨性疼痛,伴心悸,气短,外院诊断为"冠心病心绞痛",常服"硝酸异山梨酯(消心痛)"等扩张冠脉血管药物,病情尚稳定,近3个月来,患者心前区疼痛发作频繁,上楼、劳累均可引发,每天2~4次,休息或使用硝酸甘油后可缓解。就诊时症见:阵发胸痛,活动诱发,伴有心悸,腹胀,嗳气,恶心欲吐,乏力,肢倦,入睡困难,多梦易醒,大便黏滞不爽,舌胖大,舌质淡,边有齿痕,舌苔白腻,脉细滑。辨为胃心痛,当因脾虚失运,胃失和降,湿浊内生,痰湿阻滞,心脉不利所致。治以健脾和胃,降逆化浊,理气宣痹。处方:太子参12g,炒白术12g,茯苓20g,法半夏10g,砂仁(后下)10g,炒枳实15g,旋覆花(包煎)12g,娑罗子12g,藿香梗、荷梗(后下)各12g,厚朴花12g,远志10g,夜交藤20g,炙甘草8g。7剂,水煎服。

2005年11月29日二诊:药后心痛次数减少,睡眠改善,腹胀、恶心等症状明显减轻,即见效机,上方小有进退,前方去夜交藤、砂仁,加郁金12g、醋延胡索15g、炒谷芽、炒麦芽各30g。14剂,水煎服。药后心前区疼痛由原每天2~4次,减至每周仅发生一次,纳食好转,乏力改善,继前法调理1个月,诸症消失,心电图也基本恢复正常。

　　**按语**：本案患者因劳累发作心绞痛，询问病史，素有腹胀，纳呆，恶心，乏力，大便不爽，知其为脾胃升降功能失常，浊阴不化，痰湿内生，痹阻心脉引起，病发虽在心，病因源自脾胃功能失常，根据辨证求因，审因论治的原则，治以健脾和胃，降逆化浊，理气宣痹。药用太子参、炒白术、炙甘草，健脾益气；厚朴花、半夏、旋覆花、砂仁，降逆和胃；藿香梗、荷梗，芳化湿浊；茯苓、炒枳实、娑罗子，祛湿理气通腑；远志、夜交藤，安神宁心。诸药以恢复脾胃升降功能，宣化湿浊为主。药后疼痛即减轻，二诊时又加化痰止痛，消食化浊之剂，经治心前区疼痛消失，脾胃功能也完全恢复。说明治疗心痛，应详审病因、病机，根据发病所在，准确施治。本案心痛因胃病而发，故重在治胃，心痛随之而愈，临床可资借鉴。

　　**案3　胃失和降，痰阻心脉**

　　李某，男，50岁，农民。主因"心前区疼痛反复发作2年，加重1周"于1998年5月10日初诊。患者平素嗜酒，近2年反复发作心前区疼痛，1周前饮酒后出现心前区及胃脘部位闷痛，伴心慌，胃胀满，呃逆，舌苔微黄腻，脉结代。心电图检查提示心肌缺血、心律失常。经服西药后有所缓解，但仍有发作，故来求诊。诊为胃心痛，证属胃失和降，痰浊积滞阻滞心脉。治以和胃化痰，宣痹导滞。处方：瓜蒌15g，薤白12g，姜半夏10g，木香（后下）12g，元胡15g，川楝子12g，生山楂15g，炒神曲15g，炒莱菔子10g，黄连8g，苦参12g，枳椇子15g，八月札12g。药后疼痛发作即减，遵上方化裁，服药月余，心前区及胃痛均消失。

　　**按语**：本案患者素饮酒，湿热停滞胃脘，致胃失和降，浊气内生，聚湿生痰，食滞不化，痰气交阻，经脉不通而发心痛。病起于胃而发于心，从胃心痛论治。以和胃化痰，宣痹导滞法。以栝蒌薤白半夏汤，宽胸开结，和胃化痰；金铃子散、木香、八月札，理气止痛；山楂、神曲、炒莱菔子，健胃消食导滞；黄连清郁热；枳椇子解酒；苦参燥湿清热,并纠正心律失常。本案既有心系证候,又有脾胃之候,病在心,实则源于脾胃,伤于饮食,害于烟酒,脾胃受损,运化失司,聚湿生痰,阻滞经脉,不通则痛。故通过和胃宣痹,以求其本,杜绝心痛发作之源。

### 三、综括拾遗

胃心痛乃胃腑受邪,胃气上逆于心所致。其病位在心,根源实由胃的病变引起,现代临床之冠心病、心脏神经症、胃食管反流等疾病,可有胃心痛表现。心和胃在生理、病理上相互影响。胃主受纳腐熟水谷,化生气血,以营养心脏,诸多致病因素皆可导致化源不足,心失所养,心脉瘀阻;心为血府,属火主升,推动血液运行,胃为水谷之海,主降,化生气血。二者一脏一腑,一升一降,在气血的生成和运行中相互配合,相互为用,共同主宰一身之气血,故胃失和降可影响气血的运行,心血瘀阻也可影响胃的和降。同时,心神的稳定对于心痛的发作也有很重要的作用,心主神明,脾(胃)主舍意,忧思过度则伤脾胃,气结于中,胃失和降,则心神扰乱,睡卧不安,终则气血运行受阻,引发心痛。由此可见,心与胃在功能上相互影响,心病可影响到胃,胃病亦可影响到心,心胃同病,临床多见。故在临床治疗中应仔细辨明。首先当辨明病位,疼痛位于心胸,连及胃脘,且食后加重。其次要辨寒热虚实,可根据疼痛的性质以及并发症状加以辨别。

胃心痛的治疗,不限于治心,而重点在于治胃。应详辨胃之寒热虚实,根据辨证求因,审因论治的原则,治胃以宁心,这也是治病求本之道。胃为阳明燥土,喜润恶燥,职司纳化,其气主降,为多气多血之官。与脾相表里,为肝之所胜。因此胃之病变或因胃气阻滞,胃失和降而"不通则痛";或因肝胃不和,木土相克而痛;或因忧思恼怒,情志不畅,肝气横逆,克脾犯胃,胃失和降而痛;或因饮食不节,纳化失司而痛;或因脾阳不足,寒从中生,胃失温养而痛;或因邪热内扰,热伤胃阴,胃失濡养而痛。因此,临床用药时强调脾胃的功能特点,所遣诸药当轻灵活泼,注重气机流动,做到补而不滞,滋而不腻,贵在调理,中病即止,同时顾及药物的升降润燥之性,使之符合脾胃之升降润燥之性,从而脾胃健运,气血调和,而无心痛之虞。

同时,除遣方用药外,当关注患者的饮食习惯,嘱其养成良好的生活方式,饮食有节,起居有常,方能防患于未然。

(王秋风)

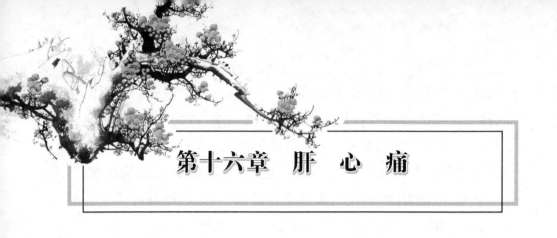

# 第十六章 肝心痛

肝心痛，主要系由情志失调，导致气血逆乱，肝(胆)功能失调，筋脉失于濡养，心脉挛急而致的心痛。表现为发作性胸闷胁胀，或胸胁隐痛，伴有心悸气短，烦躁易怒，善太息，甚则胸闷如窒，疼痛如绞，膻中及左胸部有压榨样绞痛，并向胁下、后背或上肢内侧放射疼痛，或见面色苍白，汗出如珠，烦躁惊恐等症状。肝心痛首见于《灵枢·厥病》："厥心痛，色苍苍如死状，终日不得太息，肝心痛也。"

## 一、临证传薪

### (一) 病因病机

肝心痛的发生，总与情志不遂，肝(胆)功能失常有关。情志失调、劳伤虚损、饮食五味、六淫邪客均可导致气血逆乱，但肝(胆)功能失调，心脉不畅，而发心痛，是肝心痛发生的主要因素。

1. 情志失调　清代沈金鳌《杂病源流犀烛·心痛源流》云："七情之由作心痛……皆足令心气郁结而为痛。"心主血，藏神，肝主疏泄，藏魂，心肝共同调和血脉、协调情志。若七情过激，情志失调，肝气郁结，心之气血受阻，心络不和则胸痹心痛。肝气郁结，日久不解，必及其血，多致血瘀络阻。气滞日久，脾胃运化失职，水谷不能直转精微而致痰湿内聚，更痹阻心脉。

2. 劳伤虚损　《素问·调经论》曰："有所劳倦，形气衰少。"《素问·宣明五气》曰："久视伤血，久卧伤气。"《素问·六节藏象论》

曰："肝者，罢极之本。"久病内耗，劳倦过度，损及肝脏则疏泄不及，阴虚血少，筋脉失于濡养，心脉挛急，心脉不畅则胸痹心痛。

3. 饮食五味　《素问·痹论》曰："饮食自倍，肠胃乃伤。"《素问·生气通天论》曰："味过于酸，肝气以津，脾气乃绝。"暴饮暴食、饥饱失常、或五味偏嗜，饮食失宜而致脾胃不调，土壅木郁，脾胃失运，气血乏源，肝无所藏、心无所主，肝失所养、肝木不疏，气血失和，心脉不畅则心痛。

4. 六淫邪客　《素问·六节藏象论》曰："未至而至，此谓太过……命曰气淫""至而不至，此谓不及……命曰气迫。"《圣济总录》云："今肝虚受邪，传为心痛……"《素问·举痛论》说："经脉流行不止，环周不休，寒气入经而稽迟，泣而不行，客于脉外则血少，客于脉中则气不通，故卒然而痛。"风、寒、暑、湿、燥、火，邪气客肝，或气候太过、不及，造成的"气淫""气迫"，肝经不利，疏泄不及，脉道挛缩，血行不畅，而发肝心痛。

情志不遂是肝心痛的主要发病因素。因肝主疏泄，性喜条达，木气冲和条达，无所遏郁，则血脉得畅。反之，情志失调致使气血悖逆，肝气郁结，气血不畅则胸痹而痛。《杂病源流犀烛》曰："痰饮积于心包，其自病心。"《素问·痿论》曰："肝气热，则胆泄口苦筋膜干，筋膜干则筋急而挛。"痰瘀互结，闭阻心脉，或肝气横逆，疏泄太过，阳气升腾，火迫脉急，热结血瘀，则胸痹而痛。《诸病源候论·虚劳病诸候》曰："肝藏血而候筋，虚劳损血，不能营养于筋，致使筋气极虚，又为寒邪所侵，故筋挛也。"《圣济总录》曰："今肝虚受邪，传为心痛。"肝肾阴虚或肝血不足，筋脉失于濡养，心脉挛急而致心痛。或肝气郁结致气郁痰凝，痰瘀互结；或嗔怒太过，疏泄过极致风火上炎，肝火扰心，火迫脉急，热结血瘀；或肝风内动，风动脉挛；或阴亏血少，肝体失养，心脉不畅，拘挛急迫；或肝寒血凝，筋脉拘挛，血寒迟滞，血脉瘀滞，皆可发为心痛。

## （二）病位

肝心痛的主要病理机制为肝胆疏泄失常，心脉不畅，其病位在心，病本在肝，心肝两脏同病，病性本虚标实。《素问·举痛论》曰："百病生于气也。"《证治汇补》曰："气郁痰火，忧恚则发，心膈大痛，次走胸背。"其临床表现与心、肝经络循行及生理功能密切相关，如《灵枢·经脉》云："肝足厥阴之脉……挟胃，属肝络胆，上贯膈，布胁肋……是主肝所生病者，胸满，呃逆。"《灵枢·经脉》云："心手少阴之脉，起于心中，出属心系……其支者，从心系上挟咽，系目系；其直者，复从心系却上肺""手少阴之别……循经入于心中，系舌本，属目系。"《素问·脏气法时论》曰："心痛者，胸中痛，胁支满，胁下痛，膺背肩胛间痛，两臂内痛。"张景岳《类经》云："心当五椎之下，其系有五：上系连肺，肺下系心，心下三系连脾肝肾，故心通五脏之气而为之主。"肝主疏泄、藏血、舍魂、主谋虑，在体为筋，罢极之本；心主血脉、藏神，君主之官，生之本，神之处，两者在血液运行及调节精神情志方面相辅相成。因此，心、肝在经络运行及生理功能上密切相联，在病理上也常相互影响。

## （三）辨证论治

肝心痛，乃肝病及心，心肝二脏同病，肝胆失调为起病之因，心脉不畅，心痛胸痹乃为其果。故辨肝心痛，当首辨病位，脏腑与气血。一般而言，以气机郁滞为主，胸憋心痛较甚者，病位多偏于心；痛而走窜者，病在气分，病位偏于肝；痛有定处者，病在血分。次辨病性，虚实寒热、夹瘀夹痰，久病者多虚，新病者多实；隐痛者为虚，刺痛或憋胀疼痛者为实；舌黯而有瘀斑，脉结涩者为夹有瘀血，舌淡黯苔厚腻，口中黏腻者多兼痰阻。故治疗则不外调、补两端，依据脏腑病位、虚实寒热兼夹，而遣方用药。肝气郁结者，宜疏肝解郁；肝胃不和者，宜调和肝胃；肝火上炎者，宜泄肝降逆；风阳内动者，宜平肝潜阳息风；肝阴亏虚者，宜补肝益肾；肝血不足者，宜滋补肝血，缓急止痛；肝寒血凝者，宜暖肝散寒，温通止痛。

1. 肝气郁结　症见心胸闷痛,心痛向胁部放射,或走窜疼痛,或遇怒,突然胸膺剧痛,胸胁胀满疼痛,喜太息,情绪抑郁或急躁易怒,纳呆嗳气,舌质淡红,苔薄白,脉弦或沉涩。有明显的情志不畅、心情抑郁或猝受过度精神刺激、过度紧张等诱因,与情绪及精神因素关系密切。治宜疏肝解郁,和血通络。常用柴胡疏肝散(《景岳全书》)加减。药用柴胡、炒枳实、白芍、香附、川芎、郁金、元胡、茯神、石菖蒲、远志、甘草等。若情绪抑郁较甚者,加缬草、素馨花;若猝受刺激、过度紧张者,加琥珀、玳瑁、合欢皮等。

2. 肝胃不和　症见胸膺满闷或胀痛,心痛常在饭后发作或加剧,或餐后出现发作性心悸,胁肋胀痛,纳谷呆滞,嗳气呃逆,舌胖苔白或腻,脉弦缓。治宜调理肝胃。常用木土和合汤(路志正经验方)或抑木和中汤(《医醇賸义》)加减。药用柴胡、黄芩、党参、炒白芍、炒枳实、当归、青皮、白蒺藜、郁金、陈皮、苍术、白术、厚朴、木香、砂仁、茯苓、佛手、檀香、甘草、生姜、大枣等。若肝郁脾虚者,用逍遥散(《太平惠民和剂局方》)加味:柴胡、白术、白芍、当归、炙甘草、茯苓、薄荷、煨姜、砂仁、广木香、党参等。

3. 肝火上炎　症见胸闷疼痛,心痛向胁部放射,或走窜疼痛,或遇怒突然胸膺剧痛,发时伴有烧灼感,面红目赤,眩晕耳鸣,便秘溲赤,性情急躁,心烦易怒,舌红苔黄燥,脉弦数。治宜泄肝降逆。常用化肝煎(《景岳全书》)加减。药用青皮、陈皮、白芍、丹皮、栀子、泽泻、黄连、半夏、瓜蒌等。若肝火独盛者,以泻青丸(《小儿药证直诀》)加味:当归、川芎、冰片、山栀、大黄、羌活、防风、黄连、半夏、瓜蒌实;若肝火夹痰致心痛者,以泻青丸(《小儿药证直诀》)合小陷胸汤(《伤寒论》)加味;若肝经实热,大便秘结者,宜当归龙荟丸(《丹溪心法》)加减:当归、龙胆草、芦荟、黄连、黄柏、大黄、黄芩、栀子、青黛、木香。

4. 风阳内动　症见心痛频繁发作,伴见眩晕头痛,心烦气急,夜寐不安,面红目赤,有中风或将发中风之表现,舌质淡红,苔薄黄,脉弦数。治宜平肝潜阳息风。用天麻钩藤饮(《杂病证治新义》)加减。药用天麻、钩藤、生石决明、川牛膝、桑寄生、杜仲、栀子、黄芩、益母草、茯神、夜交藤等。阴虚风动明显者,酌加生地、生龟板、珍珠母、全蝎、蜈蚣、白僵蚕等;伴痰瘀阻滞者,加石菖蒲、郁金、丹参等。

5. 肝阴亏虚　症见胸中疼痛,时感灼热,眩晕耳鸣,两目干涩,胁肋隐隐灼痛,腰膝酸软,口咽干燥,五心烦热,潮热盗汗,舌红苔少、脉弦细数。治宜补益肝肾。常用一贯煎(《柳洲医话》)加减。药用生地、北沙参、枸杞、麦冬、山萸肉、当归、白芍、白蒺藜、川楝子、丹参等。若肝郁明显者,选加香橼、佛手;肝郁化热者,加菊花、丹皮;阴虚风动者加白僵蚕、炙龟板等。

6. 肝血不足　症见心痛、心悸,遇劳加重,夜来不寐,胁肋胀闷,或隐隐作痛,筋脉眴动,面色苍白,爪甲不荣,头晕目眩,舌淡,苔白,脉细弱或结代。治宜滋补肝血,缓急止痛。常用补肝汤(《金匮翼》)合芍药甘草汤(《伤寒论》)加减。药用当归、川芎、熟地、白芍、丹参、西洋参、麦冬、炒酸枣仁、山萸肉、炙甘草等。若阴虚甚者加五味子、黄精;伴瘀血阻滞者加鸡血藤等。

7. 肝寒血凝　症见猝然心痛如绞,心痛彻背,心痛发作每与感寒有关,多因气候骤冷,或骤感风寒而发病或加重,伴形寒,甚则手足不温,或伴有四肢或身体局部挛急疼痛,口淡不渴,舌质紫黯,苔白,脉沉细或涩。治宜暖肝散寒,温通止痛。常用暖肝煎(《景岳全书》)加减。药用肉桂、小茴香、茯苓、乌梅、枸杞子、当归、沉香、生姜、白蒺藜、紫丹参等。若寒邪直中者,宜当归四逆汤(《伤寒论》)加味:当归、桂枝、白芍、细辛、炙甘草、通草、吴茱萸、川椒、薤白、檀香等;寒闭心痛甚者,加苏合香丸(《太平惠民和剂局方》)。

## 二、验案举要

### 案1　肝气郁结,气滞血瘀

徐某,女,40岁,个体从业者。主因"发作性右胸胁疼痛半年"于

1989年9月29日初诊。患者平素性情急躁,又因从事个体经营,工作压力大。半年前因情绪波动出现右胸胁疼痛,以中药治疗而愈。1天前无明显诱因胸胁痛作持续约30分钟,伴胸闷喜太息,心悸烦乱,急躁易怒,少寐多梦,头晕恶心,纳差便稠,舌淡红,苔薄白,脉弦小滑。心电图示:ST-T改变。诊断:肝心痛,肝气郁结证;西医诊断:胸痛待查。治以疏肝理气,通络止痛。处方:柴胡12g,白芍10g,炒枳壳10g,旋覆花(包煎)12g,红花9g,川楝子10g,元胡12g,郁金10g,远志6g,钩藤(后下)12g,夜交藤12g,甘草6g。服药3剂,胸胁痛减,至7剂心悸眠差、头晕恶心消失,但生气烦劳后,胸胁痛偶作。既见效机,守方续进,服药6周,胸胁痛消失,心电图大致正常。

**按语:**《素问·举痛论》曰:"百病生于气也,"肝主疏泄,条达气机。如七情过激造成气血悖逆,肝气郁结,畅达失职,心脉失调,筋脉拘急,血流受阻,则发胸痛。"春三月,此谓发陈……生而勿杀,予而勿夺"(《素问·四气调神大论》),天人相应,人此时应顺春之条达疏畅,自然舒展之性。本例患者因情绪因素,导致肝郁气滞,心脉不畅,而发肝心痛。肝气郁滞,气逆冲心,肝不藏魂,神失所主,故心悸烦乱,急躁易怒,夜不能寐,乱梦缤纷。肝气横逆犯脾,清阳不升,浊阴不降则头晕恶心,纳差便秘。"弦应东方肝胆经",为肝气郁滞之象,滑脉主痰逆。治当以疏肝理气、通络止痛为主,方以柴胡疏肝散为主,并取《金匮要略》旋覆花汤意,用旋覆花、红花、川楝子、元胡、郁金行气止痛,消痰利膈;夜交藤、远志养心安神;钩藤平肝,肝气平则魂安。诸药相配,肝气得疏,逆气得降,魂有所依,诸症自除。

**案2　少阳枢机不利,痰瘀阻滞心脉**

何某,男,56岁,干部。主因"发作性心前区憋闷疼痛1年余,加重2个月"于2003年9月12日初诊。患者2002年6月初,饮酒后发作心前区憋闷疼痛,伴左上臂内侧放射痛,某医院确诊为"冠状动脉粥样硬化性心脏病,不稳定型心绞痛",住院治疗半月,缓解出院。出院后常于凌晨1~3时反复发作心绞痛,每次持续约10~20分钟,坐起含服速效救心丸或硝酸甘油片可缓解；或因情绪激动而发作，屡用中西药物治疗，病情未能有效控制。近 2 个月，因家务烦扰，心情不佳，而发作增多，且每于凌晨 5 时发作，程度加重。虽经住院月余，静脉滴注硝酸甘油、口服消心痛、复方丹参滴丸（现代中成药），中药采用栝蒌薤白半夏汤（《金匮要略》）、冠心 2 号（现代中成药）方等化裁，终未见缓，拟行冠脉支架植入术，但因惧怕手术而拒绝，遂来就诊。患者形体肥胖，症见：阵发胸痛，伴胸胁胀满，心情郁闷，善太息，心烦燥热，夜寐不佳，头部昏沉，口干口苦，不欲多饮，纳谷欠馨，二便尚调。舌黯略红，苔薄白微腻，脉弦细滑。辨为肝心痛，治以疏利肝胆，化痰祛瘀，方以小柴胡汤（《伤寒论》）合栝蒌薤白半夏汤（《金匮要略》）加减。处方：人参（另煎）10g，柴胡 15g，黄芩 12g，法半夏 15g，石菖蒲 10g，郁金 15g，全瓜蒌 25g，薤白 10g，水蛭 10g，川芎 8g，丹参 15g，炙甘草 10g，生姜 5 片，大枣 3 枚。7 剂，每日 1 剂，水煎 2 次取汁，去滓浓煎 10 分钟，分 3 次服。并嘱适当运动，保持心情舒畅，忌烟酒及膏粱厚味。过多输液有聚湿酿痰阻络之虞，建议停减。

2003 年 9 月 20 日二诊：药后心绞痛发作明显减少、程度减轻，舌脉同前。前方去丹参，加鸡血藤 20g，再进 7 剂，水煎服。药后诸症消失，查心电图大致正常。前方略有加减，2 日 1 剂，再进 10 剂，以巩固疗效。随访 1 年，病情未复发。

**按语：**此案患者嗜好烟酒，痰浊内生，日久痰瘀互结，阻滞心脉，而发心痛，近来复因情绪波动而诱发，且易发于凌晨厥阴肝经所主之时，四诊合参，证属肝胆郁滞，少阳枢机不利，痰瘀痹阻之肝心痛。治以疏利肝胆，和解少阳，化痰祛瘀，宽胸理气。方取小柴胡汤合栝蒌薤白半夏汤之意，切中病机而取效。可见，心痛一证，可涉及诸脏，肝之疏泄失常可导致心之血脉瘀阻，临证时，并非见心痛即治心，见心痛即活血，而当辨明病源之所在，辨证论治。

### 案3 肝肾亏虚,心脉瘀阻

王某,女,66岁,家务。主因"发作性胸闷胸痛3年,加重4天"于1989年10月20日初诊。患者3年来间断发作胸闷痛,与劳累及情绪激动有关,外院经检查诊断为"冠心病 心绞痛",经对症治疗,病情尚稳定。4天前因家事心情不快,加之稍劳突然发病,胸痛发作频繁,刻诊:心悸胸憋、胸背彻痛,持续3~5分钟,经休息可自行缓解。伴头胀头晕,耳鸣烘热,心烦急躁,口舌生疮月余,口干,纳少嘈杂,舌红苔薄白、脉弦细数。查体:血压140/70mmHg,心率80次/min,律齐。心电图:ST-T改变。中医诊为肝心痛,肝阴亏虚,心脉瘀阻证;西医诊断:冠心病心绞痛。治以滋阴柔肝,清心活血。处方:一贯煎(《柳洲医话》)加减:沙参12g,麦冬10g,枸杞10g,赤芍、白芍各10g,生地12g,川楝子10g,郁金12g,丹参15g,炒柏子仁15g,钩藤(后下)12g,玫瑰花10g,炒谷芽、炒麦芽各12g。

服药3剂后,胸背闷痛发作减少,头晕头胀、耳鸣心烦减轻,仍心悸乏力明显,舌质黯红,苔薄黄腻,脉弦细小弱。前方去生地、沙参,加太子参10g、五味子6g、竹茹10g,继服3剂,心悸气短好转,舌淡红苔薄黄。守方治疗月余,胸背痛消失,诸症改善,复查心电图大致正常。

**按语:**此例患者,年过六旬,阴气自半,阵发胸痛,伴头胀、头晕、耳鸣烘热、心烦急躁、口舌生疮、舌红,皆为一派虚火上扰之象,加之操劳、抑郁,阴津耗伤,气机郁结,故骤然发作肝心痛。元代朱丹溪《丹溪心法》言:"气血冲和,万病不生,一有怫郁,诸病生焉。"《张氏医通》更明确指出:"肝心痛者,多由木火之郁,病在血分。"论及治疗,陈士铎认为:"治法必须泻肝木之火,更须解木气之郁,而少佐安心之剂,则心痛自止也。"故而处方以一贯煎为主,佐以调气不伤血的郁金、丹参、赤白芍,又以钩藤、玫瑰花、柏子仁条达肝气,谷麦芽于土中泄木,全方主以甘缓,辅以辛散,时时兼顾肝体阴用阳的生理特性,且药随证转,次诊入太子参、五味子、竹茹,取酸甘化阴而补肝之体。前后施药,始终做到治病求本、伏其所主的中医治则。

### 案4　寒邪直中,肝寒血凝

孙某,男,50岁,干部。主因"胸痛反复发作3年,加重1天"于1982年11月8日初诊。患者于1979年9月因情绪激动骤发"胸痛"于某医院就医,经检查确诊为"急性心肌梗死"而急诊入院抢救,治疗月余病情缓解出院。但此后每逢气候变化或情志不畅即出现发作性胸痛。近因气候骤然转寒,于昨日出现胸闷憋气,胸痛掣背,四肢不温,右下肢拘挛疼痛,诊见舌质黯,舌苔白,脉沉细。心电图示:陈旧性心肌梗死(前壁)、一度房室传导阻滞。四诊合参,辨病为肝心痛,因寒邪直中厥阴所致。治以暖肝散寒,温经止痛。方用当归四逆汤(《伤寒论》)加减。处方:当归15g,薤白10g,桂枝9g,白芍9g,炙甘草9g,细辛3g,通草3g,吴茱萸6g,麝香(冲服)0.3g,另以苏合香丸(《太平惠民和剂局方》)(吞服)1粒,以温经通脉,宣痹开窍。上方服2剂,发作次数明显减少,疼痛减轻。后证随法变,用丹参、瓜蒌、檀香、降香、蜈蚣、全蝎、僵蚕、石菖蒲、郁金、琥珀等药,先后服40余剂,临床症状消失。心电图示:陈旧性心肌梗死。随访6年未见复发。

**按语**:本案患者平素情志不遂,三年前因情绪激动诱发急性心梗,本次则因天气变化感寒而起,乃肝心痛之寒邪直中厥阴,致肝寒血凝之证。患者素体血虚而又经脉受寒,寒邪凝滞,血行不利,阳气不能达于四末,则手足厥寒,心脉痹阻,则胸背彻痛。故以《伤寒论》之当归四逆汤加减,以温经散寒,养血通脉,因寒闭心痛明显,又合用苏合香丸。方中当归养血和血,白芍养血和营,助当归补益营血;桂枝温经散寒,温通血脉,细辛助桂枝温通血脉,更以厥阴经之引经药吴茱萸,以增强温经散寒止痛之力;薤白通阳散结,行气导滞。诸药合用,温经散寒,通行血脉,直达病所。二诊时,寒邪渐祛,而以活血通络、宽胸止痛为主,体现了阶段分明,调补适宜的原则。

### 三、综括拾遗

肝心痛,为厥心痛分类证候之一,系肝胆功能失调,肝病及心,心脉不畅,心肝同病所致的心痛。相当于西医学之冠心病心绞痛、肝胆疾病、心脏神经官能症、肋间神经痛等疾病的部分临床表现,而兼有肝经证候者。肝心痛的临床表现,与心、肝经络走行及生理功能有关,临床以发作性心胸疼痛,伴胸胁胀满,常因情绪波动诱发或加重为特征。情志失调为肝心痛的主要发病因素,肝(胆)功能失调,心脉不畅是其病机关键,痰瘀交阻,乃病理环节,多始自气郁、化火,继则伤阴、耗气、损阳,由实转虚,虚实夹杂为其演变特点。临床辨治,当首辨病位、脏腑与气血,次辨病性、虚实寒热、夹瘀夹痰等兼挟证。治则寓补、调两端。早期以疏肝解郁,清心泻肝,化痰通络为主,不宜过早过多使用活血逐瘀之品,以防投之太过,徒伤气血;一旦出现舌黯等血瘀征象,在辨证论治基础上采用活血化瘀,该法往往贯穿于本病治疗全过程;病至后期,则权衡心肝阴阳气血之不足,治以滋阴柔肝缓急、益气养心助阳、或配用平肝潜阳、通阳化浊等,以纠正其脏腑盛衰。

在快节奏的时代,情志抑郁不遂逐渐成为普遍现象,西医学也证实,情绪因素是冠心病的易发危险因素之一,此类患者多具有急躁、紧张、易冲动、个性强、喜怒无常的特点,临证时应特别注意,除药物干预,更当告诫患者,舒畅情绪,怡养情志。

(王秋风)

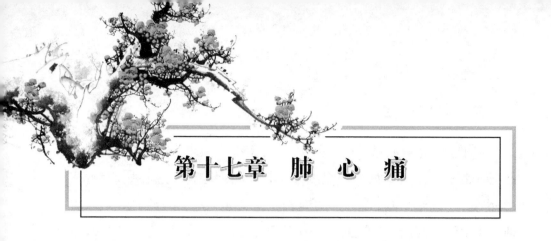

# 第十七章 肺 心 痛

肺心痛,是以咳喘气急,阵发性心前区疼痛,气短乏力,劳累后疼痛加重,主要症状的疾病,是因肺脏的功能障碍,进而导致心血运行不畅,心脉痹阻所引起的心痛。肺心痛之病名首见《灵枢·厥病》:"厥心痛,卧若徒居,心痛间,动作痛益甚,色不变,肺心痛也。"

## 一、临证传薪

### (一)病因病机

肺心痛的发生有虚实二端,虚者多缘于老弱之人肺气虚弱,或素体肺气不足,宣降不能,或劳伤久咳之后,脾虚不能升清于肺,致肺气亏少,肺气虚则宗气不足,不能贯心脉而司呼吸,气血运行不畅,血脉痹阻;或久病不愈,肺肾虚衰,气不摄纳,元气不固,血行涩滞,心脉不畅,皆而发生心痛。实者,或寒邪袭肺,胸阳郁遏;或饮食寒凉损伤阳气,阴寒束肺,胸阳不振,寒邪凝滞,气血不畅,心脉痹阻;或素嗜烟酒,恣食肥甘辛辣,饥饱无度,痰湿内生,继而生热,上蓄于肺,痰湿及痰热互阻,肺失宣降,肺道壅滞,心脉滞涩,而发生心痛。究其病因,与饮食、劳倦及环境因素导致气虚或气郁,进而导致血虚及血瘀,心脉不利有关。

1. **饮食失节** 现代社会生活,易过食肥甘厚腻之品,加之饮酒无度,嗜食辛辣、生冷等,皆可致脾胃受损,运化失常,则生湿化痰、郁而化热,痰湿之邪阻遏肺气,宣发肃降失司,宗气不行,心血无以推动,心脉瘀阻,发为肺心痛。

2. **劳倦久病**　劳逸过度,则耗气伤体,肺气受伤,则宗气不足,不能贯心脉以行气血,气血不足无以濡养而心脉痹阻。又素体虚弱,久病伤及元气,脾气不升,肺气虚耗,气血不足,血脉不利,心脉痹阻。

3. **环境不宜**　现代生活多与空调、冰箱为伍,加之大气环境改变,空气污染,气候变暖,工业污染等,久之损伤肺气,不能上朝百脉,导致肺心痛。

### (二) 病位

肺心痛其病在心,而源于肺。心肺两脏从经络而言,相互关联。《灵枢·经脉》:"心手少阴之脉,起于心中,出属心系……其直者,复从心系却上肺,下出腋下"言肺与心经脉相连,"肺手太阴之脉,起于中焦,下络大肠……从肺系横出腋下,下循臑内,行少阴、心主之前"言肺与心脉相邻而行,分布于同一区域。从生理功能而言,相互为用。心主血,"诸血者皆属于心";肺主气,"诸气者皆属于肺"。肺朝百脉,将心之气血灌注全身,两者相辅相成,推血液运行于周身。肺通过呼吸、宣发肃降,朝会百脉的作用,促进心行血的作用,即"气为血之帅"。血液正常的供给才能保证肺主气、司呼吸的功能,即"血为气之母"。心血与肺气相互依存,互相作用,功能上形成紧密的联系。肺对血液运行的作用,依赖宗气推动。《灵枢·邪客》谓"宗气积于胸中,出于喉咙,以贯心脉,而行呼吸焉。"

源于脾胃水谷精微之气的宗气与肺吸纳之清气,具有贯通心脉和主呼吸的功能,维系了心主血脉和肺主呼吸的双重作用。肺行血功能由宗气完成。肺与心在生理上气血相依,病理上互相影响,肺的功能异常可导致心的功能失常,引发肺心痛。

### （三）辨证论治

路老认为,肺心痛之临床辨证,重在辨病位、辨标本、辨寒热及兼夹证。辨病位者,肺心痛乃心肺同病,心痛须伴有肺的症状,如气短、咳喘、咳痰等。辨标本者,肺心痛因肺功能脏失调所引起,心痛为标,肺气不利为本,故肺心痛发病前一般都有肺病史,因情绪、劳倦或饮食不慎而诱发。常常是肺病在前,心痛在后,或心痛与肺的症状同时出现,应据证而辨,分清标本缓急而施治。辨寒热者,心肺位于胸中,有赖胸阳的温煦,发挥正常功能,胸阳不振或感受寒邪,极易损伤心肺之阳气,导致寒凝血瘀而引发心痛。肺病日久者,又易寒邪化热,痰热壅肺,也可导致心血运行不畅,因此临床首先要分辨寒热,明确是肺寒,还是肺热。辨虚实者,气虚致宗气不足,血脉瘀阻;肺气实,痰湿内停亦可致血脉瘀阻。临证时须分清虚实及虚实夹杂情况,更当辨明虚实孰多孰少,方能把握病机,准确施治。

1. 肺气不足　主要表现胸前隐隐作痛,时发时止,胸闷气短,自汗,乏力,劳则尤甚,舌质淡胖,苔薄白,脉沉细无力或结代。治以补肺益气通血脉。方用补肺汤(《永类钤方》)、生脉散(《医学启源》)加减。以生黄芪、人参、西洋参、五爪龙、黄精、天冬、麦冬、五味子、枇杷叶、石斛、山药、炒白术、炒杏仁、桔梗、紫菀等,为常用药。若夹痰者,加陈皮、半夏、茯苓、茵陈、胆南星、薏苡仁、旋覆花、黛蛤散;痰阻气滞者,加厚朴花、枳壳;肺肾虚衰,气短乏力,腰膝酸软明显者,加肉苁蓉、菟丝子、胡桃肉等。

2. 寒邪袭肺　主要表现突发心前区闷痛,冷痛或绞痛,形寒肢冷,舌质紫黯,脉沉弦,疼痛常因天气寒冷而诱发。治以温通胸阳,宣痹止痛。常用枳实薤白桂枝汤(《金匮要略》)化裁。药用瓜蒌皮、薤白、桂枝、郁金、赤芍、枳实、砂仁、巴戟天、川芎等。若夹寒痰,症见痰色白质稀者,以栝蒌薤白半夏汤(《金匮要略》)加减;气上逆致嗳气喘促者,加苏梗、炒苏子;肺肾气虚甚,致乏力气短明显者,加西洋参、生黄芪、黄精;寒饮射肺,致咳喘者,加细辛;瘀血水停,致下肢浮肿者,加泽兰、王不留行、泽泻、益母草。

3. **痰湿阻肺**　主要表现胸前憋闷疼痛,咳嗽上气,咳痰,舌胖大,边有齿痕,脉滑。治以宣肺化痰,通络宣痹。常用二陈汤(《太平惠民和剂局方》)、小青龙汤(《伤寒论》)等加减。药用炙麻黄、杏仁、桔梗、苏子、苏梗、陈皮、茯苓、姜半夏、瓜蒌、厚朴、枳实、葶苈子、生薏苡仁、旋覆花等。痰湿盛致痰多者,酌加炒苍术、木香、砂仁等;伴虚寒致乏力畏寒者,加细辛、干姜、党参、肉桂、巴戟天;伴气机不降、喘促者,加沉香;兼夹寒痰致痰多清稀者,可用栝楼薤白半夏汤(《金匮要略》)加减化裁。

4. **肺气郁闭**　主要表现胸闷疼痛,咳喘不得卧,大便秘结,舌淡,苔白厚,脉沉迟。治以降气平喘,通腑降浊。常用越鞠丸(《丹溪心法》)、半夏厚朴汤(《金匮要略》)加减。药用苏子、苏叶、莱菔子、炒枳实、绿萼梅、玫瑰花、佛手、香橼、桑叶、川芎、香附、佛手、石菖蒲、郁金等。若气虚者,加生黄芪、五爪龙、红参、党参;腑气不通,便干者,酌加火麻仁、白芍、枳实、厚朴,或加少量大黄;痰多者,选加茯苓、半夏、陈皮、炒苍术、炒白术、胆南星、薏苡仁等。

5. **痰热壅肺**　主要表现心胸憋闷疼痛,咳嗽气急,烦躁,痰黄难咳,面红口干,舌红,苔黄腻,脉滑数。治以清化痰热,活血化瘀。以桑白皮汤(《古今医统大全》)加减。以桑白皮、炒栀子、浙贝母、瓜蒌、炒枳实、生石膏、知母、黄芩、黄连、胆南星、葶苈子等为常用药。若痰热内盛,痰黏难咳者,加海蛤壳、黛蛤散等;痰热津伤者,加天花粉、枇杷叶、石斛、芦根等;痰瘀互结者,加桃仁、丹参、赤芍等。

6. **肺肾气虚**　主要表现为心胸隐痛时有发作,气短难续,疲乏无力,咳喘,腰膝酸软,咳吐白痰,舌淡苔白,脉沉细。治以补肺益肾,清降虚热。常用百合固金汤(《慎斋遗书》)合肾气丸(《金匮要略》)化裁。药用人参、紫河车、胡桃肉、枸杞子、川贝母、怀牛膝、山药、山茱萸、丹参、益智仁、五味子等。阴伤者,加百合、麦冬、玉竹、生地、枇杷叶、石斛等;肾虚腰痛甚者,加狗脊、杜仲、肉苁蓉、巴戟天等。

## 二、验案举要

### 肺气不足,心脉瘀阻

王某,男,60岁。主因"阵发性胸闷,胸痛3个月,加重伴气短,咳嗽1个月"于2005年4月16日初诊。患者3个月前劳累后突发心前区疼痛,伴胸闷气短,于当地医院诊断为"冠状动脉粥样硬化性心脏病",经抗凝、改善冠脉供血等治疗后,病情平稳。1个月前因感冒频繁出现胸闷痛发作,伴咳嗽,气短乏力,心烦失眠,大便干结,舌红脉滑数。经西药治疗后症状无明显改善而来诊。既往慢性支气管炎病史。诊为"肺心痛",辨为肺气不足,宣降失职,致心脉不畅,心血瘀阻。治以补肺益气,祛痰化瘀。处方:太子参12g,生黄芪20g,生白术30g,浙贝母15g,桑白皮12g,麦冬12g,丹参15g,全瓜蒌20g,桔梗10g,炒杏仁10,生薏苡仁20g,桃仁10g。7剂,水煎服。

药后患者胸闷胸痛次数减少,气短乏力及咳嗽明显减轻,继以上方加减调理20余剂,诸症悉除。

**按语:**本案肺心痛为宿疾,患者年老体弱,胸痛咳嗽,气短乏力,本次加重因于感冒诱发,为肺气不足兼有瘀血阻络之征。以补肺化痰,活血化瘀为法,方取补肺汤、桑白皮汤、丹参饮之意,药用太子参、黄芪、生白术补益肺气;浙贝母、桑白皮、全瓜蒌、桔梗化痰以开利肺气;生薏苡仁、白术健脾化痰湿;杏仁、桃仁、丹参降肺气活血化瘀;同时瓜蒌、杏仁、桔梗降肺通便。诸药补肺健脾益气,宣肺化痰,降肺通腑泄浊，活血化瘀，使肺气得以补益，肺气宣降正常，心脉调畅，血行无阻，则心痛得以缓解。

### 三、综括拾遗

肺心痛多见于现代临床肺源性心脏病的心衰阶段、慢性阻塞性肺气肿、肺栓塞、心脏瓣膜病、冠心病心绞痛以及冠心病所致的心功能不全等。肺心痛病位在心，实则由肺气不足，招致外邪侵袭，肺失宣肃，肺气郁闭。肺气朝百脉，推血运行，为血之统帅，如肺气不不行，则脉道空虚，血流艰涩，遂使心脉瘀阻，是谓肺心痛。人体五脏相联，生理上协调一致，"脾为生痰之源，肺为贮痰之器"（《证治汇补·痰症》），"肺为气之主，肾为气之根。肺主出气，肾主纳气"（《类证治裁》）。因此，路老强调，辨治上不仅应补肺益气，温通胸阳，宣肺化痰，降肺通腑，清化痰热等，还要注重五脏六腑功能。肺心痛多发生于年老体弱，素有宿疾之人，故多为虚实夹杂，本虚标实之证。本虚多为肺气不足、肺肾气虚、肺肾阴虚，及兼有脾肺俱虚、肺脾肾虚；标实多为寒湿痰凝、痰热互结、痰瘀互结、气机郁闭、痰气相交等；临床多表现肺气不足兼痰湿、痰热互结，兼肺气闭郁、气虚血瘀，兼阳虚水泛等证。因此治法重在补肺益肾、运脾化湿、理气行痰、宣降肺气、升发脾阳及活血通络。心肺同治，而重在治肺，以治病求本之法来遣方用药是取效之根本。在遣方用药的同时，路老还注重叮嘱患者平素摄生，养成良好的生活习惯，避免风寒等外邪刺激，以期减少肺心痛的发生。

（王秋风）

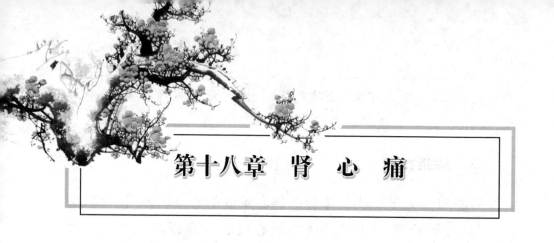

# 第十八章 肾心痛

肾心痛,是由于肾之阴阳虚损,命门火衰,心君失于濡养温煦,而致心脉痹阻所引起的心痛。本病多发于年老体弱或久病重病者。临床症见心痛彻背,背痛彻心,胸背拘急,形寒肢冷,腰膝酸软,伛偻不伸,足跗浮肿,或面色苍白、惊恐不安、冷汗自出等,或伴头晕耳鸣,口燥咽干,五心烦热,夜热盗汗。肾心痛之病名,首见于《灵枢·厥病》:"厥心痛,与背相控,善瘛,如从后触其心,伛偻者,肾心痛也。"

## 一、临证传薪

### (一)病因病机

本病的发生与心肾阴阳虚衰、精血失于资生、手足少阴经脉失调、水火不能相济有关。

1. 肾虚是致病的主要原因 老年体弱,肾气衰退;先天禀赋不足,后天失于充养;大病久病不愈,气血精津亏虚,耗伤肾气;房室过度、早婚多育,肾精亏虚;以及思虑忧郁,损伤心脾,则病及阳明冲脉,而胃为水谷气血之海,以致气血两虚。肾为元阴元阳之本,若肾气耗伤,精气不足,功能急减。肾阳虚,心君失于温煦,阳不胜阴,寒凝涩滞,心脉收引挛急,发为心痛。命门火衰致阳不化气,水气凌心,痰凝血瘀,心脉运行失畅,引起心痛。若肾阳虚气化失职,不能上济心阴,心脉失于濡养,虚风妄动而心脏络脉痉挛,故可发生心

172

痛。若肾精亏虚,精不生髓,髓不生血,血脉失充,心脉失荣而发为心病。其病位在心,乃属肾之虚证。

2. 情志惊恐是发病的重要诱因 惊则气乱,恐则气下。突然遇到非常事变,导致精神上的猝然紧张。诸如骤遇险恶,突临危难,目击异物,耳听巨响等,都可发生惊吓。忽然受惊,以致心无所依,神无所归,虑无所定,惶恐不安。而过度胆怯,可使肾气不固,气泄以下。大惊猝恐,则导致气机下陷。惊恐伤肾,失其封藏固摄之权。加之突如其来之惊吓恐惧,神明受伤,心气逆乱,心血受损,心脉挛缩而痛。

3. 阳微阴弦,是本病发病的主要病机 《金匮要略·胸痹心痛短气病脉证治》曰:"夫脉当取太过不及,阳微阴弦,即胸痹而痛,所以然者,责其极虚也。今阳虚知在上焦,所以胸痹、心痛者,以其阴弦故也。""阳微"是本虚,是发病的基础;"阴弦"是结果,是发病的机制。上焦胸阳不振,下焦阴寒偏盛,犹如大地雪封冰冻,天空黑云密布之象,下焦水饮痰涎之阴邪上乘阳位,致痰浊、瘀血、气滞、寒凝等搏结,阻塞气机,心脉痹阻而发心痛。故阳微阴弦是发病的主要病机。或肾气渐亏,阴阳俱损,天癸渐少,形神俱衰,脉络亦僵,血流缓慢滞涩甚至瘀阻不畅通,而出现心痛;或心阴不足,心肌失养,脉道涩滞,进而心肾阴虚,心血津液匮乏,相火妄动,热炼津亏,心脉瘀阻,甚而心肾阴虚,相火偏亢,虚风上扰,致心脉痉挛,引发心痛;或肾阳亏虚,不能温煦心阳,致心阳不振,心肾阳虚,胸阳失于鼓动,寒凝心脉,瘀阻不通,不通则痛。或肾精亏虚,不能生髓,髓不能生血,而肾精虚衰,心脉失营,发为心痛;或心肾不交,肾阴虚不能上济心阴,致心火独亢于上,反而下汲肾水,久则肾阴肾精不足,先天告匮,心阴心血更无以充,手足少阴两经经脉功能失调,心脉失养,心神不安,皆可致心痛频作。

(二) 病位

肾心痛病位在心,而根源于肾。心肾同属阴经,手少阴心主火,居上焦;足少阴肾属水,居下焦。心肾借经络之通道上下连络,心火下蛰于肾,肾水上奉于心,水火既济,心肾交泰,则心火不亢,肾水不寒,能维持正常机体阴阳水火相对的动态平衡。精生髓,髓生血,肾精虚则血无从所生;血化精,心血虚,精无从所化。血虚则经脉失于流畅,精少则经脉涩滞。手足少阴经脉失于流畅,阴阳偏颇,水火未济,心肾不交,阳虚阴盛,心痛油然而生。心和肾经络相连。《灵枢·经脉》指出:"肾足少阴之脉……其支者,从肺出络心,注胸中。""足少阴之别……其别者,并经上走于心包,下外贯腰脊。"说明了肾经与心经、心包经是相连的。肾与心在经络上既有密切的联系,在病理上通过经络可互相传变。《灵枢·经脉》指出:"是主肾所生病者,口热舌干,咽肿上气,嗌干及痛,烦心心痛。"说明了肾的病变,可出现咽肿、心痛等心经的症状。肾藏精,主水,位于下焦,心主血脉,主火,位居上焦。正常情况下,一方面,心火必须下降,与肾阳协同温煦肾阴,以防止肾水过寒;另一方面,肾水必须上承,与心阴共同滋养心阳,以防止心火过于亢奋。这就是"心肾相交""水火既济"。反之,"肾无心之火则水寒,心无肾之水则火炽。心必得肾水以滋润,肾必得心火以温暖"。心肾相交,维持着心肾阴阳动态的平衡,心肾失交,平衡被打乱,心脉失于温养,心脉挛急,血行不畅,可发生心痛。

### (三) 辨证论治

路老认为肾心痛的辨治,关键是辨病因、辨病位、辨虚实。辨病因者,恐则伤肾,肾虚心脉挛急而致心痛。如有惊吓恐惧的原因导致心痛发作,可按肾心痛辨证。辨病位者,心肾同属少阴经,肾心痛的疼痛也往往表现在手足少阴经脉循行部位上,手少阴心经出心系,络小肠,支脉从心系上夹咽,联目系,至小指末端桡侧,与手太阳小肠经相接。足少阴经从足小趾始,斜走足心,出盘骨粗隆下……支脉出肺,络心,入胸中,与手厥阴心包络经相接。疼痛表现与心肾经所主病候和循行部位有关。如:咽干,咽喉发紧,咽痛(局部无红肿);肩痛,腋下痛,上肢内侧痛;胸憋窒闷,心痛,背痛,腰脊痛;气虚善恐,心中惕惕,如人将捕之;下肢内侧痛,足踝痛。有部分患者仅表现为颈部发胀、咽部发憋、吞咽困难,甚或毫无疼痛的感觉,只表现为呼吸困难或恶心欲吐、上腹部胀痛等胃肠道症状。辨虚实者,肾心痛除心痛表现外,多伴有肾虚的症状,如头晕目眩,腰膝酸软,心烦出汗等。由于老年人体虚、命门火衰,其心痛症状表现不明显,要注意从肾虚症状中加以分辨。其治以滋肾阴或壮肾阳为主,辅以化瘀血或温化消痰饮,或燮理阴阳,交通心肾。抓住肾虚的本,兼顾心痛的标,心痛急性发作时治标,缓则补肾要特别警惕有部分年老体虚、命门火衰的患者,其心病症状表现不明显,而病情却十分凶险。

1. 肾气虚　症见胸闷不舒,阵发心痛,心悸怔忡,健忘气怯,腰膝痿软,精神萎靡不振,阳痿滑精,畏寒肢冷,或见呼多吸少,喘促汗出,或见睡中遗尿,小便失禁,或见面色苍白,滑精频作,舌质淡,苔白,脉沉细无力,或结代。治宜补肾气,滋肾阴,壮肾阳。常用右归丸(《景岳全书》)加减。以熟地黄、山药、山萸肉、枸杞子、菟丝子、鹿角胶、杜仲、当归、肉桂、炙附子等为常用药。若气虚血瘀者,酌加生黄芪、人参、丹参、桃仁等;若肾失固摄者,加龙骨、牡蛎、山萸肉、芡实、仙灵脾等。

2. 肾阴虚　症见心胸灼痛,头昏目眩,耳鸣,口干咽干,五心烦热或潮热,或骨蒸劳热,盗汗遗精,失眠,易做惊梦,小便短赤,舌质红,少苔或光剥无苔,脉细数。亦可见阴虚内热,伤及血分,伴见齿衄或尿血。若肾阴虚夹湿热,则伴见膏淋、下消。治宜壮水滋肾,清泻相火。常用左归丸(《景岳全书》)合知柏天地煎(《症因脉治》)加减。以熟地黄、山药、山茱萸、枸杞子、菟丝子、鹿角胶、龟板胶、川牛膝、知母、黄柏、天门冬、生地黄等为常用药。若兼有瘀血,可加丹参、川芎、赤芍、桃仁、郁金等;若伴有眩晕耳鸣者,加石决明、灵磁石;若遗精,加金樱子、覆盆子;伴有血尿者,加女贞子、旱莲草、茜草、阿胶珠等。

3. **肾阳虚** 症见心痛彻背,呈阵发性绞痛,心悸气短,畏寒肢冷,神倦阳痿,舌质淡胖,苔白或腻,脉沉细或结代。或面浮足肿,阴下湿冷,或见五更泻,或突然昏仆,不省人事,目合口开,手撒遗尿之脱证。治宜温肾壮阳,益气活血。常用肾气丸(《金匮要略》)合保元汤(《博爱心鉴》)加减。以熟黄、山药、山茱萸、泽泻、茯苓、牡丹皮、桂枝、炙附子、人参、甘草、肉桂、生黄芪等为常用药。若兼水肿者酌加温阳化气行水之药;若见五更泻者,酌加四神丸(《证治准绳》);若见肾心痛的脱证,急以益气回阳固脱,及中西医合作救治;兼见心水、脉数疾、气短、口唇发绀等症,属中医学心肾阳衰,水气凌心者,用真武汤(《伤寒论》)、人参汤(《金匮要略》)、五苓散(《伤寒论》)等方加减应用;若兼见迟脉者,可予麻黄附子细辛汤(《伤寒论》)加减;若见心悸,脉象结代,属湿邪阻滞者,在温阳的同时,可加用祛湿化浊法,以藿朴夏苓汤(《医原》)、三仁汤(《温病条辨》)灵活运用。

4. **肾精亏虚** 症见心胸隐痛,或阵发隐隐作痛,腰膝酸软,精神萎靡,健忘怔忡,眼花耳鸣,面色黧黑,毛枯发脱,阳痿,过早衰老,舌淡,苔白,脉多沉细无力,或细数,或结代。治宜填补肾精,养血活血。常用还少丹(《医方集解》)合四物汤(《太平惠民和剂局方》)加减。以熟地、山药、牛膝、枸杞、山萸肉、茯苓、杜仲、远志、五味子、楮实子、小茴香、巴戟天、肉苁蓉、石菖蒲、当归、川芎、白芍等药。若肾精亏耗明显者,加紫河车、龟鹿胶、阿胶等血肉有情之品;兼瘀血内阻者,加鸡血藤、丝瓜络等。

5. **心肾不交** 症见心胸憋闷灼痛,心烦懊恼,失眠多梦,腰膝酸软,烘热盗汗,五心烦热,咽干口干,舌红少苔,脉细数等症。治宜交通心肾,养血通络。方用黄连阿胶汤(《伤寒论》)合交泰丸(《韩氏医通》)或天王补心丹(《校注妇人良方》)加减。以黄连、阿胶、鸡子黄、肉桂、生地黄、五味子、当归、天门冬、麦门冬、柏子仁、酸枣仁、人参、玄参、丹参、茯苓、远志、桔梗等。若瘀血阻滞,心胸憋闷、隐隐作痛者,加鸡血藤、郁金、石菖蒲等;若阴虚燥热,烘热盗汗甚者,加当归六黄汤(《兰室秘藏》)。

6. 惊恐伤肾　症见心痛频作,精神紧张,焦虑恐惧,濒死感,恶闻响声,心悸不安,失眠,噩梦频作,或二便失禁。舌红,苔薄白,脉弦紧小数,或细弦。治宜补益肾气,安神定志。常用茯神散(《普济本事方》)加减。以茯神、熟地黄、白芍、川芎、茯苓、桔梗、远志、人参、大枣为常用药。若心虚胆怯,神不守舍者,予安神定志丸(《医学心悟》)酌加珍珠粉、琥珀粉、灵磁石等。

## 二、验案举要

### 案1　肾气亏虚

张某,男,62岁。主因"胸闷胸痛3年"1993年4月7日初诊。患者近3年来,常感咽中阵发性紧缩感,伴心悸,乏力,曾到多家医院检查,确诊为"冠心病",经用药症状改善不显。诊见:阵发咽喉部发紧发憋感,胸闷隐痛,伴心悸怔忡,腰酸痛,精神不振,乏力倦怠,阳痿,肢冷。舌质淡红,苔白,脉沉涩或结代。心电图示:完全性左束支传导阻滞,频发室性早搏。综合四诊,诊为肾心痛,证属肾气亏虚,治以温肾助阳,益精填髓,佐以行气和血。处方:熟地12g,山药10g,鹿角胶(烊化)6g,菟丝子10g,枸杞子10g,炙附子(先煎)6g,仙灵脾12g,当归10g,丹参15g,玉蝴蝶12g,6剂,水煎服。服上方后,精神转佳,咽部发憋次数减少,但仍有心悸、乏力、脉搏间歇。上方加细辛3g、太子参12g以益气通阳。在此基础上,先后用生龙骨、生牡蛎、肉苁蓉、桂枝、炒桑枝、绿萼梅等。共治疗4个月,服药百余剂。临床症状消失,心电图改善。嘱其慎起居,避风寒,节饮食,继以肾气丸(《金匮要略》)善后。

**按语:**患者老年男性,随着年龄增长,肾中精气亏虚,不能化生气血,心脉失于濡养而发肾心痛。出现胸闷隐痛绵绵,反复不愈。肾心经络相连,两者皆为少阴之脉,经络循行路线上心肾互相交通。足少阴肾经夹舌本,一分支从肺出入心注胸中,故咽喉部反复出现发紧发憋感,同时胸闷隐痛亦加重。舌为心之苗,肾经连心,肾阴可靠元阳温煦气化,通过经脉上升至心。此外,肾藏精,精化气,肾气为人体生命活动的原动力,血液循环的顺利进行依靠肾气的激发和推动,且精血同源互化,肾精盛则心血充。患者肾虚精亏,心脉不充,故见心悸怔忡,腰酸痛,精神不振,乏力倦怠,脉沉涩、结代。肾阳虚命门火衰,症见阳痿,四肢百骸不得以温煦而肢冷。故治宜右归丸加减,方中附子温肾阳、暖下元;鹿角胶、菟丝子、仙灵脾补肾阳,益精血;熟地、山药、当归、枸杞子滋肾阴,养肝血。诸药配伍,阳得阴助,生化无穷,体现了"阴中求阳"的法则,以收温补肾阳,填精补髓之功。玉蝴蝶、丹参引经、行气和血,诸症大减。继更用细辛、太子参以益气通阳;生龙骨、生牡蛎、肉苁蓉潜镇温肾,配以桂枝、炒桑枝、绿萼梅,温通心阳行气宁神。诸药合用,肾中之阴阳既济,心脉之气血充盈,心痛之症,亦自豁然。

### 案2 肾阳不足(1)

付某,女,62岁。主因"胸痛反复发作4年,加重10天"于1996年4月5日初诊。患者4年来,每于夜间发作心前区疼痛,当地医院经检查诊断为"冠心病卧位型心绞痛",患者每年因心绞痛夜间发作而反复住院治疗。近2年又出现失眠。10天前无明显诱因,再次出现夜间心绞痛,发作时间延长达8~10分钟,服用硝酸甘油得到暂时缓解。诊见:面色㿠白,少气懒言,胸憋刺痛,心痛如绞,烦躁不安,腰膝酸软,少腹发凉,四肢欠温,大便不成形,眼睑及双下肢均见轻度浮肿,舌质黯,边有散在瘀点,苔薄白,脉沉细略迟。测血压145/85mmHg,心电图示:窦性心律过缓(50次/min),$V_2$、$V_3$、$V_5$导联ST段压低。四诊合参,诊为肾心痛,治以温肾阳,益心气。处方:炙附子(先煎)6g,仙灵脾15g,肉苁蓉10g,熟地12g,紫丹参15g,太子参12g,炒白术12g,茯苓20g,白芍12g,麦冬10g,五味子4g,生牡蛎(先煎)20g。日1剂,水煎服。一、二煎煮药汁共混合,频频温服,晚临睡前加服一次,发作时即刻温服。忌食辛辣、肥腻、不易消化之食物,若感冒、发热暂停服用。

经两月余服药调理,心痛症状消失,守原方继调服半月余,诸症悉平。

### 案3　肾阳不足(2)

吴某,男,51 岁。主因"阵发性胸痛反复发作 8 年,加重 2 个月"于 1994 年 7 月 29 日初诊。患者冠心病病史 8 年,近 5 年出现失眠、阳痿,每年因心绞痛反复发作住院治疗。近 2 个月发作次数逐日频繁,再次住院治疗,6 月 24 日出院后,坚持采用硝酸异山梨酯等药物治疗,发作时服用硝酸甘油尚能缓解,但不能根除,遂来求治。刻诊:胸闷气短,胸膺疼痛、固定不移,胸痛彻背,心悸不宁,少气懒言,肢冷汗出,昼轻夜甚,夜不安寐,腰酸膝软,尿频量少,下肢轻度浮肿,大便溏薄,面色萎白,唇甲色黯,手足麻木,舌质紫黯、边有瘀点、苔薄白,脉左沉细小数、右沉细小滑、尺部弱。测血压 157/98mmHg。心电图:心房颤动,ST-T 缺血性改变。四诊合参,诊为肾心痛,证属肾阳不足,治宜温肾阳、益心气。处方:炙附子(先煎)6g,仙灵脾15g,肉苁蓉 10g,熟地 12g,丹参 15g,太子参 12g,炒白术 12g,茯苓20g,白芍 12g,麦冬 10g,五味子 4g,生牡蛎(先煎)20g。7 剂,水煎服,日 1 剂,两煎药汁混合,频频温服,发作时即刻温服。忌辛辣、肥腻及不易消化食物。服药期间若感冒、发热暂停服。

1994 年 12 月 22 日复诊:经服用上方 4 个月余,胸膺闷痛消失,睡眠明显改善,偶有心悸,四肢欠温,傍晚双下肢浮肿,舌质黯、苔薄白,脉沉细。患者继续服药 3 个月余,肾心痛发作基本消失,失眠及阳痿亦恢复如常。1996 年 5 月 3 日随访,患者述心绞痛一直未发作,失眠、阳痿已愈。复查心电图:Ⅲ、avF、$V_4$ 导联 ST 段略压低。多年顽疾霍然,恢复如常。

**按语:**案 2 与案 3 皆为冠心病心绞痛数年且反复发作,虽案 2 为老年女性,案 3 为中年男性,但殊途同归,皆属肾阳虚弱,致心阳不足,心脉痹阻。路老观其病症,审症求因,诊为肾心痛。综合分析其病机皆为命门火衰,不能上济于心。君火必须赖相火之温煦,始能离照当空,心君泰然。案2患者年过花甲,肾气渐衰,失于气化,心阳不充,正谓是阳微阴弦。患者每入夜间,心痛而作,正是夜间阳气愈微,而阴气愈盛,同气相求。且胸憋刺痛,心痛如绞,气血滞涩,痹而不通之重症。而面色㿠白,少气懒言,烦躁不安,腰膝酸软,少腹发凉,四肢欠温,大便不成形,眼睑肢体浮肿,脉沉细略迟,均为肾阳衰微,脾阳不振,健运失司,气化不利,水湿内停之象。案3患者虽为中年,未届八八,但久病肾损,已现阳痿、失眠。明代赵献可曾喻命门:"余有一譬焉,譬之元宵之鳌山走马灯……其中间惟是一火耳。火旺则动速,火微则动缓,火熄则寂然不动……躯壳未尝不存也。"此2例皆病位在心,而本源在肾,根据"命门动气,为生生不息之根",均宜温肾助阳为法,治以附子味辛大热,专走命门,以纯阳之味补先天命门真火;仙灵脾、肉苁蓉以助温补肾阳之力;熟地黄滋阴养血,制附子之刚而助其勇;生脉饮(太子参、麦冬、五味子)加芍药以益心养阴,阴生阳长;太子参、白术、茯苓以益气健脾祛湿利水,扶其土而泄水寒;丹参、牡蛎以敛阴潜阳、宁心安神、活血散结通心络。诸药合用,肾阳旺而心阳复,阴血充则心脉盈,脾气健而湿邪除。而相火温煦,离照当空,心君泰然,顽症以蠲。

### 案4 心脾肾阳虚

任某,女,53岁。主因"阵发性胸部闷痛伴浮肿4年余,加重5个月"于1992年4月15日初诊。患者缘于1988年春节期间,因劳累、受寒,连续发作胸部憋闷伴左侧胸痛,放射至左臂内侧,剧痛难忍,有窒息感,数分钟后自行缓解,但周身瘫软,大汗出。就诊于当地某医院,诊为"冠心病心绞痛",给予硝酸异山梨酯、硝苯地平口服,丹参注射液静脉滴注,治疗月余,病情有所缓解。出院后胸背疼痛间断性发作,伴面部及下肢浮肿,大便溏薄,畏寒肢冷。今年春节胸痛发作加重,遂住院治疗,经中西医诊治疼痛稍缓,但余症未除,要求出院门诊求治。刻诊:精神萎靡,周身乏力,面部虚浮,语声低微,心悸气短,阵发胸部憋闷疼痛,左臂及腰膝酸软,下肢凹陷性浮肿,四末欠温,大便溏薄,小便频短,舌体胖有齿痕、质淡红、苔白滑,脉沉细小数。心电图示:陈旧性下壁心肌梗死,心房颤动。诊为肾心痛,证属心脾肾阳虚。治以温肾壮阳、益气健脾,用《伤寒论》的真武汤与理中汤合方加减,处方:炙附子(先煎)6g,干姜15g,白芍10g,炒白术10g,太子参12g,丹参15g,川芎9g,巴戟天15g,桑寄生15g,肉桂粉(冲服)4g,檀香(后下)6g。7剂,水煎服。药后胸痛发作明显减少,畏寒减轻,浮肿消退大半。法契病机,守法不更,继以上方加减进退,先后加西洋参、黄芪、当归、泽兰、杜仲、狗脊等药。共服70余剂,诸症消失,心绞痛未再发作。嘱慎避风寒,勿过劳累。

**按语**:患者中老年女性,平素操劳,脾肾已损,日久脾阳不足,命门火衰,不能上济于心。患者精神萎靡,胸痛肢肿,腰膝酸软,周身乏力,面部虚浮,语声低微,心悸气短,四末欠温,大便溏薄,小便频短,皆为一派心脾肾阳虚之象,故治以温肾壮阳、益气健脾。选《伤寒论》的真武汤与理中汤(《金匮要略》名"人参汤")合方加减,真武汤温阳利水,理中汤温中散寒,二方相合,心脾肾同治,阳气来复,心脉得以温煦,而心痛得除。

### 三、综括拾遗

肾心痛乃肾之阴阳虚损,命门火衰,心君失于濡养温煦,而致心脉痹阻引起的心痛。多见于现代临床冠心病心绞痛的部分临床表现,而兼有肾经证候者。

肾心痛病位在心,病本在肾,肾虚是致病的主要原因,情志惊恐是发病诱因之一,肾心痛多发于年老体弱,久病重病者,但现代社会中,中青年患者积劳成疾,过早肾虚的情况也屡见不鲜。《素问·阴阳应象大论》"在脏为肾……在志为恐",惊恐作为情志因素非常重要,西医学研究也证实,精神紧张恐惧、愤怒,噩梦及突然响声皆可使肾上腺交感反应增加,交感活性物质的骤增,可引起冠状动脉痉挛,导致心肌缺血的发生。

肾心痛可由肾虚及心,或心病及肾,心肾同病。肾阴虚不能上济心阴,肾精虚不能化生心血,肾阳虚,不能温煦心阳,水火失济,心肾不交。五脏损伤,终必及肾,本虚标实,虚实夹杂。其疼痛多表现在手足、少阴两经循行路线部位上,病证表现为两经是动所主病候,并伴见肾阴虚或肾阳虚、阴阳两虚等的兼证。肾心痛的辨治,当注重辨病因、辨病位、辨虚实。而其治以滋肾阴或壮肾阳为主,辅以和血化瘀,或温化痰饮,或燮理阴阳,交通心肾。注意标本缓急,抓住肾虚的本,兼顾心痛的标,心痛急性发作时治标,缓则补肾,或心肾并调。同时,要特别警惕有部分年老体虚,命门火衰的患者,其心病症状表现不明显,而病情却变化多端十分凶险。

20世纪80年代,路老提出了从五脏论治心痛的观点,认为五脏病变皆可致心痛,而非独心。心主血脉,推动血液运行,肺主宗气,贯心脉而行呼吸,肝主疏泄,调畅气血,脾主健运,化生气血,肾主一身之气。五脏和谐,气血运行通畅,五脏病变,则气血运行失畅,心脉瘀阻,出现心痛症状,肾心痛为其中重要一环。

(王秋风)

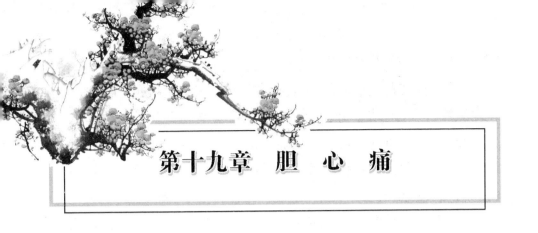

# 第十九章　胆心痛

胆心痛,是由于胆腑功能失调,而影响于心所致的心痛。此病表现在心,实由胆腑疏泄失司,胆气郁滞,而致心脉痹阻。胆心痛除见心痛症状外,还可伴有胆经的症状,表现心痛彻背,背痛彻心,胸背拘急,或胸胁痛,胸中灼热,口泛酸水,痛引肩背,色苍白,惊恐不安,冷汗自出,或耳鸣头晕、五心烦热。胆心痛虽常见于临床,但遍查中医典籍,未见"胆心痛"病名的明确记载,路老把这种由胆病引起的胸闷胸痛、心前区疼痛,命名为"胆心痛"。

## 一、临证传薪

### (一) 病因病机

胆心痛的发生,每与情志所伤、饮食失宜、劳倦虚损等因素相关,而情志因素是为最重要的一环。

1. 情志所伤　情志过激或持久的情志刺激,伤害脏腑气机,脏腑精气耗散耗损,气机郁结逆乱。郁怒伤于肝胆,少阳枢机不利,而胆气通于心,胆郁不舒则心气涩滞,气郁而化火,灼津成痰,气滞痰浊痹阻心脉,则成胸痹心痛之证。沈金鳌《杂病源流犀烛·心病源流》认为七情除"喜之气能散外,余皆足令心气郁结而为痛也"。故七情太过,是引发本病的最常见原因。

2. 饮食失宜　饮食失宜,或过饥过饱、或五味偏嗜,不仅脾胃损伤,还会脏气失衡。恣食肥甘厚味,经常饱餐过度,以酒为浆,嗜食辛辣,日久损伤脾胃,脾失健运,运化失司,酿湿生痰,久而蕴热,内外之湿热,皆可蕴结于肝胆,导致肝胆疏泄不利,气机阻滞,上犯心胸,清阳不展,心脉瘀阻,而发疼痛之证。

3. 劳倦虚损 素体禀赋不足,或过度劳累耗伤心脾之气;或大病久病之后以及年老体弱,气血亏虚,皆可导致心虚胆怯,胆气通于心,一则致心气亏虚或心阳不振,血脉失于阳之温煦、气之鼓动,则气血运行滞涩不畅;二则胆气虚怯,则心神失养,心气空虚,心脉挛缩而发心痛。

上述致病因素皆可导致肝胆疏泄异常,最终引起胆心同病之痛证。发病机制总与胆郁化火、胆火扰心;胆气郁结、心脉瘀阻;胆气虚怯、心神失养以及痰瘀互结有关。心与肝(胆)为子母关系,其病理影响母病及子。

### (二) 病位

胆心痛病位在心,但其发病与胆功能失调密切相关。心和胆经脉相属,功能相连。早在《灵枢·经别》就记载了心、胆经的联系:"足少阳之正……别者,入季胁之间,循胸里,属胆,散之肝,上贯心。"《灵枢·经脉》也指出:"心主手厥阴心包络之脉,起于胸中……其支者,循胸出胁。"《灵枢·经脉》又曰:"胆足少阳之脉……以下胸中,贯膈,络肝属胆,循胁里……其直者,从缺盆下腋,循胸过季胁。"说明了肝胆经脉位于胸胁,与心包络之气相通。《医贯·玄元肤论》进一步明确指出:"凡脾胃肝胆……各有一系,系于包络之旁,以通于心。"说明了心、胆两经在经脉的分布、络属方面有一定的联系。

心和胆在功能上相互影响,如心主神志,为君主之官,主宰人的精神思维活动。胆主决断,为中正之官,主情绪的控制和思维的决断。两者在人的精神思维活动方面各有所主,并且具有一定的联系。人的情志活动,发自于心,但在情绪的控制方面,主要是由胆所决断。若胆气不足,则谋虑不决,胆火过盛,则恼怒烦躁,心神不宁;人的行为处事也要依赖于胆,胆气充足,则处事从容,中正果断。张景岳在《类经·藏象类》中云："胆禀刚果之气,故为中正之官,而决断所出。胆附于肝,相为表里,肝气虽强,非胆不断,肝胆相济,勇敢乃成。"另外在消除和防御突发的精神刺激,维持气血的正常运行以及脏腑功能协调平衡方面,胆也起着决定的作用。《素问·经脉别论》言:"勇者气行则已,怯者则着而为病也。"剧烈的精神刺激,如大惊、大恐等,会影响脏腑功能活动,导致气血逆乱,胆气实,则志勇,突遇精神刺激,常能沉着冷静;胆气虚,则志怯,若遇精神刺激,则见易惊善恐,失眠多梦,惊悸不安等症。在情志活动中,"胆气通于心",胆气实则心神定,胆气虚则心神不安,情绪不宁。

心胆在生理上密切相关,在病理上亦相互影响,心为血府,属火,主血脉,主藏神,主君火;胆为中清之府,主决断,主相火。两者一脏一腑,以气化感召,相互为用,主宰着人体的生命活动。心与肝(胆)为子母关系,其病理相互影响。若情志抑郁,胆木化火,上扰心神,耗劫心阴,即出现胸胁闷痛、心烦心悸、口干口苦等症;火邪炼液为痰,胆火夹痰上攻,则可现胸闷痛或绞痛、烦躁不寐等,引发厥心痛。此即张景岳《医学入门》所言"相火炽则君火亦炎""心与胆相通。"如胆气升之太过,相火上炎则君火扰动;胆气不升,木不生火则虚寒内生,寒凝血滞;胆气郁结,气机不畅则痰、瘀内生,痰瘀痹阻心脉则发心痛。

（三）辨证论治

辨治胆心痛,重在辨病位,辨兼证,辨虚实。辨病位者,胆心痛系胆病及心,或心胆同病,其病位虽在心,然病本在胆,正如张景岳所说:"少阳属木,木以生火,故邪之盛者,其本在胆,其表在心,表者,标也。"故疼痛多表现在少阳、少阴两经循行的部位上,心痛多表现为心前区及胸胁部位疼痛。辨兼证者,除心痛主症外,多见心、胆两经是动所生病候。常伴有急躁易怒,善恐易惊,口苦,耳鸣,少食不寐,呕吐痰涎等胆经症状。辨虚实者,虚证乃胆气虚怯,心神失养所致,表现为心痛伴心悸易惊,坐卧不安;实证则是胆气郁结,胆火内扰,痰瘀互结所致,表现为心痛伴心情抑郁,嗳气太息;胆火内扰者,心痛伴灼热,烦躁易怒;痰瘀互结者,胸闷刺痛,呕吐痰涎。应根据临床症状特点加以分辨。

胆郁化火所致心痛者,因胆禀春木之气,主升发,以通降为顺,胆主决断,在情绪的调节中起着稳定的作用,如思虑太过,情志所伤,胆气不宁,可郁而化火;胆处三焦,属相火,相君两火,同气相求,相火上炎,很容易引动君火,心火内炽,则发心悸、心灼热疼痛。

胆气郁结所致心痛者,因胆为三焦气机升降之枢纽,《素问·阴阳离合论》指出,"少阳为枢"其为枢者,一是调畅三焦诸脏之气血,二是调节中焦气机升降,在情志活动中,主决断和谋略,起着稳定、调节情绪的作用。若邪犯少阳,胆气郁阻,或情志内伤,胆气不舒,气机不畅,疏泄不及,可影响上焦宗气不利,心气失和而心悸心痛;胆失疏泄,阴阳之气不相顺接,可致心律失常。若肝胆湿热,阻滞胆道,浊热上犯,而令心窍闭塞,出现胸膺憋闷疼痛,胸胁苦满,嗳气叹息,郁怒加重,脉弦结代。

心虚胆怯所致心痛者,因胆属少阳经,为阳之枢,心属少阴经,为阴之枢,如《灵枢·根结》云:"太阳为开,阳明为阖,少阳为枢""太阴为开,厥阴为阖,少阴为枢。"阴枢转动则脏气运行通调;阳枢转动则腑气运行通畅,枢转失调则为病。《素问·六节藏象论》:"凡十一脏取决于胆也。"胆主决断,辅佐心君,共主神明,胆气充实,则心气不虚。体质羸弱之人,或起于暴受惊骇之后,或因怒气伤肝,或因惊气入胆,故以善惊易恐,或怵惕梦惊,为突出表现;又因母能令子虚,故胆气虚,往往兼见心气虚,因此临床多见心胆气虚之证,均有"心神不宁"之表现。若平素心胆虚怯,或大病久病后,胆气虚怯,则心神失养,心气空虚,心脉挛缩而发心痛。

痰瘀交结,所致心痛者,因不良生活习惯,嗜肥甘厚味,社会应酬多,以酒为浆,饮食失宜;加之心情不舒,肥甘酒酪,聚湿酿痰,阻滞气机,致使胆气郁滞,枢机不利,久则及心胸,上焦气滞,胸阳失展,血脉不和,心气郁结;胆病兼痰湿,阻于心肺,痹阻阳气,气血运行受阻,痰瘀互结,心脉瘀阻,挛急疼痛;痰湿阻遏心阳,心阳不振,鼓动无力,亦可导致心脉瘀阻,而发心痛。

1. 胆火扰心 症见心前区灼热疼痛,烦躁易怒,头晕耳鸣,夜寐不安,舌红苔黄,脉弦滑数。治宜清胆宁心。常用温胆汤(《三因极一病证方论》)加减。以清半夏、陈皮、茯苓、甘草、炒枳实、竹茹、生姜、大枣等为常用药。若胸痛热甚者,加黄连、郁金、山栀、豆豉;胁痛甚者加元胡、川楝子、丹参;口苦呕恶,肝胆湿热者,加黄连、茵陈、龙胆草、金钱草、黄芩、车前草;呕吐呃逆者,加苏梗、枇杷叶、旋覆花等。

2. 胆气虚怯 症见心前区闷痛,心悸不宁,坐卧不安,善惊易恐,少食不寐,气短恶心,恶闻声响,舌质淡,苔白,脉弦细。治宜温胆宁神。常用温胆汤(《三因极一病证方论》)合安神定志丸(《医学心悟》)、酸枣仁汤(《金匮要略》)加减。以半夏、陈皮、茯神、茯苓、胆南星、枳实、竹茹、灵磁石、龙齿、酸枣仁、丹参、川芎、石菖蒲等为常用药。若心前区闷痛,惊恐失眠,夜寐不宁,惊跳怵惕者,加远志;惊悸甚者,加珍珠母、生牡蛎;心悸不宁、怔忡、失眠、多梦、精神恍惚者,加酸枣仁、柏子仁、远志、浮小麦、鸡血藤;气虚症状明显者,常加五爪龙、西洋参等。

3. 胆气郁结,心脉瘀阻 症见胸膺憋闷疼痛,胁肋苦满,嗳气太息,心情抑郁,急躁易怒,脉弦结代等。治宜利胆舒心。常用柴胡疏肝散(《景岳全书》)加减。以陈皮、半夏、枳壳、柴胡、白芍、香附、川芎、郁金、元胡、鸡血藤、茯神、石菖蒲等为常用药。若胸膺憋闷疼痛且走窜者,加郁金、川楝子;急躁易怒、烦躁不安者,加丹皮、炒栀子、淡竹叶;伴失眠、健忘者,加夜交藤、酸枣仁、远志、珍珠母;伴嗳气太息、心情抑郁者,加柴胡、预知子、玫瑰花;恶心呕吐者,加姜汁、竹茹、炙枇杷叶、旋覆花、藿香等。

4. 痰瘀互结 症见胸闷刺痛,气短乏力,动则加重,恶心,呕吐痰涩,食少腹胀,苔滑腻,脉弦滑或结代。治宜清胆和胃,化痰通络。常用小陷胸汤(《伤寒论》)加减。以半夏、瓜蒌、黄连、石菖蒲、郁金等为常用药。若瘀血明显,伴见胸部刺痛,舌有瘀点者,加川芎、地龙、丹参、郁金、桃仁;气短乏力明显者,加五爪龙、太子参;伴见恶心,呕吐痰涩,食少腹胀者,加苏子、旋覆花、炙枇杷叶、炒谷芽、炒麦芽等。

## 二、验案举要

### 案1 肝胆气郁,心脉瘀阻

张某,男,50岁。主"因发作性胸胁部疼痛半年"于2008年4月初诊。患者平素性情急躁,工作紧张,常遇事不遂而发火,半年前因情绪波动而诱发胸胁部疼痛,经当地医院检查诊断为冠心病心绞痛,心律失常——频发房性早搏,经中西药治疗症状缓解。2天前因事不随心,再次出现胸胁部疼痛,胸前区憋闷,善太息,心悸烦乱,急躁易怒,头晕恶心,睡眠不安,舌红,苔薄白,脉弦,结代。综合四诊,诊断为胆心痛,辨为肝胆气郁,疏泄失常,心脉瘀阻。治以疏肝利胆,通络止痛。处方:柴胡12g,白芍10g,炒枳壳10g,陈皮10g,清半夏6g,香附12g,旋覆花(包煎)12g,醋元胡12g,郁金12g,茯神10g,川楝子12g,夜交藤12g,7剂。药后胸胁疼减,头晕恶心症消,睡眠改善,但生气、活动后仍胸胁疼痛发作,持续时间较前缩短。前方去陈皮、半夏,加川芎10g,瓜蒌皮15g。继服药7剂,药后心胁疼痛消失,心电图复查也明显改善。

按语:本案患者为中年男性,心痛发作诱因与情绪波动有关,疼痛主要在肝胆循行部位,且伴有善太息,急躁易怒,心烦恶心等胆经症状,符合胆心痛诊断,究其病因,乃肝气郁结,阻滞血行,致心脉瘀阻之故。治疗以疏肝利胆,通络止痛为法。药用柴胡、香附、郁金、元胡、川楝子疏肝利胆止痛;白芍养血柔肝;半夏、陈皮、旋覆花、炒枳壳和胃降逆;茯神、夜交藤安神宁心。诸药相合,虽治不在心,但审证求因,病在胆腑,以疏肝利胆和胃之法而收功。

### 案2 心虚胆怯,痰浊内停

王某,女,50岁,财会人员。主因"心前区憋闷伴心悸1个月"于2007年11月初诊。患者因工作问题出现情绪不舒,近1个月来常感心悸,心前区憋闷疼痛,多于活动时出现,经相关检查诊断为"冠心病心绞痛"。诊时症见:阵发性心前区憋闷疼痛,伴善恐易惊,坐卧不宁,虚烦懊恼,神疲乏力,头晕气短,纳呆,睡眠多梦易醒,大便不畅,口黏,舌质黯淡,苔薄腻,脉弦细。综合四诊,诊断为胆心痛,证属情志不遂,心虚胆怯,痰浊内停,心脉痹阻。治以益气养血,宁胆安神,佐以化痰。处方:茯神10g,炒枳实10g,竹茹10g,陈皮12g,太子参12g,白芍10g,丹参12g,百合10g,夜交藤15g,炒酸枣仁20g,合欢皮15g,柴胡9g,生龙骨、生牡蛎(先煎)各20g,郁金10g。服药5剂后,心痛发作次数减少,继用5剂,心痛发作控制,心烦易惊,头晕气短,睡眠多梦症状好转,继守方1个月,心绞痛未再发作。

**按语**:本案患者为中年女性,劳而发作心痛,发作时伴有善恐易惊,坐卧、睡眠不宁,纳呆等症状,属于胆心痛之心胆气虚证,治以益气养血,宁胆安神法,方取温胆汤之义化裁。患者同时具有口黏,大便不畅的表现,结合舌苔薄腻,考虑为气虚痰浊内停之象,故方中佐以化痰之品。药用太子参、白芍、百合、丹参以补气养血活血;茯神、枣仁、合欢皮、夜交藤安神定志;生龙牡敛心镇惊;柴胡、郁金、枳实和解少阳,调理气机;竹茹、陈皮清胆宁心,健脾化痰。诸药合用共奏益气养血活血,宁胆安神,收敛神志之功。胆宁心安,气畅血行,则心痛向愈。

### 三、综括拾遗

路老认为,五脏六腑皆可致心痛,非独心也。胆心痛相当于西医学冠心病心绞痛的部分症状而兼有胆经证候者以及胆心综合征等疾病。中医学认为心与胆经脉相连,功能相属,胆的功能影响于心所发心痛为胆心痛，其病位在心，实由胆之病变所引起。目前随着生活节奏的加快和工作压力的增大，情志不畅、所思不遂者日增，加之生活水平提高，饮食肥甘厚味，导致肝胆不舒，脾胃不和，成为胆心痛患者增多的主要原因。西医学亦证实，胆系疾病，在胆囊壁及胆道受到炎症等因素刺激时，可通过神经反射，反馈至冠状动脉，导致其痉挛、收缩，进而出现缺血，发生心律失常、心绞痛，甚至心肌梗死等临床危象，胆心综合征发病疼痛时间较长，应用扩冠药物效果不理想，发作多有进食油腻或情绪波动时诱发，常伴随有恶心、呕吐等消化道症状，这与胆心痛的发病特点非常契合。

胆心痛的治疗，需抓住心病治胆的关键环节，临证时重在辨病位，辨兼证，辨虚实。常以温胆安神、清胆宁心、利胆舒心、化痰通络等方法缓解病情。治疗用药的同时，要告诫患者养成良好的饮食习惯，勿过食肥甘油腻，保持心情舒畅愉快，对疾病恢复以及防止复发大有裨益。

（王秋风）

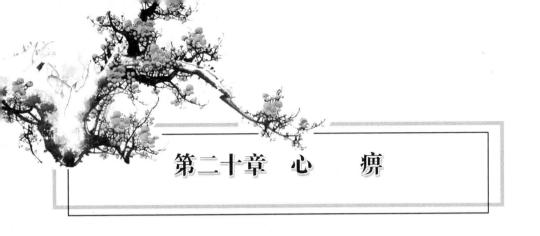

# 第二十章　心　痹

心痹,即心受邪侵,致血脉痹阻,不得宣行,而以胸中窒满、心悸、心胸闷痛、突发气喘等为主要表现的一种疾病。心痹之名,首见于《素问·痹论》:"心痹者,脉不通,烦则心下鼓,暴上气而喘,嗌干善噫,厥气上则恐。"心痹之发病,多由痹证日久不愈,复有邪气内传于心所致,《素问·痹论》谓"风寒湿三气杂至,合而为痹也……脉痹不已,复感于邪,内舍于心"。隋代巢元方《诸病源候论》曰:"思虑烦多,则损心,心虚故邪乘之。邪积而不去,则时害饮食,心里愊愊如满,蕴蕴而痛,是谓之心痹。"可见思虑、饮食失调都可导致心痹的发生。唐代孙思邈《千金翼方》曰:"风痹呕逆,不能饮食者,心痹也。"指出外有邪气侵袭,内有饮食失节,亦可发为心痹。

## 一、临证传薪

### (一)病因病机

心痹,属五脏痹之一,由脉痹日久,反复感受外邪,内侵于心,以致心之血脉不畅而成心痹。路老认为风寒湿之外邪是心痹形成的重要外因,但"邪之所凑,其气必虚",必有内气不和,方有风寒湿邪之入侵。倘脾胃失其运化之职,或饮食失节,痰湿内生,或劳倦失宜,损其脾胃,耗其气血,伤损阳气,皆是心痹形成的重要内因。故路老认为心痹的发病与脾胃密不可分。

1. 外邪致病,痹阻心脉　风寒湿邪之外侵与心痹之发生最为密切。风性善行数变,风邪侵袭人体,易游走关节,并且常夹湿夹寒,故心痹初起常见关节肿痛;寒性凝涩、收引,寒邪伤人,可使气血涩滞、血脉不通,心主血脉,不通则痛,如《素问·痹论》:"心痹者,脉不通。"外感风湿之邪、久居潮湿之地,皆可导致湿邪侵袭,湿性重浊,为无形之邪,氤氲弥漫,易阻气机,致血行不畅,心脉不畅,发为心痹。风寒湿邪常兼夹侵袭人体,初期见肢冷重痛,日久郁而化热,又或风湿热邪,直中机体,则见关节红肿热痛。邪恋人体,留于关节,注于经络,损伤心络,以致脉痹,内舍于心,而成心痹。

2. 饮食失节,湿浊痰阻 《素问·痹论》指出:"饮食自倍,肠胃乃伤。"饮食失节,损伤脾胃,脾胃受损则营卫宗气生化之源不足,复感风寒湿邪,致使胸中阳微,胸阳不布,邪气交结,形成心痹。或过食肥甘厚腻,或嗜食辛辣,或贪食生冷,或饮酒无制,致使脾胃运化失职,痰湿内生,内湿往往又多与外湿相合,阴乘阳位,阳气不布,造成湿浊、痰饮内阻,扰及心脉,复有外邪入侵,则发心痹。痰湿内蕴日久,又可化热,热邪久而耗气伤阴,气阴不足,易感外邪,亦可成心痹。

3. 劳倦失宜,正虚邪犯 过劳过倦,均可伤及脾胃之气。脾胃虚弱,正气不足,卫外不固,易于招致外邪入侵,如《灵枢·百病始生》云:"风雨寒热不得虚,邪不能独伤人。"《灵枢·口问》云:"邪之所在,皆为不足。"脾胃虚损日久,气血无生化之源,心血不充,则外邪易侵,直中于心,而致心痹。脾胃虚损,中阳受损,日久损及心阳,加之外邪侵袭,则亦可致心痹。若病及脾肾,阳气虚馁,影响三焦气化,水饮内生,上凌于心,严重者可见心痹之危候。风寒湿邪气能中伤人体,皆因正气不足所致,因此,气血亏虚、阳气不足为致痹的关键因素。

综观病因病机,心痹的致病因素包括外感、饮食、劳倦等,多始害于邪气直中,感受风寒湿等六淫之邪,而成痹证,痹证日久不愈,发展为心痹。内有脾胃失调,里气不和,更易感受风寒湿邪,内外合邪而成。又每因正气不足，复感外邪，内侵于心为诱发因素。总之，心痹之病机，在于内有脾胃失调，或气血亏虚，或阳气不足，或痰湿内生，或痰湿热耗伤气阴，复有风寒湿邪之内侵，痹阻心脉，而成心痹之候。

### （二）病位

路老认为，心痹每因风寒湿邪入侵心脉而发病，其病位虽然在心，但却与脾胃密切相关。脾胃为水谷之海、气血生化之源，水谷精微可奉养周身，胸中宗气又可灌养心脉，心又为脾之母脏，每需子脏之气血以充养。若脾胃受损，后天之本不足，或气血亏虚，心失所养，或中阳不足，心阳不振，每易感受风寒湿之外邪，病之后期，阳气虚馁，又可成水饮凌心之重症。脾胃功能失调，升降失司，或痰湿内生，扰及心脉，又复感邪，而成内外合邪之势，痰湿之邪蕴久，又可化热，郁热耗气伤阴，而又成虚实夹杂之候，加之外邪内袭，病情极为繁杂。但究其根本，皆在于脾胃功能失调，方有风寒湿之六淫邪气外侵。故心痹之病位虽然在心，但却与脾胃密切相关。

### （三）辨证论治

路老辨治心痹，尤重脾胃。脾胃与心之关系最为密切，脾胃居于中焦，既可上承水谷精微，以生宗气，灌于心脉，又可化生气血，上荣于心。脾胃虚弱，宗气化生不足，心失所养，复有风寒湿邪之侵袭，而成心痹。脾胃虚损，可生湿痰浊邪，扰及心脉，痰湿蕴热，耗伤气阴，加之外邪之袭，亦可成心痹。脾胃虚损，日久损及中阳，又可伤及心阳，心阳不足，更易受风寒湿邪之乘，阳气不足，水饮邪气又可上凌于心，而成心痹之危候。

1. 脾胃虚弱，宗气不足　为心痹的初发阶段，内有脾胃之虚弱，复有风寒湿侵扰于心，以致宗气之生化不足，心失所养。多见心悸气短，动则憋闷，乏力懒言，纳少倦怠，头晕目眩，四肢疲软懒动，面色㿠白，舌淡有齿痕，脉沉细无力或结代。治宜益气健脾，养心通脉，多用升陷汤（《医学衷中参西录》）、补中益气汤（《脾胃论》）等加味。常用黄芪、升麻、柴胡、桔梗、人参、麦冬、五味子、党参、炒白术、陈皮、枳壳、桂枝、茯苓、甘草等。若心气不足,症见失眠多梦者,加缬草、合欢花、炒酸枣仁,以养心安神;气血亏虚者,增五爪龙、西洋参、炒白芍等;中焦失运,症见脘腹痞胀者,加砂仁、预知子,以行气消积;气虚血瘀者,加赤芍、川芎、当归、地龙等;瘀血阻络,症见舌黯络瘀者,加少量红花、丹参、益母草,以活血化瘀;瘀血阻络,症见肢体麻木者,加穿山甲、地龙、莪术,以活血通络;瘀血较重,症见癥瘕积聚者,取通补兼施法,加小量水蛭、虻虫、鳖甲等。

2. 脾虚失运,湿浊内阻　脾胃功能失调,运化失司,湿浊内生,复有邪气入侵,扰及心脉,乃致心痹。常见心悸心慌,胸闷咳喘,脘痞纳呆,口黏恶心,头晕如裹,肢体沉重,或伴肢体关节疼痛,阴雨天加重,便软不爽,苔白腻,脉濡缓。治宜益气健脾、化湿祛浊,方选升阳益胃汤(《内外伤辨惑论》)、平胃散(《太平惠民和剂局方》)等加减。常用黄芪、人参、白术、苍术、茯苓、泽泻、半夏、防风、柴胡、羌活、独活、白芍、厚朴、陈皮等。如中阳不足而见胃脘冷痛者,加干姜、砂仁以振中阳;湿郁化热,症见口干口苦者,加黄连、黄芩、茵陈,以清热祛湿;如湿热较重者,可合三仁汤(《温病条辨》)、藿朴夏苓汤(《医原》)加减;湿邪痹阻,兼见关节肿痛者,加片姜黄、晚蚕沙、萆薢,以化湿行痹。

3. 痰湿蕴热,气阴两虚　脾胃失运,痰湿内生,蕴结日久,又可化热,成为痰热。若痰热蕴结,久久不去,又可耗气伤阴。常见心悸心慌,气短乏力,咽中有痰,胃脘嘈杂,灼热,口干欲饮,五心烦热,或见肢体关节红肿热痛,舌瘦红,苔白厚腻,脉细滑。治宜益气养阴,清热祛湿化痰为法,路老常用小陷胸汤(《伤寒论》)、生脉散(《医学启源》)、天王补心丹(《校注妇人良方》)等方化裁。常用西洋参、麦冬、五味子、天冬、生地黄、半夏、当归、桔梗、黄连、瓜蒌等。如阴虚较重者可加太子参、石斛、北沙参等;如阴虚内热明显者,可加地骨皮、石膏、牡丹皮等;湿邪明显者,可用薏苡仁、炒杏仁、白蔻仁等;痰热明显者,可加胆南星、竹茹等。

4. 中阳不足,损及心阳 多见于心痹中后期,脾胃损伤,日久中阳耗伤,中阳不足,上不能助心阳,又可见心阳不足,心阳耗损,推动无力,不能温煦,而见心悸怔忡,气短喘息,畏寒肢冷,肢体关节冷痛,遇寒加重,面唇青紫,面浮肢肿,小便清长,大便溏稀,舌紫黯,脉细弱或结代。治宜温中阳、助心阳,路老常用《伤寒论》的小建中汤、理中汤、桂枝甘草汤、桂枝甘草龙骨牡蛎汤等化裁。常用桂枝、炒白芍、人参、干姜、白术、生龙骨、生牡蛎、生姜、大枣、甘草等药。如气虚较甚,症见少气懒言者,加西洋参、五爪龙、党参,以益气健脾;心阳虚甚,症见动则惊悸者,加肉桂、远志等;阳虚水泛,症见浮肿甚者,加茯苓、葶苈子、车前子、益母草等。

5. 水饮壅盛,上凌于心 多见于心痹重症,湿邪泛溢,水饮内聚,上凌于心,而见胸闷而满,咳嗽气喘,心下痞胀坚硬,小便不利,其形如肿,下肢水肿,面色黧黑而晦暗,舌红,苔黄腻,脉沉紧。治宜益气通阳,利水消癥,用利水消癥方(路志正经验方)加减,常用太子参、桂枝、防己、石菖蒲、茯苓、茯苓皮、葶苈子、桑白皮、桃仁、杏仁、鳖甲、生牡蛎、山药、蟋蟀。如水饮内停,症见水肿较甚者,可合五苓散(《伤寒论》)加减,或加车前子、泽泻以利水祛湿;水热互结伤阴者,可合猪苓汤(《伤寒论》)加减;气虚较甚,症见乏力疲倦者,加西洋参益气养阴;血瘀较重,症见胸部刺痛、舌黯有瘀斑者,加川芎、丹参、赤芍,活血祛瘀;气滞心胸,症见胸闷喘憋者,加橘皮、枳壳、桔梗行气宽中;饮停下焦,症见鼓胀水肿者,加芫蔚子、益母草、蝼蛄粉,活血逐饮。

## 二、验案举要

### 案1 脾胃虚弱,水湿内停

胡某,女,60岁。2009年8月6日,因"双手遇冷变白伴疼痛40年,胸闷气短10年余,双下肢浮肿3年"前来就诊。现病史:患者40

余年前出现双手指末端受凉后皮肤苍白,双手剧烈疼痛,得温后皮肤颜色逐渐恢复,疼痛减轻,当地医院确诊为"雷诺病",疑诊为"系统性硬化症",经治疗(用药不详)上述症状时轻时重,患者未予重视,10年前患者出现胸闷,气短,心悸,活动后上述症状加重,伴气喘,经超声心动检查示:二尖瓣、主动脉瓣狭窄并关闭不全,经药物治疗,疾病发展不明显,4年前出现双下肢浮肿,现患者阵发胸闷,气短,心悸,气喘,活动后上述症状加重,双下肢水肿,偶有咳嗽,偶有不能平卧,眠差,入睡困难,头晕,疲倦,双手遇寒冷后变白疼痛,纳谷不馨,大便不成形,小便调。检查:精神萎靡,颜面散在红斑,红斑边缘有红丝杂乱分布,指甲色枯不泽,双下肺散在分布细小湿罗音,无干鸣音,心界向左下扩大,律齐,心尖区可闻及Ⅲ级、主动脉瓣区可闻及Ⅳ级收缩期及舒张期杂音,肝脾肋下未触及,双下肢水肿(++),双小腿多发静脉曲张。舌红嫩,苔薄黄腻,脉细弱稍数。西医诊断为心脏瓣膜病(二尖瓣、主动脉瓣狭窄并关闭不全),中医诊断为心痹,辨证为脾胃虚弱,水湿内停。治以益气健脾养心,化湿行水。处方:党参12g,生黄芪15g,桂枝6g,赤芍12g,炒苍术12g,防己15g,炒杏仁9g,炒薏苡仁30g,葶苈子(包煎)15g,泽泻15g,夜交藤20g,厚朴花12g,忍冬藤15g,川牛膝12g,紫石英(先煎)30g,生石膏(先煎)30g,炙甘草8g,水煎服,日一剂。

2009年9月3日二诊:一直服用上方近1个月,阵发胸闷、心悸、气短、气喘较前减轻,体位变化时头晕,双下肢浮肿较前减轻,大便溏薄,小便可,眠差,入睡困难,偶有牙龈出血。舌质淡红嫩,苔薄黄,脉细弱。既见微效,前方化裁,处方:党参12g,生黄芪15g,炒白术15g,莲子肉15g,茯苓30g,桂枝8g,防己12g,炒杏仁9g,炒薏苡仁30g,葶苈子(包煎)15g,泽泻15g,夜交藤20g,厚朴花12g,忍冬藤15g,川牛膝12g,紫石英(先煎)30g,生石膏(先煎)20g,炙甘草10g。14剂,水煎服,日一剂。生脉胶囊3g,3次/d。随访患者3个月,病情稳定。

**按语**:本案之病是以双手指端遇冷变白伴疼痛久治不愈发展而来,由脉痹最终发展为心痹,印证了"脉痹不已,复感于邪,内舍于心"之言。随着病情的进展,年近花甲,病情繁杂,造成心脏器质性病变,下肢静脉怒张致血脉痹阻,又加重心脏负担,如此不良循环,形成了心痹重症。本病为本虚标实,本虚以脾气虚为主,气虚不能运化水湿,水湿阻于心脉而致胸闷、心悸等,水湿不化停于体内,而致下肢浮肿,不能平卧等重症表现。治疗健脾化湿,养心通脉,化湿行水为主。方选保元汤合防己黄芪汤加减,方中党参、生黄芪、炒白术、茯苓、莲子肉、炙甘草等,补益脾气,兼养心气;桂枝、赤芍助心阳,通血脉;炒杏仁、炒苡仁、泽泻、葶苈子等合用,意在通利三焦水道,宣肺健脾,化湿行水;方中佐生石膏,一在清湿郁之热;二可配紫石英,镇静安神定悸;忍冬藤、川牛膝之属,功在治其脉痹,达活血通脉之效。因心痹多由脉痹发展而来,治心痹之时,勿忘治其脉痹,其传变得治,心方无贼邪之复扰也。并嘱患者,饮食宜清淡而富营养,忌辛辣厚味少食多餐,心情舒畅。路老临床善治疑难病症,从该验案的治疗可以看出路老组方用药的缜密。

### 案2　气血亏虚,湿邪内停

秦某,女,55岁。初诊日期:2008年4月30日。主诉:周身疼痛伴头晕20余年。其病缘于1981年生产时大出血,产后受风,此后出现周身疼痛,膝以下发凉,抽筋,未予治疗,一年后出现全身痛重,心慌,头昏,乏力,到医院就诊诊为"风湿性心肌炎",此后每因受凉即发热,周身痛。曾用抗风湿药治疗,周身疼痛仅于夏季缓解,天气转凉即发。现症见:手足肿胀,不能持重物,手麻抽筋,眼皮发紧、发黑,头晕,有瞬间失去知觉感,心悸,自觉心跳不均,思虑过度,怕冷,膝肘肩踝关节每遇阴雨天、受风、受寒后疼痛,夏天需穿毛衣裤,前胸、手心发热,口干苦,咽部不适有痰,咳痰带血丝,汗多,纳可,眠差,大便不成形,日2~3次,小便量少。舌体中质淡,边有齿痕,脉弦滑。1992年在协和医院查尿常规:尿蛋白(+),类风湿因子(-)。西医诊断为风湿性心肌炎,中医诊断为心痹,辨证为气血亏虚、湿邪内停。治以益气和营、祛湿行痹。处方:生黄芪 20g,炒白术 15g,桂枝 8g,赤芍、白芍各 12g,当归 15g,炒酸枣仁 15g,炒桑枝 30g,首乌藤 15g,炒薏苡仁 30g,炒杏仁 9g,茯苓 15g,萆薢 15g,炙甘草 10g,生姜 2 片,大枣 2 枚为引。14 剂,水煎服,日 1 剂,早晚分服。茶饮方:浮小麦 30g,太子参 15g,合欢皮 15g,忍冬藤 15g,炙甘草 6g,麻黄根 8g,玉米须 20g,10 剂。嘱避风寒,忌劳累,畅情志,忌食生冷、油腻辛辣。

前方间断服用 2 个月,随访患者,自觉手足肿胀大减,头晕、心悸等症基本消失。

**按语:**《素问·痹论》"脉痹不已,复感于邪,内舍于心"指出了本病的发生,主要由正气不足及外邪入侵于心,致心脉瘀滞不畅,损伤心气、心阳或心阴而成。此患者曾产后失血,导致正气不足,又因感寒,思虑过度,内外合邪而成痹证,故见全身关节疼痛。久病不已,内传脏腑,出现心悸、心慌,发为心痹。《素问·五脏生成》云:"心痹,得之外疾,思虑而心虚,故邪从之。"气血既亏,营卫失调,腠理不密则见汗多;风寒湿邪乘虚而入,留滞体内,阳气郁闭于内,不达肌表,则见恶寒;寒邪流注于关节,经脉不通,故致手足疼痛。气血不足,不荣于上,则见头晕、眼发黑。血虚不能涵志养神,而见失眠。久病不愈,为疾所苦,情志不畅,肝胆疏泄不利,郁而化热,而见口干、口苦。热伤肺络,故见痰中带血。路老用健脾除湿之品,合黄芪桂枝五物汤益气健脾,和营行痹,方中黄芪甘温补气健脾;白术、茯苓健脾除湿;桂枝配芍药和营通阳除痹;生姜、大枣调和营卫;炒杏仁、薏苡仁合用,以宣肺气,醒脾运,畅三焦,通畅一身之气机,以达气行则湿除之效;加当归养血活血;酸枣仁、首乌藤、茯苓合用,有养血安神之功;首乌藤、桑枝祛风除湿,萆薢有祛风除湿通痹之效,此三者治其脉痹、防传于心之意也。全方益气养血、和营行痹、佐以除湿,使心营得养、心痹自除。路老拟茶饮方,嘱其频服,方中太子参、炙甘草益气健脾,麻黄根甘平,浮小麦甘凉,二药相伍,益气清热,固表止汗;玉米须利尿泄热,平肝利胆,全方共起益气养血,和营除痹,安神止汗之功。

### 案3 脾虚失运,湿浊内阻

张某,28岁,干部。初诊日期:主因"心悸、身痛反复发作8年,加重7日"于2008年11月15日来诊。患者8年前淋雨后心悸,伴周身关节疼痛,于当地医院诊断为"风湿热",后症状每于劳累时发作。本次发病亦为过劳所致。现心悸,气短,时感憋气,肩后背疼,左膝疼,怕冷恶风,右髋关节疼,遇寒加重,生气时后背部发紧。偶有胃胀,尤其吃饭急后易现。舌面发麻,劳累后鼻塞。纳可,寐不安,入睡困难,易醒,夜尿多,小腹下坠,腰酸。舌质红,苔白微厚,脉弦紧。双下肢轻度可凹性水肿。辅助检查:2008年某医院超声心动提示:左房增大,左室射血分数75%,二尖瓣及主动脉瓣瓣尖、瓣体回声增强、增厚,开放受限,关闭对合不拢,二尖瓣少量反流。主动脉瓣前向血流偏快,舒张期中量反流。三尖瓣少量反流。西医诊断为风湿性心脏病、风湿性关节炎,中医诊断为心痹,辨证为脾虚失运,湿浊内阻证,治以益气健脾,化湿去浊,处方以四君子汤(《太平惠民和剂局方》)合防己黄芪汤(《金匮要略》)加减:生黄芪20g,党参15g,炒苍术、炒白术各15g,茯苓30g,防己12g,炒杏仁9g,炒薏苡仁30g,当归12g,赤芍、白芍各12g,桂枝8g,防风10g,炒麦芽、炒神曲、炒山楂各12g,砂仁(后下)6g,片姜黄10g,晚蚕沙15g,萆薢15g,鸡血藤18g,忍冬藤30g。14剂,水煎服,日一剂,分2次服。2008年11月30日复诊,诉心悸症状好转,后背酸疼发紧,双髋部酸楚症状好转,恶风畏寒症状好转,生气时双肩手臂沉重,平时双膝、足、鼻子发凉,腰、小腹隐痛,皮肤干燥,易起皮癣,尿频,活动后减轻,劳累或房事后加重,纳谷及睡眠可,大便时溏,日2~3次,舌质红,苔薄白,脉弦紧。双下肢水肿已消。治以益气固卫,滋补肝肾。上方加减:生黄芪15g,炒白术20g,防风12g,独活10g,炒杏仁9g,炒薏苡仁30g,炒麦芽、炒神曲、炒山楂各12g,炮姜10g,茯苓30g,泽泻15g,桑寄生 15g,炒杜仲 12g,仙灵脾 15g,豨莶草 15g,生龙骨、生牡蛎各 30g,黄柏6g,生姜2片。14 剂,水煎服,日一剂,分 2 次服。

**按语:** 大凡疼痛者,医者多以活血为通,通则不痛为常法。殊不知后天之本虚弱导致气血生化乏源,乃病之根本,本案患者心悸时作,劳累加重,为久病之体,宗气不足,鼓动乏力;左肩后背疼,左膝疼,右髋关节疼,怕冷恶风,遇寒加重,乃表气虚弱,溪谷空虚,风寒湿邪侵袭,痹阻关节;生气时后背部发紧,偶有胃胀,尤其吃饭急后易现,舌面麻木,乃"土虚木乘"、胃气失和;双下肢水肿、苔白微厚,是为脾气虚弱,水湿内生也;劳累后鼻塞,脾气虚弱,土不生金;入睡困难、易醒,乃脾胃虚弱,气血生化乏源,心血亏虚,阳不入阴;夜尿多,小腹下坠,腰酸为肾气亏虚。用防己黄芪汤合四君子汤加和胃祛湿,舒筋活络之品,二诊时后背酸疼发紧,双髋部酸楚症状好转,平时双膝、足、鼻子发凉,腰、小腹隐痛,皮肤干燥,易起皮癣,尿频,活动后减轻,劳累或房事后加重,大便时溏,日 2~3 次,乃卫气亏虚,脾肾两虚,宜益气固卫,滋补肝肾,佐以祛风除湿和胃之法,病情日渐缓解。

防己黄芪汤是治疗风湿病常用的古方之一,本方出自《金匮要略·痉湿暍病脉证治》:"风湿,脉浮,身重,汗出,恶风者,防己黄芪汤主之。"适用于素体虚弱,肌表疏松,兼感风湿之邪,方中重用黄芪,凡是风湿病肌表空虚兼感风寒湿邪的患者均可应用,不可拘泥。为加强补气的力量,常加四君子汤。怕风冷为营卫失和,常配合桂枝汤。风湿病祛湿善用晚蚕沙,凡关节酸痛、沉痛、紧痛皆可用之,蚕沙又名蚕矢,是家蚕的干燥粪便,性味甘温,入肝、脾、胃经,有燥湿、祛风、和胃化浊、活血定痛之功。常用于风湿痹痛、头风、头痛、皮肤瘙痒、腰腿冷痛、腹痛吐泻等症。古人将蚕沙炒热后装入袋中,趁热敷患处,可治诸关节疼痛,半身不遂。民间用蚕沙作枕芯的填充物,有清肝明目之效。《太平圣惠方》用于治卒暴症,《济阴纲目》用于治妇人血崩,王孟英《随息居重订霍乱论》创蚕矢汤治霍乱转筋属于热者,由此可见作用广泛,"尽管为至浊之物,实为至清之物",因此,凡有风湿痛、下肢抽筋、恶心者,均可用之。本案用药并无大攻大破之物,而且疗效确切又巩固。

### 案4　痰湿蕴热,气阴两虚

刘某,女,45岁。2011年7月21日以"阵发心悸、气短20余年"初诊。患者20年前出现阵发心悸,气短,在当地医院确诊"风湿性心脏瓣膜病,二尖瓣狭窄",平时药物控制,2003年在安贞医院置换金属瓣,长期口服华法林抗凝血,刻下症见:阵发心悸,气短,活动后加重,肩颈疼痛,疲倦,睡眠质量差,多梦,胃脘嘈杂,灼热,疼痛,泛酸,腹胀,咽痒,咳嗽,咯痰,牙龈易出血,双眼干涩,右足跟疼痛,右手麻木,双膝双肘关节疼痛,二便可。目前口服华法林2.5mg,每天一次。既往史:风湿性关节炎病史30余年,慢性咽炎病史30年。舌黯稍胖,边有齿痕,苔薄黄,脉细。西医诊断为风湿性心脏病,中医诊断为心痹,辨证为痰湿蕴热,气阴两虚。治以宜益气养阴,清热化痰祛湿。处方:西洋参(另煎)10g,天冬、麦冬各10g,五味子6g,生黄芪、炙黄芪各12g,防己12g,姜半夏10g,炒杏仁9g,炒薏苡仁30g,生石膏(先煎)20g,炒白术12g,煅瓦楞子(先煎)20g,炒麦芽、炒神曲、炒山楂各12g,桂枝6g,旋覆花(包煎)9g,葶苈子(包煎)15g,炙甘草6g,生姜1片为引。

服药1个月复诊:诸证均减轻,眼肿腿肿减轻,早搏减少,胸闷气短,胃痛发酸,颈肩双膝症状均减。

**按语:**外感风寒湿热邪气侵袭于脉络之中,引起血络瘀阻,脉道不通,久病不已,复感外邪,内舍于心,心脉痹阻,发为心痹。心痹多为虚实夹杂之症。若心阳振奋,宗气充盛,邪无居所,必无犯于内,邪既已入,久之损伤心气脉络,则心气受损愈重,虚实夹杂,宜当平补平泻,调和阴阳。心与脾胃关系密切。"胃之大络,名曰虚里,贯膈络肺,出于左乳下,其动应衣,脉宗气也。"(《素问·平人气象论》)心之与胃,位置毗邻,络脉相通,功能相关,相互资生。即《傅青主男科》云："心能生胃土。心居上焦，主血脉，五行属火；胃居中焦，为水谷之海，在五行属土。火与土，两者相生相济，脏腑相关，息息相依。"路老注重"后天之本"的调理，认为治疗心痹可从脾胃论治。一则脾胃乃气血生化之源，可充宗气而壮心肺；二则脾胃为气机升降之枢，脾胃健运则气血通畅；三则脾胃易伤，先以顾护而防其传变；四则内伤脾胃，百病由生，心脾比邻，更易受累，恶性循环。故若心痹见脾胃症状，可从脾胃论治，以心脾为相生之脏，脾为心之子，取补子救母之义，正其本源，常见疗效。

本例患者所犯之症，符合心痹表现，且病久耗伤正气，内损心脾，外伤于经脉，邪久客经脉，阻碍气机，化瘀化热，耗气伤阴，使病情更加复杂。四诊合参，该患者气阴两虚，痰湿蕴热，气机逆乱。路老紧抓脾胃之本源，所用之药紧扣中焦，以生脉饮益气养阴以固本，再加入芪术之辈以加强健脾益气之功，天冬、麦冬、石膏滋胃阴、清胃热，使助脾胃恢复纳化之力，使气血生化得源，宗气得以充养心胸；又因脾胃久伤，积滞内停，痰湿蕴热，以姜半夏、薏苡仁运脾化湿，炒麦芽、炒神曲、炒山楂以消积化滞，石膏以清热，使脾胃无所困遏，则中焦气机升降有序，使旋覆花、杏仁降气化逆，桂枝上行外达、温阳通痹之力事半功倍。整方调理脾胃为主，旨在恢复后天运化，平补平泻，使补而不滞、攻不伤正。患者服药诸症均减，培土以救母，心痹得治。虽心痹为主症，但辨证治脾，治见奇效。

### 案5　痰热结胸，胃失和降

唐某，男，56岁。2007年12月15日初诊。主诉发作性胸闷胸痛半年。患者于半年前无明显诱因出现胸憋气短，胸部隐痛，出汗，到阜外医院就诊，怀疑"冠心病"，经冠脉造影显示：冠心病冠状动脉狭窄，遂即置放支架，给予硝酸异山梨酯、硝苯地平控释片等药物治疗。虽经治疗仍每日胸闷发作，持续时间10~60分钟不等，多需服速效救心丸，或活动、嗳气后胸闷缓解，曾在北医三院检查示：右上肺慢性炎症改变，主动脉局部动脉瘤，经多家医院会诊，考虑胸闷阵发,嗳气则缓,与检查结果无明显关系。刻下:胸闷每日频发,伴胸部隐痛,轻微汗出,神困乏力,腰腿酸痛,反复口舌溃疡,口干喜饮,口黏口苦,咯出黑黄黏痰,纳可,喜饮,大便日行1次,小便调,面色晦滞,舌体胖大、质黯红、苔白腻,脉弦滑。中医诊断:心痹,痰热痹阻证。治以宽胸涤痰,和胃降逆。处方:瓜蒌20g,薤白10g,竹沥半夏12g,郁金12g,石菖蒲12g,胆南星8g,厚朴12g,旋覆花(包煎)10g,炒神曲、炒山楂、炒麦芽各12g,茵陈12g,炒枳实15g,黄连8g,莱菔子12g,砂仁(后下)10g,炒杏仁9g,炒薏苡仁30g,六一散(包煎)30g,藿香梗、苏梗(后下)各10g。14剂,水煎服。茶饮方:竹节参12g,郁金10g,玉蝴蝶6g,醋元胡12g,茯苓20g,川楝子10g,三七粉(冲服)2g。14剂,代茶饮。

2008年2月4日二诊:服上药14剂,胸闷、胸痛、气短等症状均明显减轻,但停药1个月后诸症复作。刻下:胸闷气短,嗳气则舒,胸闷一般持续30分钟左右,胸骨后灼热,咳嗽,痰多,色黑质稠,口干夜甚,纳呆,胃脘胀满,大便稍干,3日1次。舌体胖大,质淡紫,苔灰褐色,脉弦滑。仍系痰热壅肺,胃失和降所致。前方去藿香梗、苏梗、炒莱菔子、砂仁,加川贝母(打)10g,枇杷叶12g,黛蛤散(包煎)8g,竹沥汁(入汤剂)30ml。14剂,水煎服。

2008年2月26日三诊:药后胸闷、气短症状明显好转,嗳气后胸闷减轻,食管灼热消失;自觉胃中不舒,气逆胸憋,时咳嗽,咯痰质黏,色黄或黑;口干喜饮量多(喜饮绿茶),双目干涩,鼻中亦干涩;头晕眩已20余天,既往有颈椎病史,现行牵引有所好转;神疲乏力,多虑善思,睡眠多梦易醒,纳食不馨,大便稍干,2~3天1行,小便量多味重。平素既怕热又畏寒,稍受热则身体汗出量多。舌体胖大而厚,质黯红,苔薄稍黄而少津,脉弦滑。治以前法,原方加减。处方:瓜蒌30g,薤白10g,竹沥半夏12g,广郁金12g,石菖蒲12g,胆南星8g,僵蚕10g,川厚朴12g,旋覆花(包煎)10g,葶苈子(包煎)12g,炒神曲、炒山楂、炒麦芽各12g,砂仁(后下)10g,炒枳实15g,茵陈12g,

醋元胡 12g,川楝子 10g。14 剂,水煎服。药后胸闷、气短消失,余症亦有所减轻。

**按语**:患者反复胸闷胸痛,因诊为冠心病冠脉狭窄而植入支架,但病情并未好转,仍每日胸闷发作,但嗳气后胸闷缓解,伴有口黏口苦,黑黄黏痰,面色晦滞,舌体胖大,苔白腻,脉弦滑,此皆为胃失和降,痰湿阻滞化热,上犯心胸,上焦清旷失司之痰热结胸之征,系心痹常见类型之一。路老以小陷胸汤、栝蒌薤白半夏汤合菖蒲郁金汤、三仁汤叠用化裁:小陷胸汤与栝蒌薤白半夏汤为解上焦痰热结胸而设;菖蒲郁金汤加川厚朴、旋覆花、杏仁、葶苈子,以降肺胃之气;炒神曲、炒山楂、炒麦芽、炒枳实、莱菔子、砂仁、炒薏苡仁、藿香梗、苏梗理中焦化湿去浊;六一散使湿邪从下焦而走。全方分走上中下三焦,使上焦痰热消,中焦湿邪化,下焦水气行,则胸中痹阻自除。

### 案 6　痰热结胸,热移小肠

程某,男,38 岁。2009 年 1 月 21 日初诊。主诉心悸、心前区痛时作 2 年,尿频尿痛 1 年半。患者缘于 2 年前患阴茎包皮炎,继出现心悸,心前区时痛,左颈动脉跳动明显,不能左侧卧位。曾在宣武医院就诊,诊断为"心动过速",给予美托洛尔治疗,无明显好转。1 年来出现尿频、尿痛、尿道烧灼感,西医诊断为"前列腺炎,包皮炎",曾服 2 个月西药,效果不佳。就诊时症见:心悸,心前区时痛,心情烦躁,少寐早醒,每天睡眠 2~4 小时,纳少,大便不畅,2~3 天 1 行,常喝减肥茶通便,尿频,尿道烧灼感,腰痛难忍,脚后跟痛,舌质红,苔薄黄,脉沉滑数。诊断为心痹,辨证为痰热结胸,下移小肠。治以宽胸涤痰、清心导赤。处方:瓜蒌 15g,清半夏 9g,黄连 8g,栀子 8g,淡豆豉 10g,麦冬 10g,生地 12g,竹叶 10g,淮小麦 20g,益智仁(后下)9g,肉桂 3g,益母草 12g,八月札 12g,甘草 6g。14 剂,水煎服。药后症减,嘱原方再进 14 剂巩固治疗,随访 3 个月未发。

**按语**：患者心悸、心前区痛，舌红苔黄，脉沉滑数，与案5同系痰热结胸，但又伴尿频、尿痛诸症，系心火移热于小肠。方以小陷胸汤宽胸涤痰，除胸中之热；栀子豉汤加麦冬、生地、竹叶、淮小麦、八月札等，清心导赤，祛三焦热；益智仁、益母草、竹叶利小便而通淋热；方中少予肉桂，引火下行，为画龙点睛之笔，引上焦热邪从下焦小便而走，增强全方宽胸行气，清热涤痰之力，而使诸症得平。

### 三、综括拾遗

心痹多因脉痹迁延不愈，内舍于心而致，现代临床可见于风湿免疫性疾病的外周血管炎累及心肌的心脏病，及细菌或病毒等感染所致的心肌或心脏瓣膜病的某些阶段。

心痹与胸痹都常见胸中窒满、心悸、心胸闷痛等症状。但心痹致病因素多以外邪为主，外邪先舍于脉，后舍于心，发为心痹。而胸痹的致病因素，多与饮食、情志、生活方式有关。饮食失节常导致脾胃失调，遂使化源不足，痰湿内生，气机不畅，血瘀不行或血虚脉涩。故辨治上心痹以扶正祛邪为主，胸痹以调理脾胃祛湿化痰通脉为主。

路老认为，心痹辨治中也要重视扶助脾胃功能、重视湿邪致病，早期多为风寒湿三气杂至，损害于脉，后期则损害于心。而脾胃强则湿气去，气血生，正气足，脾胃弱则湿气生，气血虚，正气衰。故调理脾胃常贯穿于治疗始终。路老对湿滞心脉之心痹，常以宣、化、燥、渗四字统之，即开宣上焦，调畅气机；芳化中焦，醒脾化湿；燥脾祛湿，畅达中焦；渗利下焦，导邪外出。用药轻灵活泼，恰中病机，以四两拨千斤。所遣之药，补而不滞，滋而不腻，中病即止，或燥湿健脾，或醒脾开胃，或理脾化痰，注重药物的升降润燥之性，使脾升胃降，从而使脾胃复其健运，气血调和，而无心痹之虞。

（冯　玲）

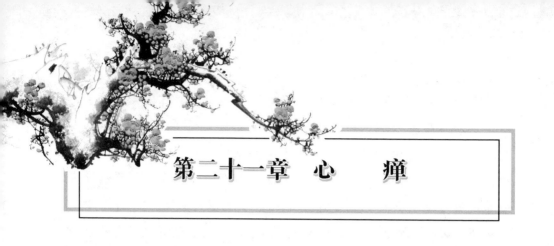

# 第二十一章　心　瘅

　　心瘅，是外感温热毒邪，或温毒之邪乘虚侵入，内舍于心的"瘅类"疾病，临床以发热、心悸、胸闷、胸痛、气短、乏力、脉结代，重则心气衰败为主要表现。本病好发于青少年，男性多于女性，常见于北方寒冷地区。

　　"瘅"之病名首见《黄帝内经》，如《素问·奇病论》载有"脾瘅""胆瘅"等。隋代巢元方《诸病源候论》将心瘅列为九疸之一，名曰"心疸"。古人认为"瘅"与热有关，如唐代王焘《外台秘要》"心瘅，烦心，心中热"，唐代王冰云："瘅，谓热也。"并认为"瘅"与"疸"相通，清代周扬俊《金匮玉函经二注》"疸即瘅，单阳无阴"。集中反映古代医家对心瘅的认识。本书归纳古代先贤对"瘅病"的认识，结合现代临床中医对感染相关性心脏疾病的治疗实践，首次将"心瘅"作为独立的中医病名提出。

## 一、临证传薪

### （一）病因病机

　　本病是内因和外因相互作用而产生。内因为素体正气亏虚。正气虚弱或由先天禀赋不足，或因后天过于劳累，耗伤正气，正虚不固，邪气乘虚而入，内舍于心发为本病。《素问·评热病论》指出"邪之所凑，其气必虚"，《素问·痹论》谓"脉痹不已，复感于邪，内舍于心"等，皆因正气亏虚，抵抗外邪无力，外邪易于侵袭，邪毒内舍于心而致病。

外因为温热毒邪侵袭。感受风热、热毒、疫疠、湿热、温热邪毒。外界之邪毒多从皮毛、口鼻而入，由表入里，留而不去，内舍于心，犯及心脉，心君受损，则发为本病。清代叶桂《温热论》云："温邪上受，首先犯肺，逆传心包。"

本病为外感六淫，尤其是温热或温毒之邪，邪毒攻心，损伤心气，甚则导致心气衰败之证。病机特点是既有邪毒炽盛，又有气阴损伤。感邪初期以风热、风温，或风湿表证为主，继而传变入里，内舍于心，遂发为心瘅。本病正虚为本，外感为因，因而在病因病机上与胸痹、心痛、心痹等有所区别（参见下篇相关各章）。

（二）病位

心瘅病位在心，常涉及肺、脾、肾等脏腑。病机为正气不足，感受温热疫毒；或为脾胃虚损，感受湿热疫毒，邪舍心脉，损伤心气，或气滞血瘀，胸阳痹阻。本病虚实夹杂，虚为气虚阴亏，实为邪毒内陷，痰浊、瘀血阻滞，病机复杂，易生变证。本病初期正虚邪实，以实邪为主，实邪主要为温热毒邪，热毒侵心，阻遏心肺之气，使心脉不利，心肌受损，患者除心悸、胸闷、发热、咽痛等热毒症状外，还多有明显气阴两虚，及心脉瘀阻的症状；心瘅后期以正气虚多见，正虚不能驱邪外出，热毒耗气伤阴，余邪稽留，热毒入络，气血运行不畅，络脉瘀阻。

综上所述，本病以禀赋不足，正气亏虚，温热邪毒乘虚侵入心君，为发病主因，瘀血、痰浊为病变过程中的病理产物，耗气伤阴，血脉阻滞为主要病理变化。抓住"虚、毒、痰、瘀"四个方面，从去除病邪与调节机体阴阳气血、扶助正气入手进行辨治。

（三）辨证论治

1. 热毒侵心 多见心痛胸闷，心悸，气短，发热，鼻塞流涕，咽痒咽痛，头痛眩晕，头晕目眩，身痛，头痛欲裂，汗出，口渴，咳嗽咯痰或腹痛泄泻,舌质红,苔薄黄或腻,脉细数或结代。治宜清热解毒,辛凉透表。用益胃汤(《温病条辨》)加减。常用药金银花、连翘、大青叶、太子参、麦冬、生地黄、炙甘草、竹叶、荆芥、牛蒡子、桔梗、芦根、薄荷。热甚加生石膏、知母、黄芩;脾虚湿热,加黄连、茯苓、木香;胸痛,加丹参、桃仁、降香;心神失养,心悸怔忡,加炒酸枣仁、柏子仁;胸中气滞,胸闷甚者,加郁金、枳壳;痰热蕴肺,痰火扰心,咳痰黄稠者,加瓜蒌、浙贝母、桑皮;表邪不解,余毒未尽,咽痛甚者,加板蓝根、玄参、蒲公英、蝉蜕等。

2. 湿热侵心 多见心悸,胸闷,胸痛,发热咽痛,脘腹胀,肢体困倦,口黏腻,小便黄,舌质红,苔黄厚腻,脉滑或滑数。治宜化湿清热,解毒宁心。常用甘露消毒丹(《医效秘传》)加减。药用茵陈、黄芩、藿香、连翘、射干、石菖蒲、薄荷、川贝、虎杖、白豆蔻、滑石、甘草。肾阴虚甚,加女贞子、旱莲草;失眠多梦,加生龙骨、生牡蛎、珍珠母。若属风湿袭表,乘脾损心,气阳不足,症见恶寒发热、头重如裹、肌肉酸痛、恶心呕吐、纳呆乏力、腹胀腹泻、心悸气短、舌苔垢腻、脉濡缓或结代,用藿香正气散(《太平惠民和剂局方》)加减;若属湿热侵犯,表里俱实,扰乱心神,症见发热、腹泻腹痛、心悸胸憋、脉滑数或促,治宜葛根芩连汤(《伤寒论》)加味。

3. 气阴两虚 多见心悸怔忡,胸闷,动则加重,眩晕,少气懒言,神疲肢倦,午后潮热,心烦,夜寐不安,口干,自汗,盗汗,舌红苔少或花剥,脉细数无力或结代。治以益气养阴,清热安神。生脉散(《医学启源》)合炙甘草汤(《伤寒论》)加减。常用药太子参、麦门冬、五味子、黄芪、丹参、炙甘草等。心悸甚、动则气喘者,加党参、白术;胸痹者,加香附、郁金;发热、心烦者,加黄芩、栀子;胸闷舌黯者,加桃仁、红花、三七等;胸闷、咳痰、苔厚腻者,加姜半夏、紫菀、全瓜蒌等;干咳、少痰、咽痛者,加玉竹、桔梗、沙参、枇杷叶等;口渴、咽干、舌红苔少者,加石斛、玉竹、玄参等;潮热盗汗者,加天花粉、浮小麦、地骨皮等;潮热盗汗、腰酸者,加山萸肉、龟板、鳖甲、旱莲草等;心悸、失眠、心烦者,加炒酸枣仁、天冬等。

4. 心脾两虚 多见心悸怔忡,肢体倦怠,胸闷,气短,自汗,乏力,面色无华,头晕健忘,失眠多梦,纳差,便溏,舌淡有齿痕,苔白而润,脉缓细弱或结或代。治宜健脾益气,养心安神。用归脾汤(《济生方》)加减。常用药党参、白术、黄芪、龙眼肉、茯苓、酸枣仁、远志、木香、甘草。若心悸、气短动则加重者,加西洋参、五味子;肢体倦怠、腹胀、纳差、便溏泄泻,加法半夏、陈皮、白扁豆;失眠、眩晕、腰膝酸软、潮热者,加二至丸(《医方集解》);失眠多梦,加生龙骨、生牡蛎、珍珠母。

5. 痰湿内阻 多见胸闷胸痛,头重目眩,脘痞纳呆,口黏恶心,咯吐痰涎,腹胀,肢体沉重,舌淡胖大边有齿痕,苔白腻或白滑,脉沉滑。治宜祛湿化痰,温通心阳。栝蒌薤白半夏汤(《金匮要略》)合二陈汤(《太平惠民和剂局方》)加减。常用瓜蒌、薤白、半夏、茯苓、胆南星、竹茹、苍术、杏仁、白豆蔻、石菖蒲、陈皮、厚朴、枳实。湿热重者,加黄连、黄芩、滑石;胸闷甚、咯痰多者,加薏苡仁、泽泻;胸闷气短,纳差便溏者,加党参、白术、茯苓等。

6. 心阳亏虚 胸闷憋气,神疲肢倦,面色苍白,冷汗,纳呆便溏,舌苔白腻,脉濡缓或结代。治宜益气温阳,健脾燥湿。用补气汤(《医学集成》)合苓桂术甘汤(《伤寒论》)加减。常用黄芪、红参、生晒参、党参、桂枝、干姜、白术、肉桂、茯苓、煅龙骨、煅牡蛎、炙甘草。若见胸闷憋气,心下痞满者,加瓜蒌、法半夏;浮肿、尿少者,加车前草、薏苡仁、葫芦瓢、大腹皮;心悸、畏寒、水肿者,重用桂枝、加仙茅、仙灵脾;水肿甚、小便少、大便溏泄者,重用桂枝、加益母草、蝼蛄、猪苓等。

7. 阳虚气脱 多见喘息心悸,倚息不得卧,口唇青紫,烦躁不安,自汗不止,四肢厥冷,舌质淡白,脉微欲绝。治宜回阳救逆,益气固脱。用参附汤(《正体类要》)加龙骨、牡蛎等。常用红参、生晒参、炙附子、生龙骨、生牡蛎、山萸肉、丹参、茯苓等。若畏寒、汗出、面色苍白者,可加桂枝、仙茅、仙灵脾等;水肿、尿少、腹泻者,加桂枝、泽泻、猪苓等。

8. 阴阳两虚　心悸怔忡,面色㿠白,四肢厥冷,大便溏薄,腰酸乏力,舌质淡胖,脉沉细无力或结代。治宜温阳益气,滋阴通脉。用参附养荣汤(《温疫论》)、炙甘草汤(《伤寒论》)加减。常用生晒参、党参、太子参、黄芪、炙附子、桂枝、干姜、五味子、生地、当归、白芍、麦冬、北沙参等。若兼胸闷憋气,心下痞满者,加瓜蒌、法半夏;浮肿尿少者,加车前草、薏苡仁、茯苓、大腹皮等;胸闷胁胀者,加香附、郁金;口干心烦者,加黄芩、栀子;胸痛甚,舌紫黯者,加丹参、三七等。

总之,心瘅辨治以证为基础,早期注重清热解毒,而滋养气阴宜贯穿始终。如突然出现气喘怔忡,倚息不得卧,口唇青紫,烦躁不安,自汗不止,四肢厥冷,舌质淡白,脉微欲绝,为心气衰败,阳气暴脱之证。急需回阳救逆,益气固脱,用参附汤(《正体类要》)加味。汤药未备时,可先用参脉注射液(现代中药注射剂:红参、炙附子),每次5~10ml,加入10%葡萄糖注射液20ml中,缓慢静脉注射;或20~40ml,加入5%~10%葡萄糖注射液250~500ml中,静脉滴注。

## 二、验案举要

### 案1　气阴两虚,营卫不和

王某,男,21岁,学生。因"阵发性心悸胸闷3个月,加重3天"于2010年4月9日初诊。患者于3个月前因感冒10余天后出现阵发心悸胸闷、气短,动则加重,在当地医院就诊,心电图提示:窦性心律,频发室性早搏,偶发房性早搏,ST-T改变。心肌酶学检验提示:丙氨酸转氨酶94U/L,天冬氨酸转氨酶102U/L,乳酸脱氢

酶 421U/L,肌酸激酶同工酶 MB34U/L,心肌肌钙蛋白 10.8μg/L,C
反应蛋白 22U/L,血清抗体 IgM640U/L,诊断为"急性病毒性心肌炎,
心律失常——频发室性早搏,偶发房性早搏"收入住院治疗,临床症
状改善出院。3 天前患者心悸、胸闷、气短症状加重,来本院就诊。
刻下症见:阵发心悸胸闷,气短乏力,自汗心烦,失眠多梦,口干咽
燥,咽痛,咳嗽痰少,舌嫩红,苔薄黄而少,脉细数而代。中医诊断:
心瘅,气阴两虚证,西医诊断:急性病毒性心肌炎,心律失常——频
发室性早搏,偶发房性早搏。治以益气养阴,调和营卫。处方:生黄
芪 15g,麦冬 12g,沙参 12g,玄参 15g,五味子 6g,生地 10g,丹参 15g,
牛蒡子 9g,甘松 12g,炒酸枣仁 30g,白芍 12g,柴胡 9g。14 剂,水煎
服,日 1 剂,分两次服。

　　2010 年 4 月 24 日二诊:服药后咽痛、咳嗽、咳痰消失,心烦、
失眠、多梦、口干咽燥症状减轻;心悸、胸闷、气短、乏力、自汗症
状明显缓解,舌红嫩,苔薄黄而少,舌有裂纹,脉细数而代。上方
去牛蒡子、柴胡,加太子参 12g,百合 12g。14 剂,水煎服,日 1
剂,分两次服。

　　2010 年 5 月 8 日三诊:患者服药后心烦、失眠、多梦、口干咽燥、
心悸、自汗症状消失;偶胸闷、气短、乏力,舌红嫩,苔薄黄,脉细无
力。心电图提示:窦性心律,大致正常心电图。前方去甘松,加山药
15g。14 剂,水煎服,日 1 剂,分两次服。

　　患者先后服上方 28 剂,临床症状缓解,心电图正常,嘱其避风
寒,慎更衣。随访 6 个月,未见复发。

　　**按语:**心瘅,发病不外"虚、毒、痰、瘀"四字,《黄帝内经》云"邪
之所凑,其气必虚"可见本病以正虚复感外邪为机要。从此案观之,
该患者因课业操劳过度,其气必虚,风热疫毒之邪乘虚而入,正应
"脉瘅不已,复感外邪,内舍于心"之言,气虚不守,外邪内犯,伤及心
肺,故而发病。加之风热邪气侵袭腠理,热蒸汗泄,气随津脱,气伤
阴亦损,发为气阴两虚之证。心气亏虚,鼓动无力,气血不行,则见

心悸胸闷;肺气耗伤,宗气不足则发为气短乏力自汗;心阴不足,虚热烦扰则见心烦失眠;肺阴亏虚,津液不能上承则发为口干咽干;加之风热之邪闭阻腠理,肺气失宣,故见咳嗽咽痛。四诊合参,舌红嫩为气阴不足,脉数为热邪之故,故辨证为气阴两虚,病位在心肺,病因为正虚外感,治当益气养阴为法。证见气阴两虚,当以生脉散益气固本,兼养阴液,使正气复则外邪自祛。《成方切用》"肺主气,肺气旺则四脏皆旺;虚,故脉绝气短也",本案以补气养阴为其要用。故首诊时方中以用黄芪而非太子参,取黄芪乃"补气第一要药",补益肺脾之气;麦冬入心肺经,养阴清热生津,滋补肺阴;沙参合玄参共用补肺养阴生津,生地滋阴清热,滋补心肾之阴,丹参清热养阴,宁心安神;五味子敛肺气养肺阴;柴胡性凉透邪外出,升阳举气,合白芍酸甘敛阴,调和营卫,使邪祛而不伤正,热去而不伤阴;配以枣仁安神、甘松开郁而行气,共奏益气养阴为本,兼顾祛邪,标本兼治,固本为要。二诊时患者咳嗽、咽痛消失,为邪气已去,腠理调和,故去解表之牛蒡子、柴胡;唯仍感心悸、胸闷,气短乏力,为邪祛而正气未复,阴液仍亏之征,故加太子参益气,百合宁心养阴,以增益气养阴复正之功。三诊时心烦失眠、心悸自汗症状消失,此为正气见复,气阴皆复之兆,病情转好,故加山药,一则防祛邪伤正,二则顾护胃气,使生化有权,巩固疗效。纵观本案,患者因正气不固起病,复感外邪而加重,损伤心肺,发为心瘅,气阴两虚之证,以生脉散补气养阴治之,正气复而邪气自祛。

**案2　热毒袭表,内侵于心**

某女,18岁,学生。因"发热,咽痛12天,胸闷气短4天"于2011年2月23日初诊。患者于12天前因发热、咽痛、鼻塞流涕、咽痒、身痛、头痛、汗出、口渴、咳嗽、咯痰,在当地医院诊断为"上呼吸道感染"治疗,临床症状未缓解,于4天前新增胸闷、气短,在当地医院就诊,心电图提示:窦性心律,频发室性早搏,偶发房性早搏,完全性右束支传导阻滞,ST-T改变。心肌酶学检验提示:谷草转氨酶82U/L,

谷丙转氨酶 91U/L,乳酸脱氢酶 632U/L,CK-MB41U/L,肌钙蛋白 1.4mg/L,C 反应蛋白 31U/L,血清抗 IgM862U/L,诊断为"急性病毒性心肌炎,心律失常——频发室性早搏,偶发房性早搏,完全性右束支传导阻滞"。患者为求中医治疗,遂来本院就诊。刻下症:阵发胸闷气短,心悸,发热咽痛,鼻塞流涕,咽痒,头晕目眩,身痛,头痛,汗出、口渴,心烦,咳嗽,痰少,舌质红,苔薄黄,脉细数代。中医诊断:心瘅,热毒侵心证,西医诊断:急性病毒性心肌炎,心律失常——频发室性早搏,偶发房性早搏,完全性右束支传导阻滞。治以清热解毒,辛凉透表。益胃汤(《温病条辨》)加减。金银花 12g,连翘 12g,大青叶 6g,麦冬 12g,生地 10g,炙甘草 6g,甘松 12g,牛蒡子 9g,竹叶 10g,荆芥 10g,桔梗 12g,芦根(后下)15g,炒酸枣仁 30g。14 剂,水煎服,日 1 剂,分两次服。

2011 年 3 月 9 日二诊:患者服药后发热、咽痛、鼻塞流涕、头晕目眩、身痛、头痛、汗出症状消失,口渴、心烦、咳嗽、痰少症状减轻,胸闷、气短、心悸症状明显减轻,舌质红,苔薄黄而少,脉细数代。上方去牛蒡子、竹叶、荆芥,加太子参 12g,北沙参 12g。14 剂,水煎服,日 1 剂,分两次服。

2011 年 3 月 23 日三诊:患者服药后口渴、心烦、咳嗽、痰少症状消失,偶胸闷、气短、乏力,舌红黯,苔薄黄,脉细无力。心电图提示:窦性心律,大致正常心电图。上方去大青叶、桔梗、炙甘草、芦根,加生黄芪 15g,丹参 15g。14 剂,水煎服,日 1 剂,分两次服。

患者先后服上方 28 剂,临床症状缓解,心电图正常,随访 9 个月,未见复发。

**按语**:心瘅,发病内为正气不足,外为热毒侵袭。辨证当明晰外感内伤之主从,若以正虚为本,当固本以祛邪,若以外感为重,当以祛邪以防伤正。本案患者为青年女性,正气尚足,骤然发病,并以发热咽痛,鼻塞流涕,咽痒为主症,此为热毒闭阻腠理,营卫失和之证，辨证当以外感为先。外感热毒势盛，正气虽未大伤，却难以祛邪外出；热毒侵袭肌表腠理，首先犯肺，营卫失和，邪热闭阻，故见发热；热邪伤阴，故见咽痛咽干；肺开窍于鼻，主涕，肺气不调则见流涕、鼻塞，肺气上逆则发为咳嗽；热邪闭阻，筋肉失于濡养，故见头身疼痛；心为君主之官，主血脉而藏神，肺朝百脉而与心同居上焦，热毒犯肺，正气不固，则必内舍于心，热邪烦扰、耗伤心阴，故见胸闷心悸。本案以热毒闭阻为辨证核心，治当清热解毒、辛凉透表为法，方用辛凉之剂银翘散加减，以透邪外出，使正气得固则可愈。吴鞠通《温病条辨》言此方"但热不恶寒而渴者，辛凉平剂银翘散主之"。遵《素问·至真要大论》"热淫于内，治以咸寒，佐以甘苦"之原则。首诊时患者表邪深重，故以性凉芳香之金银花配连翘，既能清热解毒，祛表邪，也能疏散风热、辟秽化浊，以防热毒内陷损伤阴血，此两者为君；生地滋补肾阴，使肾水上滋心阴，麦冬养阴清肺生津；大青叶苦寒入心肝经，助银翘清热解毒之功；荆芥疏风清热，导郁热外出；牛蒡子解毒利咽，桔梗宣肺理气，使肺气升降得复，气机调达；竹叶合芦根生津止渴助生地养阴之功；枣仁安神以宁心，甘草调和诸药兼顾护胃气。全方以解毒清热为本，兼辛凉透表，已解热毒闭阻之急症。二诊时，患者发热咽痛、头身痛之症已除，此为热毒外透，腠理始调之征，故去辛凉透表之荆芥，苦寒解毒之牛蒡子，以防苦寒疏散太过而伤正；患者仍胸闷气短，此为热邪耗伤气阴，心神失养之征，故加太子参补益心肺之气，北沙参清肺热而生津，以祛心悸之症。三诊时，患者咳嗽之表证已解，故去辛凉之大青叶；患者热毒之邪已祛七八分，祛邪必防伤正，加之热毒之邪耗伤气阴，使心阴亏虚、心气不足，必当在邪去之后以益气养阴，此所谓"治病必求于本"，故三诊时加黄芪益气，丹参养阴清热以宁心，坚持调理后病愈。

　　纵观本案，患者因热毒致病，为邪盛而正衰，以邪盛为主之证，发病急、病情较重,热毒致病,必防其内陷营血而致病情危重,故趁其在表之时,以银翘散清热解毒、辛凉疏表,使热毒去而正气复,邪气去其七八分时,考虑心痹发病,多为气阴亏虚,故在辛凉解表同时加用益气养阴之品,使标本兼治,体现了急则治其标、治病必求于本的原则,故病情得解。

### 案3　病毒性心肌炎

高某,女,28岁。初诊:诉心悸气短,胸闷时痛,且因极易感冒,经久不愈,而使病情不断加重。近10余日复又鼻塞流涕,恶寒头痛。平素口淡纳呆,不欲饮水,神疲乏力,形寒肢冷,夜寐梦多,动则汗出,大便干而不调。3年前有卵巢畸胎瘤手术摘除病史;又于1年前因感冒而诱发"病毒性心肌炎",心电图检查有频发性室性早搏、心肌缺血。此后即常感心悸气短,胸闷时痛,常于半夜子时因胸部窒闷而惊醒。患病以来一直服用西药"普罗帕酮(心律平)",并对此产生依赖性。观其面色萎黄,形体消瘦,舌淡苔薄白,按之脉沉细无力。查心电图:ST-T改变。方用:太子参10g,生黄芪15g,沙参12g,当归10g,升麻3g,柴胡3g,陈皮10g,茯苓12g,炒柏子仁12g,甘草6g。7剂,水煎服。

二诊:述服3剂药后鼻塞流涕已止,恶寒头痛减轻。7剂药后,其他症状亦有不同程度减轻。舌脉同前。药已中病,故适当增加剂量。以党参10g,黄芪15g,炒白术10g,炒枳壳10g,升麻6g,柴胡6g,炒柏子仁12g,茯苓12g,黄精12g,丹参12g,甘草6g。7剂,水煎服。

三诊:表证已解,诸症减轻,唯停服"普罗帕酮",3天后使心悸加重,查心电图:室性早搏,ST-T改变。此为心之气阴两虚,心阳不振,鼓动无力所致。故以黄芪60g,防风30g,白术40g,紫河车10g,共研细面,每服3g,日2次,连服2个月,缓缓调之。又投仲景所设炙甘草汤:人参6g,桂枝6g,干姜6g,赤芍10g,麦冬10g,生地15g,阿胶珠10g,生黄芪15g,白术10g,炒柏子仁12g,炒枳实12g,甘草10g。水煎服,以平调心阴心阳。

用上方4剂后,胸闷气短减轻。又8剂症状明显改善,继用上方略有增减,28剂。直至完全停用"普罗帕酮",早搏未复出,查心电图大致正常。

**按语：**本案患者纳呆乏力,大便不调、易患感冒,据此可知,其中气不足,卫阳虚而不固,又外感邪气,而诱发心悸气短等,可知其心脾二脏各有所伤。因虑其心悸气短等与表证有关,故先以补中益气,固护卫阳之法,以扶助正气,使邪无继续内陷之机,又以炙甘草汤平补心阴心阳,扶助正气而缓缓收功。

路老认为,病毒性心肌炎初发以温热毒邪为主,温热之邪耗气伤津,使心之气阴受损,故气阴两虚贯穿疾病的始终。路老指出,心瘅临床表现复杂,症状轻重不一,本虚标实,孰轻孰重,应明于心,治疗上要谨守病机,辨证论治。初起多见形寒发热、鼻塞流涕、咽痛咳嗽、肢体酸楚、脉浮数等症。轻者无特殊征象,偶尔有胸闷不适情况,往往按一般外感处理。若治不及时,或误用苦寒,失于表散,易致邪气深入,而成本病者有之。因此,医者对于时行感冒、风温等病,应予高度重视。病至中期,多见低热不退,胸膺憋闷,心痛阵作,虚烦不安,夜寐盗汗,失眠梦多,手足心热,纳呆欲呕,体倦乏力,舌红少津,脉来细数或促结,为余邪留恋,气阴两伤之候。路老多用竹叶石膏汤加山药、青蒿、鳖甲等治之,使余热清、气阴复、诸证缓。但路老强调,复阴较难,须一定时间。同时,尚须注意调理脾胃,以资生化之源。而病到后期,体质日衰,不仅营阴被劫,元气亦亏,而见心慌气短,胸膺窒闷,心痛频作,闻声易惊,有恐惧和紧缩感,头晕耳鸣,潮热盗汗或自汗,虚烦失眠,纳呆神疲,舌质淡,体胖苔白,或舌光少津,舌质紫黯有瘀斑,脉虚数或微细结代等症。治宜益气滋阴,养心育神。路老常用炙甘草汤,去桂枝、生姜、大枣、加丹参、红花、菖蒲、郁金,以活血和络,理气止痛。若心悸明显甚至怔忡者,加紫石英、炒枣仁、夜交藤、生牡蛎,以镇静安神,养血宁心。若以气虚为主者,《太平惠民和剂局方》的清心莲子饮,亦常选用。

路老辨治本病,多宗叶桂"卫气营血"辨证。如为心阳欲脱危证,则以伤寒救逆固脱。凡见身热、心烦懊恼、坐卧不安、胸闷短气、口渴喜饮、溲黄、舌红、苔薄黄、脉数等气分见证,常以栀子豉汤加牛蒡子、薄荷、金银花、芦根、竹叶等轻清宣透,外疏内清,使邪有出路,防其传变。而不过用苦寒药物,以免造成凉遏、冰伏。

心肌炎重症可见发热头痛,胸闷气粗,咳嗽痰多,咯出不爽,甚则咳逆倚息不得卧,左胸膺隐痛,心悸汗出或无汗,食欲不振,肢体困倦,神疲乏力,时而恶心,便干溲黄,舌红苔薄黄,脉滑数,或沉伏结代。为痰热郁结胸膈,气滞血瘀所致。路老多用小陷胸汤合橘枳姜汤去生姜,加旋覆花、红花、黛蛤散、泻白散等治之。使痰热得蠲,肺气得清,则胸痛、心悸诸症自平。总之,本病早期较为隐晦,需通过必要的临床检查早期确诊,积极治疗,避免发展为重症,给治疗带来了困难。

### 案4 风心病合并亚急性细菌性心内膜炎

王某,男,15岁。因心悸气喘,咳嗽发热月余,于1985年冬收入住院。患者原有风湿性心脏病二尖瓣狭窄及关闭不全和血小板减少病史。入院时体温38.7℃,心率120~140次/min,心界扩大达左侧腋前线,肝大于肋下7cm可触及,全身皮肤可见大片出血点,西医诊断为"风湿性心脏病合并亚急性细菌性心内膜炎"。给予地高辛、氢氯噻嗪等强心利尿剂,因青霉素过敏、红霉素胃肠反应严重,而用吉他霉素静滴以抗感染。治疗10天后效果不佳,仍发热,并出现鼻衄,经耳鼻喉科医生予双侧鼻腔填塞后,鼻衄未止,又见咳血。查血小板2.8万/mm³(280×10⁹/L),血红蛋白7.6g/dl(76g/L),红细胞251万/mm³(2.51×10¹²/L),经输血及用止血药,出血仍未停止,血红蛋白及红细胞有继续下降之势。鉴于患者病情危重,险象丛生,顾此失彼,治疗甚为棘手,除下病危通知,于 1986 年 1 月 6 日约中医会诊。

望之患者面色无华,两颧浮红,半卧位,咳嗽喘促不宁,虚里跳动应衣,鼻道仍用棉花堵塞,咳血,质稠而黏,大便干,数日未行,舌边尖红,苔薄黄而干,脉数疾,按之幅幅然,毫无缓和之象。此乃气阴两虚,肺胃蕴热,热迫血溢之证,且气阴虚甚,而火热亢极。其治疗,不扶正则有阴阳欲脱之势,不泄火则有燎原莫制之虞,必须标本兼顾,治以益气养阴,清泄肺胃。处方:太子参 15g,沙参 15g,天冬、麦冬各 9g,黛蛤散(包煎)6g,百合 15g,旋覆花(包煎)12g,大黄粉(冲服)1g,天竺黄 3g,炒杏仁 9g,炙甘草 6g。上方出入旬余,患者发热除,咳衄止,诸症平复,血小板升至 11 万/mm³,血红蛋白 11.5g/dl,其父母喜形于色,称谢不已,接其出院。

**按语:**近年来,中医治疗心脏病,在理论上有了较大的发展,治疗上积累了丰富的经验,取得了可喜的成果。其治多以活血化瘀、益气养阴等法,只要辨证准确,用药精当,确有良效。而治疗器质性心脏病,恒以"虚者补之"的原则,用益气养心法等处理。但对于素有器质性心脏疾患,又患新感的患者,往往囿于脏器损伤,畏攻而恐伤正,不知新感之后,引起恶寒发热者有之;壮热咳喘,肺系感染者有之;肺胃热盛,热伤阳络,咯血衄血者有之,从而形成本虚标实之候。根据标本先后缓急的治疗规律,理应先治其标,该清则清,应泻则泻,或清补兼施,不宜畏攻而养病,求稳而助邪,致贻误战机。应遵《黄帝内经·素问·六元正纪大论》"有故无殒,亦无殒也"之旨,自能收到"邪去则正安"之目的。本案路老以太子参、沙参、天冬、麦冬、百合急护气阴,恢复正气;以天竺黄、黛蛤散直清肺热;用杏仁、旋覆花肃肺降气,气降则火亦降,火降则血无外溢及上逆之虞;加大黄者,寓意颇深,且是本方的关键所在,大黄能荡涤肠胃,清泻火邪,有釜底抽薪之功,且胃络上通于心,胃火一清则心君得宁,大黄并能凉血止血化瘀,使血止而无留瘀之弊,可谓一举三得,用量虽小而作用颇大,在方中有举足轻重的作用。

### 案5　梅毒性心脏病

韩某,男,60岁,工人。1981年2月16日初诊。自述30多年前有冶游史,曾患杨梅疮,未治而愈,因此未予重视。近3年来,渐觉胸闷气短,时有心慌,左胸膺疼痛,脘腹痞满,纳谷不馨。遍求诸医,效果不著,而来求治。见证除上述外,尚有面色苍白,两颧潮红,口唇紫黯,舌体胖,质黯红欠润,苔黄腻,脉弦滑略数,时而结代。路老疑其为"梅毒攻心病"。经检查,血脂正常,心电图电轴左偏,左心室肥大;X线检查提示为主动脉瓣闭锁不全;康氏反应阳性。路老以单仙遗粮丸(《医学入门》)、小陷胸汤(《伤寒论》)、菖蒲郁金汤(《温病全书》)加减化裁:方中重用仙遗粮(土茯苓),配伍黄连、半夏、瓜蒌、佛手、郁金、茯苓、石菖蒲。3剂后症状明显改善,气机已舒。易佛手为旋覆花,以加强活血开结之力。更进20余剂,诸症悉除,身体康复。追访3年,未再复发。

**按语:**梅毒性心脏病在临床中已很少见到,对于本病的辨治,中青年医师非常陌生,到底应如何辨证? 路老指出,我国早期医学文献未见此病载述。明代李时珍在《本草纲目》中始有"明正德年间,起于岭表……互相传染"的记载。陈实功在《外科正宗》中明确指出本病由"交媾不洁乃生","遗毒于后日"。明代陈司成《霉疮秘录》一书,对梅毒的证治有较详明的论述。本病初期称为杨梅疮,其毒在肌肤,宜用保安万灵丹(《外科正宗》),发表以解毒;侵入骨髓者,宜九龙丹等清泻骨中之毒;到了晚期,毒气深入;由心脉内攻于心,引起梅毒性心脏病的发生,可按胸痹、心悸等病证论治。然治病求本,在于毒气攻心。故除用宽胸开结之药外,当加解毒之品。前人治梅毒有仙遗粮汤。其中仙遗粮即土茯苓,味甘淡而气平,为治梅毒之圣药,用量颇重,故选此以解梅毒。本案重用仙遗粮,并小陷胸中黄连清心,半夏祛痰,瓜蒌润燥,合菖蒲郁金汤之佛手、郁金行气开郁,茯苓、石菖蒲,化湿开窍。此集诸方于一炉,共奏清热解毒,开胸散结之功,而奏效(引自:《路志正医林集腋》)。

### 三、综括拾遗

本书首次采用"心瘅"作为独立的中医病名,并对其病因病机,辨证治法进行系统论述。心瘅是由正气不足,热毒外袭,内传损心所致的一类疾病,现代临床病毒性心肌炎、暴发性心肌炎、心肌炎后遗症、风湿性心脏病、心内膜炎等由于细菌或病毒感染性所致心脏疾患,均属于心瘅范畴。心瘅的某些临床症状可与其他心系疾病,如胸痹、真心痛、肝心痛、脾心痛、胃心痛、肾心痛、胆心痛、心悸等相似或相同,但病因病机不同。外邪内侵是心瘅的首要因素,病机演变有由表及里的传变过程,这是与前述其他心系疾病不同之处。本病由风热或温热、湿热等毒邪袭表的外感疾病演变发展而来,表证初期,若患者正气不虚,治疗得当,可解表而愈,不会发展为心瘅。凡能发展为本病者,在病机上,都有虚、实两个方面,实为热毒侵袭,痰浊血瘀等;虚为气阴亏虚,心脉失养等。心瘅若治疗及时得当,可完全康复,但若正虚邪实或失治误治,可突然导致心气衰败,病情凶险,或出现心水、支饮、悬饮等阳虚水乏之证。

路老认为,心瘅,初发以温热毒邪为主,温热之邪耗气伤津,使心之气阴受损,故气阴两虚贯穿在疾病的始终。路老指出,心瘅临床表现复杂,症状轻重不一,本虚标实,孰轻孰重,应明于心,治疗上要谨守病机,辨证论治。当热毒侵心时,清热更要顾及滋养心阴,气阴两虚时,益气养阴的同时,要化瘀及兼清余毒,谨守扶正祛邪的基本治则。路老强调,祛邪一定要彻底,不可肺卫表证刚消,就过早弃用解毒祛邪之品,应诊察有无余邪稽留,务必彻底清除,以防复发。

(胡元会 李方洁)

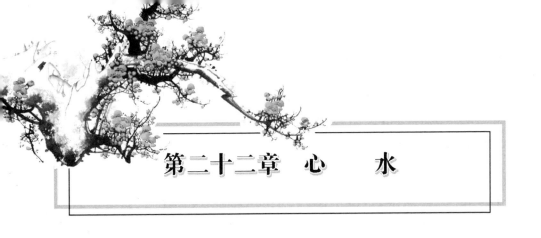

# 第二十二章 心 水

心水,是缘于心病久治不愈,发展而来的危重病证,或危急重证。以短气喘促,不足以息,不得平卧,身体浮肿、烦躁不安等症状为主要表现,可伴有臌胀、胁下癥瘕积聚,表现腹大胀满,膨出如鼓,皮色苍黄,尿少或无尿等。心水之名首见于《金匮要略·水气病脉证并治》:"心水者,其身重而少气,不得卧,烦而躁,其人阴肿。"《金匮要略·痰饮咳嗽病脉证并治》谓"水在心,心下坚筑,短气,恶水不欲饮",《素问·逆调论》云"夫不得卧卧则喘者,是水气之客也",《灵枢·胀论》说"心胀者,烦心短气,卧不安",《河间六书》载"其肿,有短气,不得卧,为心水",《素问·水热穴论》谓"水病下为胕肿大腹,上为喘呼不得卧",都是对心水的描述。

## 一、临证传薪

### (一) 病因病机

心水是心病的危急重证阶段,是多因素、多脏腑损害和功能失调的综合性病证,因此病因病机多端。心水的病因可分为直接病因和间接病因。

1. 直接病因 心病迁延日久,气血阴阳受损,气机逆乱,发为心水之时,血瘀水泛,甚则阳气暴脱,是为危候。主要是伴有水湿泛滥之证的心系疾病、肺系疾病和肾系疾病,如胸痹、心痛、心悸、心瘅、喘证、水肿等长期迁延不愈,或失治误治,导致心肾阳虚,脾肺不足,水液代谢失常,阳虚水泛,瘀血内生,脉道不行,发为心水。

心水为心病重证阶段,病情常时缓时恶,反复交现。导致病情恶化的因素主要是:宿疾在身,元阳已虚,有水湿泛滥,瘀血阻滞,机体气机的升降出入失调,又复感六淫之邪;或因饮食劳倦所伤,如雪上加霜,阴霾笼罩,气虚阳微,失于推动、温煦、气化乏力,心脉鼓动无力,水气凌心射肺,出现悬饮、支饮、溢饮等。若阳气虚极,命门火衰,则发为脱证,病势急重,甚至阴阳离决。

2. 间接病因　间接病因有先天不足和后天失养。先天为禀赋不足,素体虚弱,易患心系、肺系或肾系疾病。后天有六淫致病、饮食不节、劳逸过度等。外邪从口鼻而入,损伤肺气,发为咳喘之证;饮食不节,劳逸太过损伤脾胃,发为痰湿之证,进而发展为血浊、胸痹、肺心痛等证;冒雨涉水,寒湿浸袭,不仅困乏脾阳,且使肾阳受损,发为水肿之证等。临床常见的胸痹、心痛、心悸、心瘅、喘证、水肿等证,系上述这些疾病的代表。

心水以心肾阳虚,尤以心阳虚衰为本,水饮、痰湿、瘀血为标,本虚标实,虚实夹杂,基本病机为心阳亏虚,水湿内停,气血运行不畅,导致瘀血内停,人体气机升降息,出入废;或因心阳虚衰,心火无以下降,肾水不得上升,而独寒于下,遂阳虚水泛;阳气式微,气滞不行。

（二）病位

心水病位在心,可累及肺、脾、肝、肾,尤其心水日久导致心阳衰败,宗气不足,中气下陷,表现肺气虚衰之宣肃失常,脾失健运水湿停滞之痰饮,肾气虚寒之水湿泛滥,肝失疏泄之五脏失调诸虚。

（三）辨证论治

心水临床表现不同,大致分急性期与稳定期。急性期多表现为水气凌心、水饮射肺、阳虚水犯、心阳欲脱,或阳脱阴竭,为正虚邪实,虚实夹杂,甚则正气衰微,邪气弥漫,病亡率高,甚至发生猝死;稳定期多表现为瘀血阻络、气阴两虚、阴虚水结、气虚水停,及气阴两虚,水湿内停,以正气虚衰为主,稍感外邪或饮食劳倦,即复伤正气,可迅即或反复转为急危重证的急性期。由于心水的不同阶段,临床表现与病机不尽相同,治疗原则须有所侧重。心水急性期应急以温阳益气,活血利水为主,迅速缓解心衰症状,控制心衰发作;稳定期以调补五脏腑,平衡阴阳为主,兼活血通络,以扶助正气,提高御邪能力,提高生活质量,减少心水急性复发。

仲景创立了以苓桂术甘汤(《伤寒论》)和真武汤(《伤寒论》)为代表的温阳利水法和以防己黄芪汤(《金匮要略》)为代表的益气利水法,为后世心水的辨治奠定了基础。心水的治疗强调先治其水,贵在因势利导,开鬼门,洁净府,去宛陈莝,给水湿之邪以出路。针对水饮产生的原因,或益气,或温阳,或育阴,恢复机体阴阳、水火、气血的承制平衡,治病求本。稳定期病势较缓,为本虚标实,虚实夹杂,但以虚证为主,治疗以缓则治其本,兼以治其标。

1. 水气凌心　心水重证的临床表现,多见喘促不宁,气息难续,心悸怔忡不可自已,咳吐涎沫,气上冲胸,不能平卧,下肢水肿,烦躁不安或神情淡漠,舌淡,脉虚缓无力。治宜振奋心阳,利水消肿。用桂枝甘草汤(《伤寒论》)合桑白皮汤(《古今医统大全》)、桂枝甘草龙骨牡蛎汤(《伤寒论》)、苓桂术甘汤(《金匮要略》)、真武汤(《伤寒论》)等加减化裁。常用炙附子、白术、生姜、茯苓、桂枝、桑白皮、葶苈子、陈皮、杏仁、生姜、泽泻、泽兰、益母草、甘草等。

2. 水饮射肺　为肺气不足,肾气无根,宣肃不能之证。多见咳喘气急,痰涎壅盛而稀白,张口抬肩,胸憋短气,呼多吸少,痰涎多,面色苍白或晦暗,形寒肢冷,甚则胸满息促,不能平卧,头晕目眩,面目肢体浮肿,苔白腻,脉濡缓或滑。宜温化痰饮,泻肺逐水。用小青龙汤(《伤寒论》)、葶苈大枣泻肺汤(《金匮要略》)和苓桂术甘汤(《伤寒论》)、金水六君煎(《景岳全书》)等加减化裁。常用炙麻黄、桂枝、干姜、细辛、半夏、五味子、甘草、杏仁、白芥子、茯苓、桂枝、白术、葶苈子、泽泻、大枣、泽兰、益母草、甘草等。

3. 阳虚水泛　系心肾阳虚,或肺、脾、肾,或五脏阳气俱虚,水液代谢严重失常之证,多见咳逆倚息,不得卧,胸闷如窒,咳痰如泡沫,下肢浮肿,甚则一身尽肿,腹部胀满有水气,脘痞纳呆,尿少浮肿,畏寒,面唇青紫,舌胖质黯,苔白滑,脉沉细或细涩。治宜温阳救逆,利水平冲。用真武汤(《伤寒论》)、葶苈大枣泻肺汤(《金匮要略》)、茯苓四逆汤(《伤寒论》)加减化裁。常用炙附子、人参、干姜、生姜、茯苓、葶苈子、泽泻、泽兰、益母草、甘草等。若水肿少尿不解,加蝼蛄粉冲服。(见三十二章中"胁下积聚")

4. 心阳欲脱　症见喘促倚息不得卧,心悸不宁,四肢厥冷,大汗淋漓,神情淡漠,语声低微,舌黯淡,脉微欲绝。急宜回阳救逆。用参附汤(《正体类要》)、独参汤(《景岳全书》)。常用大剂量(因人因证而异)炙附子、红参、干姜、生龙骨、生牡蛎等。大汗不止,加山萸肉;四肢逆冷,重用干姜,加桂枝。

5. 阳脱阴竭　主要表现为心慌气喘,下肢水肿,猝然心痛,胸闷如窒,躁动不安,不能平卧,大汗淋漓,四肢厥冷,神识昏蒙,面色惨白,舌质青紫,脉微欲绝。急当益气回阳,敛阴固脱。用参附汤(《正体类要》)加龙骨、牡蛎等。若以阴竭为甚,可选来复汤(《医学衷中参西录》)。常用人参、炙附子、生白芍、生龙骨、生牡蛎、山茱萸、甘草等。

6. 瘀血阻络　多见口唇青紫,面色黧黑,气急心慌,颈项青筋暴露,下肢浮肿,胁下积聚,肌肤甲错,舌黯或有瘀斑瘀点,脉沉细或涩。宜活血化瘀,软坚散结。以血府逐瘀汤(《医林改错》)合鳖甲煎丸(《金匮要略》)加减。常用桃仁、红花、当归、赤芍、川芎、柴胡、桔梗、枳实、丹参、制附片、桂枝、茯苓、鳖甲、浙贝母、姜黄、鸡内金、穿山甲、白芥子、莪术、地龙等。

7. 气阴两虚　多见心悸不安,动则气短、神疲乏力,口燥咽干,食少纳呆,虚烦难眠,大便干结。舌红少苔,脉细数,或细弦、细弱,或结代脉。治宜益气养阴,安神定志。用生脉散(《医学启源》)或炙甘草汤(《伤寒论》)、清心莲子饮(《太平惠民和剂局方》)、安神定志丸(《医学心悟》)、天王补心丹(《校注妇人良方》)、桂枝加龙骨牡蛎汤(《金匮要略》)等加减化裁。常用太子参、党参、五爪龙、黄芪、麦冬、五味子、生地、阿胶、黄精、熟地、山药、地骨皮、黄芩、茯神、莲子心、炒酸枣仁、当归、丹参、赤芍、白术、茯苓、车前子、龙齿、琥珀粉、甘草等。

8. 阴(血)虚水结　表现为喘憋气促,咳逆呕恶,尿少水肿,烦躁不安,渴欲饮水,舌嫩红,少苔或无苔,脉虚弦,或沉滑。治宜育阴利水。用猪苓汤(《伤寒论》)加减,猪苓、茯苓、泽泻、滑石、阿胶等。若兼有血瘀,加红景天、丹参、益母草等;烦躁不安,失眠多梦,加肉桂、黄连、鸡子黄,取交泰丸(《韩氏医通》)或黄连阿胶汤(《伤寒论》)之意,以交通心肾,恢复阴阳水火之平衡。

9. 气虚水停　多见气短胸闷,动则汗出,神疲乏力,面色无华,纳呆脘腹,面目虚浮,舌淡红,苔白,脉沉细或细缓。治宜益气升陷,用补中益气汤(《脾胃论》)或升陷汤(《医学衷中参西录》)、四君子汤(《太平惠民和剂局方》)等合防己黄芪汤(《金匮要略》)化裁。常用生黄芪、炙黄芪、人参、党参、太子参、白术、茯苓、甘草、升麻、柴胡、葛根、陈皮、当归等。若兼有阴虚症状明显者,以五爪龙代替黄芪,另加生脉散(《医学启源》)益气养阴;若兼痰湿壅盛而见胸闷纳呆者,可加藿朴夏苓汤(《医原》)等;若心气虚损而见心悸怔忡者,可加柏子仁、酸枣仁、远志、茯神等;若水湿较重而喘促,伴水肿者,可加五苓散(《伤寒论》),或以防己黄芪汤(《金匮要略》)化裁。

10. 气阴两虚,水湿内停　多见下肢水肿,心悸怔忡,气喘短气,动则加重,倦怠懒言,心烦不寐,口燥咽干,舌红,苔薄或薄黄少苔,脉细数或虚数。治宜益气养阴,化湿利水,宜利水而不伤正,扶正而不助湿。用生脉散(《医学启源》)、猪苓汤(《伤寒论》)加减。常用黄精、石斛、西洋参、茯苓、猪苓、泽泻、桂枝、白术、苍术、白茅根、芦根、滑石、玉米须等。

## 二、验案举要

### 案1　秽浊三焦，心阳欲脱

石某，女，26岁。1984年11月30日初诊。双下肢浮肿7年，头晕、恶心11个月。曾在多家医院就诊，诊断为"慢性肾炎尿毒症，继发性高血压，心力衰竭"。刻下：患者病情加重，暴喘，胸闷，短气不续，呼吸急促，每分钟30次，吸气若不能容，呼气若不能还，必不时拊其胸背，有随时将脱之势，不能平卧，彻夜难寐，面色晦暗，虚浮无华，口唇发绀，烦躁不宁，夜寐不安，下肢浮肿，小便短少，舌淡，苔黄腻，脉沉滑。辨证属秽浊中阻，充斥三焦，气机阻滞，心阳欲绝。急以扶阳抑阴，路老仿用仲景桂枝甘草汤：桂枝、炙甘草各10g，煎水100ml，顿服。服药不到10分钟，其喘若失，酣然入睡。次日晚餐后，患者自搬木椅看电视，神态自若，判然两人。

**按语**：本案抢救用药之简（2味药），药价之廉（6分钱），收效之速（不到10分钟），使病区医护人员、患者及其陪伴十分惊奇。患者的症结在于浊阴充斥，心阳式微，血失气帅，血行无力，《素问·生气通天论》云"阳不胜其阴，则五脏气争，九窍不通"，故采用急则治标，甚者独行的法则，扶阳抑阴，温通心阳为先，首选心阳之祖方桂枝甘草汤。桂枝，辛温，助心阳；炙甘草，甘温，和中益气，两者相配，辛甘合化，使心阳得复，血脉流畅，气有所倚，其喘自平。张锡纯在《医学衷中参西录》记载，曾治一妇"忽发喘逆，迫促异常，须臾又呼吸停顿，气息全无，约十余呼吸之倾，手足乱动，似有蓄极之势，而喘复如故。若是循环不已，势近垂危"。张氏认为这是逆气上干，填塞胸膈，排挤胸中大气，使之下陷，无力托举心肺，与"桂枝尖三钱，煎汤饮下，须臾气息调和如常"。张案实与本案用桂枝甘草汤复心阳、畅气血之意相合，而平息喘逆之效，又如此相似，说明并非偶然之巧合。除桂枝外，方中炙甘草具有补益中气作用，借补中阳以助胸阳，阳气宣畅输布，则清阳升，浊阴降，症大减。

### 案2　肾阳虚衰,寒水射肺,阴阳欲绝

黄某,女性,51 岁。2003 年 12 月 6 日初诊。下肢水肿 15 年,咳喘 5 年,加重 1 个月。15 年前,因双下肢轻度水肿,伴乏力,在某医院确诊为"风湿性心脏病,二尖瓣狭窄合并关闭不全,心功能Ⅲ级",予地高辛、氢氯噻嗪等药治疗,病情好转。近 5 年来病情日渐加重,每遇冬季寒冷天气发病,渐至全身水肿,咳喘气促,不能平卧,动则喘甚,每年需住院治疗以缓解病情。1 个月前因受寒病情再次加重,肢体重度水肿,严重呼吸困难,咳吐大量泡沫稀痰,不能平卧,而再次住院。西医诊断为"风湿性心脏病,二尖瓣病变,重度难治性心力衰竭,心房纤颤,瘀血性肝硬化,肾功能不全"。病情未能控制,并下病危通知。会诊症见全身重度水肿,大腿及以下俱肿,腹大如鼓,两颧黯红晦滞(二尖瓣面容),唇甲发绀,极度呼吸困难,张口抬肩,不能平卧,咳吐大量泡沫样清稀痰,语声低微、断续,大便 3 日未行,舌淡紫,苔白滑,脉沉微欲绝,至数难明。辨证乃肾阳虚衰,寒水射肺之征,恐有阴阳离决之兆,急以温肾利水,泻肺平喘,以挽救于万一。真武汤(《伤寒汤》)合葶苈大枣泻肺汤(《金匮要略》)加减,处方:炙附子(先煎)10g,茯苓 20g,生白术 15g,白芍 12g,干姜 10g,炒葶苈子(包煎)15g,炒杏仁 10g,人参(另煎)15g,桂枝 10g,五味子 3g,炙甘草 10g,大枣 5 枚。3 剂,水煎,每日 1 剂,分 2 次温服。

药后小便量渐增,水肿稍减,手足较前温暖,额上汗出即止。既见效机,仍宗上法。原方去干姜,加麦冬 10g,益母草 20g,生姜 10g,再进 5 剂。

药后诸症悉减,休息时咳喘基本消失,仍动则喘甚,小便量多,大便日一行。宗上方略有变化,共服 30 余剂,水肿大减,仅下肢微肿,而腹水尽清,已能平卧,带药回家。遵嘱服药 1 年,病情稳定,已能做轻微家务。

**按语:**此案为脾肾阳微,寒水内停,凌心射肺,导致阴阳欲绝的危重证,治以温肾利水,泻肺平喘为大法,标本同求,药随证变,随证

加减,法圆机活。药仅十几味,融会贯通经方各五首,个中奥妙,让人回味无穷。①温肾利水:首取真武汤意,方中附子大辛大热,归经入肾,温壮肾阳,化气行水为主;茯苓、白术健脾益气,利水渗湿为辅;配以白芍,疏肝止痛养阴利水,缓解附子之辛燥,配以辛温之生姜,既可协助附子温阳化气,又能助苓、术温中健脾,共为佐使药。诸药合用,共成温肾健脾疏肝,化气渗湿利水之剂。②温中祛寒,以运脾化湿:取理中丸意,人参甘温入脾,补中益气,强壮脾胃为主;干姜辛热,温中而扶阳气以为辅;甘苦温之白术为佐,燥湿健脾;三药一补一温一燥,配伍甚当;再用炙甘草为使,补中扶正,调和诸药。共成温中祛寒、补气健脾之剂,协助真武汤更好地起到温阳利水之效。③泻肺行水,以下气平喘:方中取葶苈大枣泻肺汤意。葶苈子辛开苦降,气味俱厚,能宣肺降气,破滞开结,泻肺消痰,为除肺中水气贲满喘急之要药。杏仁止咳平喘,宣肺降浊。大枣一可补脾益气,生精养胃;二可缓和药性,调和诸药,为方中佐使药。诸药合用,针对肺失清肃,水湿不化、肺气上逆而设。④益气生津,以回阳救阴:方中取生脉散意,人参补肺益气,以生津为主,辅以麦冬养阴生津,五味子敛肺止汗以生津。⑤滋阴和阳,以固护本元:本方含有桂枝汤,柯琴在《名医方论》指出,桂枝汤"乃滋阴和阳,解肌发汗,调和营卫之第一方",在此使用主要是为了调和阴阳,以取其"谨察阴阳所在而调之,以平为期"(《素问·至真要大论》)之目的。

**案3 阳气暴脱,浊阴上越**

丁某,女,41岁,已婚,工人。1984年11月29日入院。主诉腰痛、浮肿10年,呕吐8个月,加重1个月入院。症见面色无华,软弱无力,动即喘喝,暮寒夜热,下肢肿胀,呕吐频作,手足逆冷,身冷添衣不减,下利日10余行(常服大黄煎剂),舌淡胖,苔薄黄微腻,脉沉细无力。化验:血红蛋白33.8g/L,尿蛋白(++),尿素氮70mg/dl(196mmol/L),肌酐9.9mg/dl(875μmol/L),酚红试验"0",肾图:双侧各段不清,呈水平延长,属无功能图形。中医诊断:虚损(阴阳两亏),呕吐(秽浊中阻)。西医诊断:慢性肾炎尿毒症期。12月22日因肺部感染下病危通知。23日临睡前,突然胸闷憋气,心悸加重,张口抬肩,翕胸撷肚,气喘欲窒,语言困难,烦躁不安,面色惊恐,神志恍惚,舌淡润苔薄,脉细数。证属阴寒内盛,浊气上冲(重证)。治以温阳救逆,选仲景茯苓四逆汤(《伤寒论》):茯苓30g,党参15g,炙附子(先煎)6g,干姜、炙甘草各3g。头煎服后,喘闷递减,安然入睡。

**按语**:本案患者为慢性肾炎肾衰竭的终末期,酚红试验提示:其肾脏已几无泌尿功能,又遇肺部感染,生命危在旦夕,是临床急危重症。路老果断投以《伤寒论》茯苓四逆汤,力挽危局,为后续治疗抢得先机。本案所用茯苓四逆汤分别载于《伤寒论·辨太阳病脉证并治》"发汗,若下之,病仍不解,烦躁者,茯苓四逆汤主之"和《伤寒论·辨发汗吐下后病脉证并治》"发汗若下之后,病仍不解,烦躁者,属茯苓四逆汤"。其证均指向汗、下后阳脱阴伤。茯苓四逆汤以四逆汤加人参、茯苓而成。方中附子、干姜急扶肾阳,人参、茯苓以养心阴,功在回阳救阴,交通水火,以解上冲之浊气。本案患者长期病重,软弱无力,动即喘喝,下肢肿胀,呕吐频作,手足逆冷,又常服大黄煎剂,每日下利10余次,遂使阳亡阴伤,虚阳浮越,浊气上冲,而烦躁喘喝,契合茯苓四逆汤证。故服药即安,效如桴鼓。

### 三、综括拾遗

心水多见于现代临床充血性心力衰竭、肾脏疾病终末期的电解质代谢紊乱的阶段,是临床的急危重症。如风湿性心脏瓣膜病心衰、肺源性心脏病心衰、心肌病心衰、细菌或病毒感染性心内膜炎、心肌炎导致的心衰,尿毒症、风湿免疫性疾病心脏受累的心力衰竭等。路老强调,此为五脏疾病失治或不治的终末期结果,阴阳气血水火失衡,与水饮之邪泛溢流窜并存,因治疗棘手,如失治误治,预后极差,应引起重视。

关于心水的辨治,应以扶正祛邪为目标,治疗之初,以急则治其标。自仲景始即强调,先治其水为核心的治标之法,指出腰以下肿,当利小便,腰以上肿,当发汗。因势利导,去宛陈莝,开鬼门,洁净府,给阴邪以出路。开鬼门即宣发肺气,通调水道,祛在肌表之水饮;洁净府意在排出在下之湿,行水消肿,常用茯苓、猪苓、泽泻、车前子、防己、玉米须、葫芦瓢等;去宛陈莝乃使久积之水液从大便排泄,常用大黄、瓜蒌、紫菀、生白术,莱菔子等,这与西医学所言心力衰竭必须保持大便通畅相一致。阴霾四散,阳气自复,临床治疗不必囿于大剂益气温阳之品,过用往往有耗散、动血之弊,变生险象。

张景岳有云:"凡治肿者必先治水,治水者气不能化,则水必不利。"如前所述,大气位于上焦心肺,贯心脉行血气,撑持全身,全赖其升举发散之力。在心水发病过程中,大气经历了虚、陷、散三个病理层次。《素问·阴阳应象大论》"气虚宜掣引之",升提之法能使虚者得补,陷者得升,大气回归胸中,发挥正常的主气、司呼吸、贯心脉、行气血、统三焦、助气化的作用。故治心水必于方中加少量升发之品,如升麻、柴胡、桔梗等,但宜量轻质薄,防止伤阴耗气,生风动血。

心水稳定期患者由于身体虚弱,精神压力大,往往恐惧烦躁,宜调心宁神,减轻患者的焦虑,进行饮食起居调护和情绪疏导,以恢复正气,预防急性发作。

(李方洁　周育平)

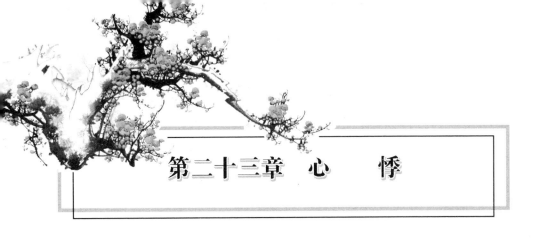

# 第二十三章 心 悸

心悸,是指心中悸动,惊惕不安,甚则不能自主为主要表现的一种病证,包括惊悸和怔忡。汉代张仲景在《金匮要略·惊悸吐衄下血胸满瘀血病脉证治》中首次使用惊悸名称,谓"寸口脉动而弱,动则为惊,弱则为悸",并称之为"心动悸""心下悸""心中悸"及"惊悸"等。宋代严用和在《济生方·惊悸怔忡健忘门》中提出了怔忡病名。仲景以桂枝甘草汤(《伤寒论》)、炙甘草汤(《伤寒论》)、真武汤(《伤寒论》)、小建中汤(《伤寒论》)、小半夏加茯苓汤(《金匮要略》)等治疗心悸,开心悸治疗之先河,后人亦多有所建树,有从气郁论治,有从痰瘀论治,路老结合现代中医临床,提出心悸辨治的新观点。

## 一、临证传薪

### (一)病因病机

1. 饮食不节,湿热内扰 《素问·奇病论》提出"肥者令人内热,甘者令人中满",李用粹《证治汇补》提出"膏粱浓味,积成痰饮",意指饮食不节,嗜食膏粱厚味,肥甘辛辣之物,可致脾胃纳化失常,水谷精微不能化生气血,反成湿浊,加之过食辛辣、肥腻之物致热邪内生,湿邪与热邪相合,上遏于心,心神受扰则生心悸。

2. 劳倦过度,心神失养 《丹溪心法·惊悸怔忡》云:"人之所主者心,心之所养者血,心血一虚,神气不守,此惊悸之所肇端也。"清代林珮琴在《类证治裁·怔忡惊恐论治》中指出"三阴精血亏损,阴中之阳不足,而致怔忡惊恐"。思考劳作过久、心理压力大、或经常熬夜,均会暗耗心血,肝无血可藏,心无血所养,心神不能安藏于血脉,日久发为心悸。

3. 七情过极,扰动心神  七情过极,或过思耗伤心血,心神动摇,或郁怒阻滞气机,化火生痰,扰动心神,或大惊气机失调,逆乱冲心,或大恐伤肾,阴虚于下,火逆于上,动摇心神,均可发为心悸。如宋代严用和《济生方·惊悸》云"夫惊悸者,心虚胆怯之所致也……或因事有所大惊,或闻虚响,或见异相,登高涉险,惊忤心神,气与涎郁,遂使惊悸,惊悸不已,变生诸证""夫怔忡者……多因汲汲富贵,戚戚贫贱,又思所爱,触事不意,真血虚耗,心主失辅,渐成怔忡"。

4. 外感六淫  风、寒、湿三气杂至,合而为痹,痹之日久,复感外邪,内舍于心,痹阻心脉,心血运行受阻,血脉不畅,心神失于安藏,日久发为心悸。如《素问·痹论》云"脉痹不已,复感于邪,内舍于心""心痹者,脉不通,烦则心下鼓"。

路老认为,大凡致病者,总不外乎内因、外因、不内外因。但随社会发展,致病因素悄然变化,内因致病愈加多见。如李东垣《脾胃论》"内伤脾胃,百病由生"也是现代临床中医心病的常见病因。源于过食肥甘厚腻、酒肉生冷辛辣无节制,"饮食自倍,肠胃乃伤"(《素问·痹论》),脾胃一伤,水液代谢失常,则内生湿浊,郁而化热,湿热壅盛,炼液为痰,痰阻心脉,痰瘀互结,均可发为心病。

### (二) 病位

路老认为心悸一病,病位在心,却与多脏关系密切,其发生早期,多与肝、脾、肾、胃、胆相关,尤于脾胃关系密切,最终病及于心。因心之气血生化源自脾胃,若化源不足,心神无以安藏;若化湿生痰,上遏胸阳,则心肺之气不展;若暴怒伤肝,气郁化火,可扰动心神;若肾阳亏虚,或心火独亢于上,心肾失交,或阳虚水泛,上凌于心,均可致心悸。

## （三）辨证论治

路老认为辨治心悸,当重视脾胃,从中土着手。在遣方用药上,遵叶桂"太阴湿土,得阳始运,阳明燥土,得阴自安,以脾喜刚燥,胃喜柔润"(《临证指南医案》)所论的原则,药应润燥相辅相成,以寒凉滋润之品,清化痰热的同时,佐以温清芳化之味,如藿香梗、紫苏梗、厚朴花、荷叶、麦芽等,以防寒凉碍脾。《素问·移精变气论》言:"得神者昌,失神者亡。"心悸患者当重"怡情志",即所谓"治神"。故用药当疏泄肝木,条畅气机,肝脾同调。临床遇有药物治疗不佳者,需嘱患者自我调节,保持平和的心态,及时疏解不良情绪,医者应营造轻松就诊环境,减轻患者心理负担。《素问·上古天真论》言"食饮有节,起居有常,不妄作劳,故能形与神俱"规律的生活作息也是心悸患者十分重要,避免熬夜,合理安排作息,避免过度劳神可使心神得以养护。

1. 湿热上扰　多见心慌心悸,胸闷不舒,夜寐不安,脘闷纳呆,恶心口苦,大便黏滞不爽,舌红苔黄腻,脉滑数。治宜清热化湿,降浊清心。路老常以藿朴夏苓汤(《医原》),三仁汤(《温病条辨》),菖蒲郁金汤(《温病全书》),甘露消毒丹(《医效秘传》)加减。常用黄芩、黄连、胆南星、石菖蒲、郁金、姜半夏、竹茹、茵陈、紫苏梗、杏仁、薏苡仁、茯苓、苦参等药。

2. 肝气郁滞　多见心悸怔忡,胁肋胀痛,情绪低落,睡眠多梦,舌黯红,苔白,脉弦等。治宜疏肝解郁。路老常用柴胡疏肝散(《景岳全书》)加减。药用柴胡、川芎、赤芍、枳壳、陈皮、素馨花、郁金、远志、川楝子、元胡、生麦芽、生谷芽等。若木郁乘土,土虚不运,兼见胃脘胀满,纳食不馨,或吐酸嘈杂者,当兼健脾化湿,常予柴胡枳桔汤、柴平汤(《景岳全书》);如肝气郁久化火,上扰心神,症见心悸心烦,睡眠不安者,常加入凉肝泻火之品,如黄连、苦参、丹参、栀子等。

3. 心脾两虚　多见心悸气短,神疲乏力,面色无华,失眠多梦,头晕健忘,腹胀便溏,舌淡苔薄白或腻,脉细弱。治宜补益心脾。路老常用归脾汤(《正体类要》)。药用太子参、黄芪、炒白术、茯苓、黄精、丹参、炒柏子仁、炒酸枣仁、远志、石菖蒲、当归、白芍、炙甘草。若气虚及阳,失于温煦,可伴见汗出肢冷,脉结代等,酌加桂枝、紫石英以温通心阳安神;若血虚日久,进一步损及心阴,伴见心烦不寐,五心烦热,口干舌燥,舌红少苔者,加太子参、玄参、麦冬、五味子、阿胶,生地等以养阴清热宁神;若出现气血阴阳俱虚者,予炙甘草汤(《伤寒论》)治之。

4. 胆虚痰扰  多见心悸不安,心烦失眠,善惊易恐,胸闷气短,胁脘胀满,纳差,便溏,舌淡红,苔薄白或白腻,脉弦细。多因脾胃失职,痰湿横犯于胆、上遏胸中所致,治宜健脾和胃,温胆宁心。路老常以温胆汤(《三因极一病证方论》)加减。药用炒枳实、竹茹、胆南星、半夏、茯苓、生白术、炒杏仁、薏苡仁、炒山药、生谷芽、生麦芽。若因痰湿阻遏,胸阳不振,症见胸闷憋气,甚则胸中窒痛者,以宽胸涤痰,宣痹通阳之法,以温胆汤(《三因极一病证方论》)合栝蒌薤白半夏汤(《金匮要略》);若痰阻清窍,见头晕目眩,头重如裹,耳鸣耳聋等,用温胆汤(《三因极一病证方论》)合半夏白术天麻汤(《医学心悟》)化裁,酌加石菖蒲、郁金等;若痰湿化热,阻遏于胸,兼口苦口干、心烦失眠者,以黄连温胆汤(《六因条辨》)治之。

5. 水饮凌心  多见心悸眩晕,胸闷痞满,渴不欲饮,或下肢浮肿沉重,伴恶心,欲吐,舌淡胖,苔白滑,脉象弦滑或沉细而滑,治宜温阳化水,宁心安神。路老常用苓桂术甘汤(《伤寒论》)加味。药用茯苓、白术、干姜、生姜、桂枝、甘草、猪苓、泽泻。兼有恶心呕吐者,增生姜用量,加半夏、陈皮以和胃化湿止呕;兼有水饮犯肺,喘咳吐痰者,加炒杏仁、桔梗、葶苈子等宣肺利水;若肾阳虚衰,不能制水,水气凌心,而见面色㿠白,形寒肢冷,水肿者,以真武汤(《伤寒论》)治之。

## 二、验案举要

### 案1　七情过极，心神受扰

孟某，女性，43岁，干部。主因"情绪波动或劳累后发作心慌1年，加重1个月"于2009年6月17日来诊。患者病缘于2008年4月的一起家庭纠纷，当时患者情绪异常激动，恼愤至极。之后不久，患者每于情绪波动或劳累后即见心慌气短、胸闷憋气，伴手脚发凉，以为体虚，遂每天进服"补益"中药，及桂圆、核桃等补品。病情似有好转，然又出现经常感冒，咽部不适，似有痰堵塞，夜间手足心烦热。近1个月来病情反复并加重，急躁易怒，胸闷憋气、心悸不安、疲倦乏力，两胁胀满，善太息，睡眠欠佳、多梦易醒，偶有头晕耳鸣，大便2天一次，不成形，小便可。平素易脱发，月经提前4到5天，色黯，有血块，白带不多，经前乳胀，面色萎黄无华，双眼眶青黑，口唇黯。舌体颤动，舌质黯红，边有齿痕，苔薄黄，脉弦细。证属七情过极，心神被扰。治以清肃肺胃，调和肝脾。处方：太子参12g，青蒿12g，柴胡12g，蔓荆子9g，葛根12g，黄芩10g，僵蚕10g，蝉衣12g，姜半夏9g，茯苓20g，当归12g，炒白芍15g，炒薏苡仁30g，姜黄10g，炒枳壳12g，珍珠母(先煎)30g，生姜1片为引，水煎服，7剂，日1剂，分两次服。

2009年7月2日二诊：诉服药后胸闷心慌发作频率减少，睡眠改善，仍有手足心热，头晕耳鸣，脱发，大便正常，面色萎黄，双目黯黑好转，伸舌颤抖减轻。舌质红，边有齿痕，苔薄黄，脉弦细。前方去柴胡、葛根、珍珠母，加焦栀子8g，牡丹皮12g，水煎服，14剂，日1剂，分两次服。后病情缓解，心悸未作。

**按语**：该例所患心悸，缘于情绪激动，恼愤至极。《素问·灵兰秘典论》指出："心者，君主之官也，神明出焉"，"肝者，将军之官，谋虑出焉"。忧愤恼怒，必伤其肝，致肝气郁结，肝火内盛，失于谋虑决断，气血逆乱，扰乱君主神明，致心神不宁，心悸而发。本有郁火，当遵《素问·六元正纪大论》所言"火郁发之"方能心平气和。然圄于心慌气短、手脚发凉,自以为体虚,进食"补益"中药及桂圆、核桃等补品,使火郁更甚,劫伤阴液,遇风热之外邪,则内外相引,袭于阳位,而有咽部不适,似有痰堵塞;阴虚生内火,故有夜间手足心烦热、失眠等症。失治日久,致使诸症加重,胸闷憋气、心悸不安、失眠多梦。再不积极治疗,恐有肝火烦扰心神之重症。有鉴于此,综合四诊,除心情急躁,情绪不稳,胸闷憋气、心悸不安外,结合两胁胀满,善太息、疲倦乏力。便知其平素一定郁郁寡欢,心情不悦,致心血暗耗,肝之体阴不足,肾精亏虚,故见多梦易醒,头晕耳鸣,面色萎黄无华;肝体阴而用阳,肝血亏虚,致肝失疏泄,条达失用,气滞血瘀,故见月经色黯,有血块,经前乳胀,双眼眶青黑,口唇黯褐。全面分析,属七情过极,心神受扰之证。当以疏肝理脾,和解枢机为要。方中柴胡、黄芩、姜半夏、太子参、生姜组成的小柴胡汤,乃疏肝理脾,和解枢机,调理升降之名方;僵蚕、蝉衣、姜黄寓有升降散之义,辛开苦降,畅达气机;柴胡、茯苓、当归、炒白芍、炒薏苡仁、炒枳壳乃逍遥散加减,养血疏肝,理气健脾,标本兼治;青蒿、蔓荆子、葛根、珍珠母宣散郁热,平肝镇潜。诸药合用,疏肝理脾,和解枢机,兼理气血,全在于使气机通畅,升降有序,气血调和,心悸之症自当痊愈。

### 案2 气阴两虚,心神失养

王某,女性,78岁,退休教师。主因"间断发作心悸1年"于2009年7月30日就诊。患者于2008年8月开始出现阵发性心悸,以晨起为著,下午较轻,每次持续1~10分钟不等,由每天发作3次渐发展为每天10次左右,伴有心情紧张、焦虑恐惧,双手不自主颤抖,胸闷气短,疲倦乏力,自汗较重,入睡困难,后半夜易醒,醒后再难入睡,纳食不馨,二便调。曾在当地及北京某部队医院就医,诊断为"心律失常,频发室早"。间断口服慢心律、酒石酸美托洛尔等药,室早或有减少。既往史:患有高血压30余年,血脂异常10年,2型糖尿病2年余。查体:血压144/76mmHg,体质偏瘦,心率86次/min,律不齐,早搏7~8次/min,双下肢无水肿。舌质红少苔,舌体瘦,脉弦细结。心电图示:窦性心律,频发室早。24 小时动态心电图示:室性早搏 3 056 次/24h,未见 ST-T 改变。心脏超声未见异常。证属气阴不足,心神失养。治以益气阴,养心神。处方:西洋参(另煎)10g,麦冬 12g,五味子 5g,黄精 12g,当归 12g,川芎 8g,炒酸枣仁 18g,茯苓 20g,知母 12g,莲子肉 15g,炒白术 12g,生谷芽、生麦芽各 30g,桂枝 6g,炙甘草 10g,紫石英(先煎)30g,陈皮 6g。水煎服,7 剂,日 1 剂,分两次服。

2009 年 8 月 13 日二诊:药后阵发性心悸稍减轻,仍有气短懒言,走路时气喘,晨起汗出较多,夜寐一般,食欲差,二便调。舌淡红苔少,舌体瘦,脉弦细结。药后心悸少减,而行路气喘,食欲呆滞,遂以上方,去川芎、桂枝,而加益脾阴、滋肾宁心之品,并配茶饮方频服;前方去川芎、桂枝、茯苓,以防辛温、淡渗之品过用伤阴,加生山药 15g,山萸肉 12g,炒枳壳 12g,内金 12g,炒酸枣仁改为 20g 以增强养阴敛汗,理气和胃之功。另配茶饮方:太子参 15g,南沙参 15g,麦冬 10g,浮小麦 30g,僵蚕 10g,鸡内金 12g,地锦草 15g,14 剂,代茶饮,日 1 剂,分两次服。

2009 年 9 月 3 日三诊:药后心悸气短明显减轻,汗出减少,纳谷睡眠好转,时感腰膝酸痛,二便调。测血压 140/70mmHg,心率 84 次/min,律齐,未闻及早搏。宗原方,加桑寄生、仙灵脾强壮腰脊,补肾以收功。

**按语:**室性早搏是临床常见病,发病原因多种多样,一般分为功能性与器质性两大类。功能性室早多与心情紧张、焦虑烦躁、学习工作压力大、睡眠不佳有关,源于自主神经功能紊乱引起,心脏并无器质性改变,放松心态,适量活动后早搏减少,预后较好。器质性室早多与冠心病、急性心梗、心肌病等原发心脏病有关,原发病越重早搏越多,活动后早搏增加,预后较差。本例患者虽年逾古稀,又有高血压、血脂异常、糖尿病等病史,但心电图、动态心电图、心脏超声等检查未见病理性改变,考虑其室性早搏仍属功能性所致,与其心情紧张、焦虑恐惧等精神因素有关。中医辨证属气阴两虚，心神不宁，病位在心肝。心肝血虚，气阴不足，必致心神不宁，谋虑失用而心悸气短，紧张焦躁。故治此须注意益心气，滋心阴，助心行血，统领神明；养肝血，疏肝气以条畅气机，安神定志。方中西洋参、麦冬、五味子乃经典名方生脉散，益气养阴，固表止汗；黄精、当归、川芎、炒枣仁、知母取酸枣仁汤之义，滋养肝血，安神定志；茯苓、莲子肉、炒白术、陈皮、生谷麦芽益气健脾，助气血生化之源；桂枝、炙甘草辛甘化阳，以通心脉；紫石英镇心安神。随后几诊，皆宗此意随证加减，总以"心主血脉""心主神明"之主线，病告治愈。由此可见，本案辨证准确，谨守病机，组方严谨，寒温并用，动静结合，益气养阴，心肝同治，兼顾脾肾，真可谓出神入化，效在自然。

### 案3　气阴两虚，胆胃不和

王某，女，31岁。主因"心悸怔忡，烦躁不安3年余"于2007年9月25日初诊。患者从2002年始出现盗汗、消瘦、小腹痛，月经量少，某医院诊断为"盆腔结核"，给予抗痨治疗；2005年2月在哈尔滨医科大学第二附属医院妇科诊治，认为"盆腔结核"诊断不成立。此后辗转求治于多家医院，渐出现心悸、胆怯等症。刻诊：心悸怔忡，恐惧多虑，情绪低落，烦躁，头昏沉重，每因精神紧张或生气时即感枕部发紧，潮热盗汗，乏力，眠差易醒，时胃隐痛，纳差，大便溏薄、1日2次，月经后期，量少色黯，经前畏寒烦躁，行经腰腹酸痛。舌体胖，舌质黯红，苔少，脉细弦。处方：西洋参（另煎）10g，太子参12g，生白术12g，炒山药15g，竹沥半夏9g，茯苓30g，生谷芽、生麦芽各20g，炒枳实12g，竹茹12g，胆南星8g，生龙骨、生牡蛎（先煎）各30g，炙甘草6g，当归12g，川芎8g，白芍12g，南沙参12g，知母10g，炒柏子仁18g。14剂，水煎服。

2007年10月9日二诊：药后心悸、盗汗、头昏减轻，仍胆怯，睡眠易醒。大便溏薄，日1行，舌体胖质淡、苔薄白，脉细弦。前方去竹茹、南沙参，炒枳实增至15g，加竹沥汁30ml为引，14剂，水煎服。另外,配用琥珀 6g,炒酸枣仁 30g,茯苓 15g,共为细末装胶囊,每次 3 粒,每日 3 次,白水送下。

2007 年 10 月 24 日三诊:药后心悸、胆怯、盗汗明显减轻,夜寐安,纳食增,大便成形、日 1 次,舌体胖、质淡、苔薄白,脉细弦。宗前法,药用:竹节参 10g,西洋参(另煎)10g,生白术 15g,茯苓 30g,竹沥半夏 10g,麦冬 12g,八月札 12g,郁金 10g,焦山楂、焦神曲、焦麦芽各 12g,胆南星 8g,僵蚕 8g,炒酸枣仁 20g,远志 10g,竹茹 12g,炒枳实 15g,生龙骨、生牡蛎(先煎)各 30g,竹沥汁 30ml 为引。服药 30 剂,诸症消失。1 年后随访,身体状态良好,心悸未见复发。

**按语:**《素问·举痛论》言:"余知百病生于气也。怒则气上,喜则气缓,悲则气消,恐则气下,寒则气收,灵则气泄,惊则气乱,劳则气耗,思则气结。"此患者正是病生于"气"也。患者最初患"盆腔结核",服药多年,病证仍在,又被他处医生否定诊断,故内生思虑,致气机郁滞,肝木壅塞,进而脾土失疏,痰热内生。胆为清净之府,喜宁谧而恶烦扰,如今痰热横犯于胆,胆为邪扰,不得静谧,故常常恐惧、胆怯。《灵枢·经脉》言:"胆足少阳之脉……以下胸中,贯膈……循胁里……其直者,从缺盆下腋,循胸过季胁……是动则病口苦,善太息,心胁痛不能转侧。"指心经、胆经之经脉交互联系,胆病常易波及于心。今痰热在胆,因循经上犯于心,故致心悸。治疗当如《医学入门》称:"心与胆相通,心病怔忡,宜温胆汤;胆病战栗癫狂,宜补心。"当以温胆汤治之。同时,不论患者是否为"结核"之病所困,其确实有潮热盗汗,月经后期,量少色黯,舌质黯红、苔少、脉细弦之阴血不足之象,只需按中医辨证,对症下药即可。患者有明显脾虚之症,取四君子汤之义治之,但用药不可过燥,补气不可过猛,因气为阳,人体需有营血承载,而此时患者明显有阴血不足之象,若仍用辛温大热补益,只会致虚火内扰,心烦更甚,须以西洋参、太子参、竹节参等补而兼润之品治之,同时用当归、川芎、白芍,取四物汤之义,去滋腻之熟地黄,以补血养阴,活血调经。再加生龙骨、生牡蛎、炙甘草、知母、柏子仁养心安神定悸以治标即可。病证繁杂,临床须细细提取病证之根本,方能药到病除。

### 案4　饮食不节,湿热上扰

患者男性,45岁。主因"心悸气短2个月",于1983年3月4日前来诊治。患者素喜膏粱厚味,酷嗜烟酒,近两年来偶发心前区闷痛,服硝酸异山梨酯可缓解。两个月前,突发心前区剧痛,胸膺憋闷,心悸气短,急往某医院,检查诊断为冠心病、左心劳损、频发室性早搏,住院月余,经用硝酸甘油、硝酸异山梨酯、冠心苏合丸(现代中成药)、丹七片(现代中成药)等中西药物,症状有所缓解,但心慌气短,胸部憋闷疼痛,仍不时发作。患者体胖,面浮红,烦躁不安,太息不已,咳声重浊,痰黄质稠,自觉胸憋气闷,心痛阵作,心悸气短,动即加重,脘闷纳呆,口干不思饮,头重如裹,肢体酸楚,神疲乏力,夜梦纷纭,腹胀,大便溏而不爽,小便短赤。舌胖齿痕,质红而绛,苔厚腻浮黄,脉弦数。方取甘露消毒丹(《医效秘传》)变通:藿香梗、荷梗(后下)各9g,佩兰9g,清半夏10g,黄芩10g,茵陈15g,枇杷叶9g,生薏苡仁15g,芦根(后下)15g,郁金10g,白蔻仁(后下)15g,六一散(布包)15g。14剂,水煎服,每日2剂,嘱戒烟酒厚味。3月12日,服药14剂后,患者头脑清爽,心痛消失,余症均有好转。气机初畅,湿热渐清,即以石菖蒲之芳香开窍,畅通心脉,换去佩兰;再加谷麦芽、厚朴和胃宽中。如此进退50余剂,诸症消失,心电图复查完全正常,遂书生脉饮与服,以资巩固。

**按语**:《素问·奇病论》言:"肥者令人内热,甘者令人中满。"《脾胃论》言:"夫酒者,大热有毒,气味俱阳,乃无形之物也。"嗜食肥甘厚腻,本就容易阻滞脾胃升降,内生湿热,再加烟酒熏蒸,更助湿热。湿热上蒸,壅滞于肺,化为痰热,致肺失清肃,故见咳声重浊,痰黄质稠;湿热中阻,胃失和降,脾不升清,故见脘闷纳呆,口干不欲饮,头重如裹,肢体酸楚;经久不治,邪气犯于君主,湿热上遏,蒙蔽心阳,致血脉失畅,心神受扰,而发为胸痹、心悸。故治宜宣肺化浊,清热除湿。方中藿梗、荷梗、黄芩、半夏、佩兰、薏苡仁清热除湿和胃;藿佩合用,芳香化浊醒脾;芩、夏合用,苦降辛开;杷叶、芦根、杏仁宣降肺气;六一散清利湿热,使邪有出路,从小便而解;郁金、茵陈条达肝木,使其勿犯肺乘脾,兼清湿痰。上源得清,下流自畅,脾胃调和,中州健运,湿热秽浊之气无滞留之所,胸阳舒展,心君无受蒙之患,血脉自然调畅,心神自然安宁。冠心病频发早搏,属"心痹""心悸"范畴,书中常见气滞血瘀、痰瘀互结、胸阳不振等证型,但临证亦有湿热熏蒸而致者,以清热利湿为法,亦取得捷效,故临证不可将疾病圈于某个固定证型,须详辨病邪,细察虚实(引自:《路志正医林集腋》)。

**案5 湿热阻滞,肝脾失调**

颜某,男,26岁。1990年5月30日,因心律失常,频发室性早搏而来诊。半年来室性早搏渐加重,病前无感冒发热诱因,病后查抗链O、血沉、肝功、心肌酶、免疫血清指标等均在正常范围之内。经服普罗帕酮150mg,每日3次,曾一度缓解;半年来劳累后复发加重,两个月前于阜外医院检查未见异常,住院两个月,治疗效果欠佳而出院。后改求中医诊治。曾服炙甘草汤、菖蒲郁金汤、栝蒌薤白半夏汤等加减40余剂,见效甚微,而来我院就诊。患者心悸怔忡,频频发作,精神萎靡,四肢疲困,气短乏力,脘闷腹胀,嗳气呃逆,吞酸口苦,口干而黏,渴不欲饮,纳谷一般,二便尚调,夜寐梦多,心烦不安,舌红体胖,舌面黄腻苔满布,脉结涩。素有慢性胃炎史。心电图示:频发室性早搏,四联律。观其脉症,属湿热阻滞心脉,肝脾失调。治以疏肝和胃,清热祛湿。仿三仁汤(《温病条辨》)、温胆汤(《三因极一病证方论》)化裁,处方:苏梗10g,炒杏仁10g,生薏苡仁15g,大腹皮10g,清半夏10g,茯苓15g,茵陈12g,竹茹12g,厚朴10g,炒枳实10g,炒谷芽、炒麦芽各15g,醋香附9g。水7剂,水煎服。

1990年6月9日二诊:药后胃脘仍感不适,呃逆泛酸,心悸时作,舌红绛,苔黄腻,脉弦细数而时有结代。为湿遏热伏之征。前方去厚朴、香附,加黄芩10g、连翘6g,茵陈加至15g,以加强清热化湿之力。7剂,水煎服。

1990年6月18日三诊:胃脘部不适感减轻,呃逆亦少,除心情烦躁、口苦咽干、胸胁苦满外,仍可见室性早搏,或呈二联律、四联律。溲黄,苔黄腻,脉乍数乍疏,时而结涩。治宜和解少阳,清心除烦,佐以化浊祛湿。处方:柴胡12g,黄芩10g,苏梗10g,白蔻仁15g,杏仁10g,栀子6g,苦参10g,生地12g,车前草15g,泽泻10g,石菖蒲12g,郁金10g。6剂,水煎服。为了加强清热祛湿,宁心除烦之功效,并处以茶饮方:黑大豆20g,绿豆15g,赤小豆15g,生薏苡仁20g,水煎代茶饮。

1990年6月27日四诊:早搏略减,嗳气吞酸已除,纳谷见馨,睡眠转安,苔由黄腻变为灰腻水滑,脉已不数,为热去湿盛之象。前方去生地,加芦根20g,以淡渗利湿,使邪从小便而去。

1990年7月11日五诊:进上药12剂,见效较著,早搏消失,已经4日未见心悸,心率72次/min,饮食睡眠正常,无不适感觉,小便黄,舌红苔灰腻,脉弦滑小数。宗前法,少予变通,以期巩固。处方:柴胡12g,黄芩10g,清半夏10g,苦参10g,茵陈12g,苏梗10g,石菖蒲10g,郁金10g,杏仁10g,白蔻仁15g,连翘9g,忍冬藤15g。7剂,水煎服。2天服1剂。经随访3个月,一直上班工作,未再复发。

**按语:**频发室性早搏,属于中医"心悸""怔忡"等范畴。部分见于器质性心脏病,如风心病、冠心病等。患者年轻,体质较壮,经各种理化检查未见阳性结果,属于功能性疾患。因其素有慢性胃炎,致脾虚失运,湿浊阻滞,气机不畅。路老认为,心与胃以横膈相邻,心的生理功能正常与否与胸腹间的气机正常与否相关。若脾胃有病,湿热交蒸,阻滞气机,肺失清肃,浊气上逆,则影响于心。但有寒热虚实之分,不可一见"心动悸,脉结代",即投炙甘草汤或活血化瘀之剂,要分清虚实,辨证而施,勿犯虚虚实实之戒耳(引自:《路志正心病专集》)。

### 案6 痰浊阻滞心悸

杨某,男,43岁。2002年2月20日初诊。主诉:心悸、胸闷、气短反复发作7年。7年前因感冒高热后出现心慌、胸闷、气短,在北京某医院查心电图提示功能性心律失常,曾服美西律、普罗帕酮等药,效果不佳,遂来求诊。自述既往健康。刻下症见:心慌,形体丰腴,舌质黯,苔薄黄而腻,脉濡缓,时有促、代脉。辨证为痰浊阻滞之心悸。治以化浊涤痰,分消湿热。处方:藿香梗、荷梗(后下)各10g,炒杏仁10g,炒薏苡仁20g,川厚朴10g,姜半夏9g,茯苓15g,茵陈12g,郁金10g,醋香附10g,炒枳实15g,炒白术12g,泽泻15g,生姜2片为引,7剂。嘱忌生冷、油腻、炙烤,慎起居,畅情志。

2002年4月26日二诊:服上方30余剂后,心悸明显减轻,早搏次数明显减少,近期心电图未见异常,已无明显胸闷、憋气,食纳可,夜寐安,二便正常。

**按语**:从西医"功能性室性早搏"的诊断及曾与美西律、普罗帕酮等用药史可知,系快速性心律失常,此多为郁、热所致,结合舌脉之象,辨为痰湿阻滞化热,痰热扰心,心神不宁之心悸。方用藿朴夏苓汤加减。藿朴夏苓汤,系清代石寿棠《医原》中主治湿热病邪在气分而湿偏重的方剂,全方宣通气机,燥湿利水。本例在原方中去豆豉,以专攻气分之湿邪,加茵陈以清湿热,郁金、香附以行气流湿,白术以健脾燥湿,与原方中茯苓、泽泻相配,利小便,增强祛湿之功。因湿热之邪阻滞气机,湿性缠绵黏滞,用药如抽丝剥茧,故守方30剂,终于见功(引自:《路志正心病专集》)。

### 三、综括拾遗

心悸,现代临床曾认为仅是心律失常的临床表现,但近年来由于心电检测手段的广泛应用,发现心悸患者中一部分仅为自觉症状,而没有心律失常,因此称为"心因性心悸"。过去曾认为心律失常仅发生在有病理性心脏病的人群中。但近些年发现,一部分人并无病理心脏疾病,但可反复出现各种心律失常,称为"功能性心律失常"。

无论有无心脏病,凡有心悸症状者,多数见于快速性心律失常,如室性或房性早搏或心动过速、心房颤动、心房扑动等。与快速性心律失常相比,缓慢性心律失常不以心悸为主要临床表现,而以胸闷气短、眩晕乏力为主要表现,或可有心悸的症状。

阵发性快速性心律失常发作时,有时会出现血流动力学改变,引起全身氧气供应障碍,为心病急症,应予重视。急则治其标,必要时中西医配合治疗,如口服 β-受体阻滞剂,静脉给予胺碘酮等,将快速的异位心律尽早转复正常。对长期中西医药物治疗效果不佳的快速性心律失常,如心房颤动、心房扑动、反复发作的室上性或室性心动过速,可掌握好适应证,选择行射频消融治疗。

对于多数不需要射频消融治疗的心律失常,或射频消融治疗后心律失常仍不能得到控制的患者,与抗心律失常的西药相比,中医药有独特的优势,不仅表现在减少心律失常发作方面,还能明显改善心律失常所伴随的全身症状,提高患者生活质量。

路老认为,心悸与气血阴阳的盛衰有关,亦与气机的升降出入关系密切。尤其对于"心因性心悸"和"功能性心律失常",中焦气机的顺畅与否,对于治疗效果常起到决定性作用。对各种不同的心悸,路老强调辨证论治,急治其标,缓治其本。对于心脏久病引起的心悸或心律失常,要找出病之本源,以治其本,才能收效。

综上所述,心悸一病,病因繁杂,病机各异,应详审病因,细度病机,注重脾胃,以"中庸"为度。用药当补而勿壅,滋而勿腻,寒而勿凝,热而勿燥,润燥相和,阴阳兼顾,升降同调,贵在路老所提倡的"疏其气血,令其调达,而致平和",通过扶正祛邪,恢复人体的平衡健康状态。

(冯 玲)

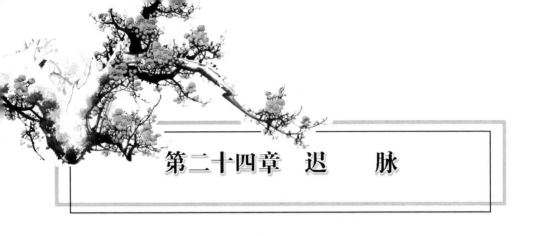

# 第二十四章 迟 脉

迟脉,为中医二十八种脉象之一,是指脉来迟慢,一息三至的为迟。多主寒证。有虚实之分,有力为实,无力为虚。《濒湖脉学》云"三至为迟,迟则为冷""迟脉主脏,阳气伏潜,有力为痛,无力虚寒"。实寒因寒凝气滞,气血运行慢,故脉迟而有力;虚寒证为阳气虚弱,无力推动血液运行,故脉迟而无力。但亦可因阳气被实邪阻滞所致。与其他类型的心悸不同,迟脉常有其特定的临床表现和病机:胸闷气短,头晕乏力,动则尤甚,甚至黑蒙晕厥,或有心悸,此多系阳虚不温,或寒痰凝滞所为。故本书首次将"迟脉"作为独立的中医病名提出。

经常锻炼的运动员,脉搏多迟慢有力,为特殊人群的正常脉象,不属本章"迟脉"范畴。

## 一、临证传薪

### (一)病因病机

迟脉可由先后天不足,年迈脏腑自衰,阴阳气血功能减退,阴寒内盛及痰阻、血瘀、寒邪引起。以气阳虚衰为本,以寒凝、瘀痰阻滞心络为标。

1. 感受外邪 感受六淫之邪或感时疫之邪,尤其是寒邪,寒性凝滞、收引,内遏心阳,伤及心之阳气,推动无力,发为迟脉。如《金匮要略·水气病脉证并治》曰:"寸口脉沉而迟,沉则为水,迟则为寒,寒水相搏。"提示迟脉主寒邪。或感于湿,湿性黏滞,阻遏心气心阳,心之气阳不能伸展,无力推动,发为迟脉证。

2. 七情内伤 七情过激损伤脏腑,气机运行不畅,升降失常,气血紊乱,气不运血而生瘀血,气不输布津液而生痰浊,气滞、痰浊、瘀血三者互相影响,阻遏心脉,心脉不畅发为迟脉证。

3. 饮食所伤 现代生活中,人们暴饮暴食、恣食生冷、过食肥甘厚味、饮酒过度等损伤脾胃,致脾气壅滞,运化失司,痰湿内生,痰为阴邪,易袭心胸阳位,致心阳痹阻,日久心络不通,使心率迟慢,发为迟脉证。

4. 外伤及病后 手术引起局部组织经络损伤,血行不畅或溢出脉外,留滞局部形成瘀血,阻滞脉络,心脉不畅发为迟脉证。病后、产后气血亏虚,运血无力,血行迟慢,阻滞心脉而发为迟脉证。

5. 劳逸失常 长期安逸,不劳动不锻炼,气血运行迟慢,脾胃功能减弱,引起痰浊瘀血内生,阻滞心脉。劳累包括劳力、劳神、房劳过度,耗气伤血,气血不足,运血无力,血脉不充,气血不畅而发为迟脉证。

（二）病位

本病病位在脉、在心,涉及脾肾,属本虚标实,虚实夹杂之证,气衰阳亏是本,寒凝、气滞、血瘀、痰浊是标。

心气有推动血液在脉管中正常运行的功能,心气的运行有赖于心阳的鼓动,若心阳不足,心气必然无力推动血液;或湿阻、痰浊、瘀血等阻遏心阳,不能宣展,心气不能运行,必致脉来迟缓,故迟脉病位首先在心;人之脉"资始于肾",肾阳为一身阳气之本,对人体四肢百脉有温煦推动作用,故心肾阳气的盛衰,直接影响心跳的快慢,脉率的速迟和血脉的盈亏。脾主运化,若寒邪直中,或脾阳虚阴寒内生,运化水谷精微功能下降,可致痰湿中阻,血行缓慢,瘀血内生,痰瘀交阻于脉络,脉络壅遏不畅,迟脉发生。故迟脉病位主要在脉在心,与脾、肾关系最为密切。

### (三) 辨证论治

由于心肾阳虚、血脉瘀滞为迟脉的主要病理基础,治疗上采用益气温阳活血法来治疗,重在整体调节,标本兼顾,扶正祛邪。在治疗过程中,温通心阳为基本方法,辅以活血化瘀,祛痰化浊,使血脉畅通,脉率得复。具体用药上,常在辨证基础上选用附子、桂枝、干姜、细辛和麻黄等辛温通阳、温中散寒等药治疗此类疾病。

1. 心气阳虚　多见心悸气短,动则加剧,或突然昏仆,汗出倦怠,面色㿠白,或形寒肢冷,舌淡苔白,脉沉迟。治宜温阳益气,活血通脉。用四逆加人参汤(《伤寒论》)合苓桂术甘汤(《伤寒论》)加减。常用红参、细辛、桂枝、炙甘草、当归、仙灵脾、茯苓、炒酸枣仁、鸡血藤、炒白术。若胸痛、舌紫黯者,加桃仁、红花、川芎等;胸闷、胁胀、喜叹息者,加陈皮、元胡、枳壳、川楝子等;胸闷脘痞者,加法半夏、竹茹等;咽干少痰,失眠者,加百合、沙参等;口渴咽干、胃脘嘈杂者,加石斛、玉竹等;潮热、盗汗、心烦者,加天花粉、地骨皮等;肝肾阴虚者,加枸杞子、白芍、旱莲草等;心气虚者,加五味子、五爪龙等;肾阳虚者,加炙附子、肉桂等;脾阳虚者,加干姜、炙附子等。

2. 心肾阳虚　多见心悸气短,动则加剧,面色㿠白,形寒肢冷,腰酸膝软,眩晕耳鸣,小便清长,舌质淡苔白,脉迟,结代。治宜温补心肾,通阳复脉。用参附汤(《正体类要》)合右归丸(《景岳全书》)加减。常用人参、黄芪、炙附子、补骨脂、熟地、桂枝、仙灵脾、枸杞。若纳少腹胀,大便溏薄,倦怠,少气懒言,舌淡苔白,脉弱,加茯苓、炒白术等;兼胸部刺痛,唇甲紫黯,舌紫有瘀点,脉涩,加红花、丹参等。

3. 寒凝血瘀　多见心悸怔忡,胸闷或痛,呼吸气短,舌质紫黯,或有瘀点,脉涩迟,或涩,可见结代脉。治宜温阳散寒,祛瘀通脉。

用当归四逆汤(《伤寒论》)加减。常用当归、细辛、桂枝、通草、白芍、桃仁、川芎、郁金、枳壳、牛膝、香附、丹参。兼乏力气短,面白无华,头晕目眩者,加炙黄芪、龙眼肉等;兼胸闷明显,痰多,口黏者,加枳实、法半夏等;兼心悸喘促,不能平卧,小便短少者,加汉防己、葶苈子、车前子等。

4. 痰瘀壅滞　多见心悸,胸闷烦躁,头晕失眠,咳嗽痰多,口黏腻,舌淡胖黯,有瘀斑,苔白腻而滑,脉迟滑,或缓结。治宜温阳化痰,活血通脉。用涤痰汤(《济生方》)或三子养亲汤(《韩氏医通》)合丹参饮(《时方歌括》)加减。常用陈皮、茯苓、木香、元胡、当归、大腹皮、半夏、枳实、竹茹、细辛、桂枝、郁金、石菖蒲、丹参、桃仁等。如瘀而化热,兼咽痛、心烦者,加山栀子、黄芩等;如兼阴虚,见舌红少津,脉细数者,去枳实、半夏、陈皮,加太子参、石斛、麦冬等;兼便结者,加制大黄、全瓜蒌等。

## 二、验案举要

### 案1　痰瘀交阻,心脉不通

张某,女,63岁,退休工人。因"心悸胸闷,眩晕,反复出现晕厥3个月"于2009年11月16日初诊。患者自述在1前年单位组织的职工体检中发现脉搏过缓,因无明显不适,未引起重视。于2009年9月出现阵发眩晕,心悸,胸闷,时有晕厥,在当地医院就诊,发现心动过缓。心电图示:窦性心动过缓(心率42次/min);二度Ⅱ型房室传导阻滞。动态心电图示:窦性心动过缓,24小时最慢心率36次/min,最快心率82次/min;窦性停搏,24小时中,RR间期>2秒发生126次,最长RR间期3.8秒;一度房室传导阻滞;间歇性二度Ⅱ型房室传导阻滞。临床诊断为"心源性晕厥,病态窦房结综合征"。经用"阿托品、异丙基肾上腺素"等治疗,心率未见增加,因患者拒绝安装人工起搏器,前来本院就诊。

刻下症:阵发眩晕,黑蒙,偶发晕厥,心悸胸闷、咳痰,口黏腻,舌淡胖黯,有瘀斑,苔白厚腻而滑,脉迟滑而代。中医诊断:迟脉。证属痰瘀壅滞。西医诊断:心源性晕厥,病态窦房结综合征。治以温阳化痰,活血通脉。予涤痰汤(《济生方》)加减:陈皮 9g,茯苓 30g,广木香(后下) 9g,元胡 12g,当归 12g,法半夏 10g,枳实 10g,竹茹 10g,细辛 3g,桂枝 9g,郁金 12g,石菖蒲 10g。7 剂,水煎服。日 1 剂,2 次分服。

2009 年 11 月 24 日二诊:患者服药后自觉眩晕、黑蒙好转,胸闷、心悸减轻,晕厥未作,咳痰、口黏腻减轻,偶胸痛,舌淡胖黯,有瘀斑,苔白腻,脉迟滑,而代。心电图示:窦性心动过缓(心率 49 次/min),二度Ⅱ型房室传导阻滞。前方去竹茹,加丹参 15g,14 剂,水煎服。日 1 剂,两次分服。

2009 年 12 月 8 日三诊:患者服药后自觉眩晕胸闷、心悸明显减轻,胸痛、黑蒙、晕厥、咳痰、口黏腻等症状消失,舌淡胖黯,有瘀斑,苔薄白腻,脉迟滑。心电图提示窦性心动过缓(心率 54 次/min),一度房室传导阻滞。患者服药后症状改善,心率提高,脉迟减轻,继服上方 14 剂,水煎服,日 1 剂,分两次服。

2009 年 12 月 23 日四诊:患者服药后自觉偶有胸闷、心悸,舌淡胖黯,有瘀斑,苔薄白腻,脉迟滑。心电图示:窦性心动过缓(心率 58 次/min),一度房室传导阻滞。动态心电图示:窦性心动过缓,24 小时最慢心率 46 次/min,最快心率 94 次/min;一度房室传导阻滞。继服上方 28 剂,病情稳定停药。追访半年病情稳定。

**按语**:迟脉,总属心气不足或痰瘀阻滞,本例患者因“心悸、胸闷、眩晕、反复出现晕厥 3 个月”就诊。心电图提示:窦性心动过缓(心率 42 次/min)、二度Ⅱ型房室传导阻滞。动态心电图提示:窦性心动过缓;窦性停搏;一度房室传导阻滞;二度Ⅱ型房室传导阻滞。临床诊断为心源性晕厥,病态窦房结综合征。病情较重,应起搏器治疗,但患者拒绝安装人工起搏器。中医辨证属痰瘀壅滞,痰瘀交阻于心络,壅遏不畅,使心脏本身失于心血的濡养,又进一步耗损心阳,阻遏心气,使血行更为涩滞。故用涤痰汤加减治疗。二诊患者服药后临床症状改善,心率提高,脉迟减轻,辨证仍属痰瘀壅滞之证,瘀重于痰。治疗在前法基础上加重活血药。三诊、四诊效不更方,仍进前方,患者病情逐步改善。

### 案2　心阳不足,心脉不行

王某,男,26岁,公司职员。因"阵发胸闷心慌1个月"于2011年4月12日初诊。患者无明显诱因,出现阵发胸闷心慌,就诊于当地医院,听诊提示心率慢,心电图示:窦性心动过缓(心率42次/min),窦性心律不齐。动态心电图示:窦性心动过缓,24小时最慢心率38次/min,最快心率91次/min。其余体检及实验室检查均未发现异常。多方诊治疗效不明显,就诊本院。刻下症:胸闷,心悸,气短,动则加剧,易汗出,倦怠乏力,畏寒,舌淡苔白,脉迟无力。中医诊断:迟脉,证属心气阳虚。西医诊断:窦性心动过缓。治以温阳益气通脉。予四逆加人参汤(《伤寒论》)合苓桂术甘汤(《伤寒论》)加减:红参(另煎)6g,炙附子(先煎)9g,干姜6g,细辛3g,桂枝9g,炒白术12g,茯苓12g,炒酸枣仁30g,麦冬12g,炙甘草6g。14剂,水煎服,日1剂,分两次服。

2011年4月26日二诊:患者服药后胸闷、心悸、气短、倦怠乏力症状减轻,易出汗症状消失,仍畏寒,舌淡黯苔白,脉迟涩无力。心电图示:窦性心动过缓(心率53次/min)。上方加丹参15g,14剂。水煎服,日1剂,两次分服。

2011年5月10日三诊:服药后自觉胸闷、心悸症状减轻,气短、倦怠乏力症状消失,偶有畏寒,舌淡黯苔白,脉迟涩无力。心电图示:窦性心动过缓(心率58次/min)。继服上方14剂,水煎服,日1

剂,两次分服。

2011年5月24日四诊:患者服药后畏寒、心悸症状消失,偶有胸闷,舌淡黯苔白,脉迟涩无力。心电图示:窦性心律(心率62次/min),大致正常心电图。动态心电图示:窦性心律,无异常发现。继服上方14剂后,病情稳定停药。追访9个月病情稳定。

按语:本案例患者临床因"阵发胸闷心慌1个月"就诊。心电图示窦性心动过缓(心率42次/min)、窦性心律不齐。动态心电图示:窦性心动过缓,24小时最慢心率38次/min,最快心率91次/min。临床表现胸闷、心悸、气短,动则加剧,易汗出,倦怠乏力,畏寒,舌淡苔白,脉迟无力。心主血脉,有推动血液在脉道中正常运行之功能。心气的充足有赖于心阳的鼓动。若心阳不足,鼓动无力,则脉来迟缓。脉来迟缓,心失所养,心动失常,则心悸;心阳虚弱,胸阳不展,故见胸闷、气短。心气阳不能推动血行于四末,失于温煦,则见畏寒、乏力;心阳不足,心气乏力,清窍失养,血不养脑,则见头晕,甚至发生晕厥。本例辨证属心气阳虚证。《素问·阴阳应象大论》曰:"形不足者,温之以气。"给予四逆加人参汤合苓桂术甘汤加减,以温阳益气通脉。二诊患者服药后临床症状改善,心率提高,脉迟减轻,但临床舌淡黯苔白,脉迟涩无力,为心气阳虚夹有瘀血表现。治在前法基础上,加丹参以活血通脉。三诊、四诊,宗前法,继用前方以巩固疗效。

### 三、综括拾遗

迟脉之名最早见于《金匮要略·水气病脉证并治》:"寸口脉浮而迟,浮脉则热,迟脉则潜,热潜相搏,名曰沉。"脉来迟缓,一息不足三至,谓之"迟脉",一般指脉率在40~50次/min。"心主血脉",脉搏迟缓必然反映心脏病变,西医的缓慢性心律失常,包括窦性心动过缓、房室交界性心律、心室自主心律、传导阻滞(包括窦房传导阻滞、心房内传导阻滞、房室传导阻滞)等以心率减慢为特征的疾病可参照本病辨证论治。

清代张璐《诊宗三昧》云"迟为阳气失职,胸中阳气不能敷布之候";清代张秉成《脉诊便读》云"若肾阳气馁,脉皆为迟。"路老认为:迟脉症状表现在脉在心,但病之本不仅在肾在阳,亦在脾。脾虚生痰,可阻碍血脉运行;肾虚生寒,不能温运,鼓动无力。故本病以心、脾、肾虚为本,痰、瘀、寒凝为标,迟脉为果。故迟脉的辨治原则,总以益心气、运中焦、温肾阳、祛痰湿、化瘀滞、通血脉为法。

路老认为,古代医家丰富的脉学为现代临床心律失常的辨证提供理论和实践方面的依据。某些心律失常的根源,常能从脉象中直接地反映出来,如《素问·脉要精微论》云:"代则气衰。"《灵枢·根结》云:"予之短期者,乍数乍疏也。"《伤寒论·辨太阳病脉证并治》曰:"伤寒脉结代,心动悸。"这些都是对心律不齐的较早描述。结代脉虽常常并提,但两者自有不同,应予鉴别:结脉之象,缓而一止,止无定数;代脉则是几至一止,止有定数,或二动一止、四动一止等。脉率过快或过慢皆属失常,如脉一息一至称为"损脉";一息二至,称为"败脉";二息一至称为"夺精脉"。这些脉率多在每分钟 30~40 次以下,见于临床各类型的缓慢性心律失常。这些缓慢的脉象又常与"十怪脉"中的"雀啄""釜沸""麻促""虾游""弹石"等脉同见,是古人称为真脏脉绝的表现。路老自 1976 年以芳香化浊法,治愈了一例窦性心动过缓(43~56 次/min)患者以来,通过长期临床观察,体会到湿邪阻滞不仅是心律失常的一大致病因素,且有日渐增多之势。提出运用化浊祛湿、温胆宁心等法治之,确有较好效果,值得进一步探索和研究。

(胡元会 刘宗莲)

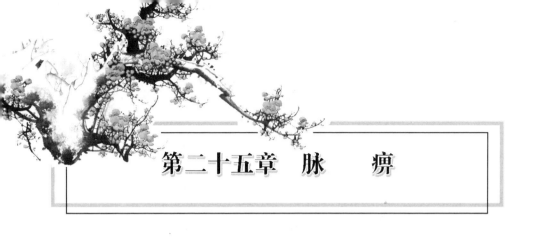

# 第二十五章 脉 痹

脉痹,是指因正气不足,风寒湿热等外邪侵袭血脉,致血液凝涩,脉道痹阻而引起的病证。其临床表现为肢体疼痛、无力,间歇性跛行,皮肤不仁,肌肤变黯或苍白,重则皮肤破溃难以愈合,脉搏微弱甚则无脉。脉痹之名,首见于《黄帝内经》,属中医学"痹病"范畴,为五体痹之一。《素问·痹论》云"风寒湿三气杂至,合而为痹也……以夏遇此者为脉痹","痹……在于脉则血凝而不流"。《简明中医辞典》说:"脉痹,指以血脉证候为突出的痹证。"清代何梦瑶《医碥·痹》指出"外感之风寒湿痹,岂内生之寒湿独不痹乎""死血阻塞经隧,则亦不通而痹矣",认为内生之瘀血痰饮亦可阻滞脉道而致痹。

## 一、临证传薪

### (一)病因病机

"诸痹,良由营卫先虚,腠理不密,风寒湿乘虚内袭。正气为邪所阻,不能宣行,因而留滞,气血凝涩,久而成痹"(《类证治裁》)。路老认为脉为血府,是气血运行之通路,是感受外邪和内伤不足两因,造成血脉闭塞不通所致。现代社会节奏快,竞争激烈,生活压力大,人们常常过度劳神、劳力、劳心,日久正气耗伤,正虚不固,六淫之邪夹杂而至,或因美食醇酒,扰动心脾,过食肥甘辛辣之物,损伤脾胃,变生痰浊,或因焦虑抑郁,肝气不疏,郁而化火,变生热毒,或因劳逸失宜,衰老久病,致使气血虚衰,闭阻气血,血行无力,瘀阻脉中。以上六淫邪气、痰浊、热毒皆可侵袭血脉,而成脉痹或无脉证。

1. 外邪致病,风寒湿(热)侵袭 《素问·痹论》云:"风寒湿三气杂至,合而为痹也……脉痹不已,复感于邪,内舍于心……所谓痹者,各以其时重感于风寒湿之气也。"六淫邪气,均可戕害血脉,致使脉闭不通。"风为百病之长",故风邪致病,多兼寒、兼湿、兼热等,而湿又多与寒、热为伍,风寒湿热之邪,侵犯人体,容易导致脉管拘挛或血液凝滞,气血闭阻,脉道不通。《景岳全书》曰:"感受风邪可致血气闭郁,感受寒邪可致血气凝涩,感受湿邪可致血气壅滞。"又或久居湿地,涉水淋雨,或劳作之地潮湿寒冷,或受地域气候因素影响,均可致风寒湿邪侵袭血脉而发病。

2. 饮食失节,痰瘀内生 《素问·五脏生成论》曰:"多食咸,则脉凝泣而变色。"长期吸烟饮酒,过食肥甘厚味、辛辣香燥之品,损伤脾胃,运化失司,水液精微不化,血脉失养,湿热痰浊内生,阻滞脉道,《外科正宗》云:"此因平昔厚味膏粱熏蒸脏腑,丹石补药消灼肾水,房劳过度,气陷精伤,致使经络阻塞,气血痰湿凝滞"。或素体阳虚,久病伤阳,寒自内生,客于脉道,涩而不行。痰浊、瘀血均为有形之邪,阻于脉道,血脉凝滞,均可导致脉痹的发生。

3. 情志不遂,热毒变生 《灵枢·口问》说:"大惊卒恐,则血气分离,阴阳破败,经络厥绝,脉道不通。"情志失调,如忧思伤脾,脾失健运,或劳心竭虑,心血耗伤,血脉失养;或惊恐伤肾,脏腑气机逆乱,壅塞脉道,闭阻不通;或郁怒伤肝,肝失疏泄,气机失和,阻滞不通,气不行血而成瘀。明代李中梓《医宗必读》曰:"脉痹,即热痹也。脏腑移热,复遇外邪,客搏经络,留而不行,故瘰痹,肌肉热极,唇口反裂,皮肤变色。"脏腑失衡,气血失常,外邪留滞,痰瘀互结,蕴结化热,转化为毒。毒邪浸淫人体,变症迭起,导致脏腑、阴阳、经络、营卫、气血失调,即所谓"无邪不有毒,热从毒化,变从毒起,瘀从毒结。"

4. 衰老久病,气血两虚 《素问·评热病论》谓:"邪之所凑,其气必虚。"《医林改错》曰:"元气既虚,必不能达于脉管……必停留而瘀。"年高体弱,久病耗伤,特别是消渴后期,阴阳不足,气血衰败,脉体受损,脉道涩滞。清代叶桂《临证指南医案》云:"痹者……皆由气血亏损,腠理疏豁,风寒湿三气得以乘虚外袭,留滞于内以致湿痰、浊血流注凝涩而得之。"或劳累过度,衰老久病,气血耗伤,脉虚血凝。脉为血之府也,营血行于脉中,卫气行于脉外,故血为物质基础,气为功能所在。气血不足,外邪乘虚而入,脉体受损,血脉痹阻而致。

5. 劳逸失宜,气虚血瘀 《素问·宣明五气》曰:"久视伤血,久卧伤气,久坐伤肉,久立伤骨,久行伤筋,是谓五劳所伤。"明代景岳云:"久坐则血脉滞于四体,故伤肉。"过劳则耗伤正气,机体卫外功能下降,或劳后汗出当风,外邪乘虚而入,发为本病。过度安逸,长期不从事体力劳动,四肢肌肉痿废不用,脾主四肢主运化,逸则脾胃之气郁滞,纳化减退,气血化生不足,运行不畅,脉道不利而致痹阻。

6. 阳虚寒凝,血脉瘀滞 《素问·调经论》云:"血气者,喜温而恶寒,寒则泣不能流,温则消而去之。"《医学心悟》指出"伏脉不出者,寒气闭塞"。都说明阳气虚极则寒凝,寒凝则血瘀,虚、寒、瘀是关键。系因素体阳虚,或房劳过度,耗伤肾精,损及肾阳;或饮食不节,过食生冷,损伤脾阳,久病及肾,致肾阳亦虚,命门火衰;或寒邪伤及心阳,阴寒内盛,血脉失于温煦,寒凝血瘀,痹阻脉络而发病。

### (二) 病位

脉痹病位在脉,进而累及于心。但脉痹属五体痹之一,与骨痹、筋痹、肌痹、皮痹相并,同为感受风寒湿(热)之邪,而发的本虚标实证,而五体痹可分别内舍于肾、内舍于肝、内舍于脾、内舍于肺、内舍于心。故而脉痹病位不独见于脉和心,而极易同见五脏同病。

### (三) 辨证论治

《诸病源候论》云:"痹者,风寒湿三气杂至,合而成痹。"故本病从症、因、传、变、诸方面均与痹证相属,可据虚实不同,寒热之殊,刚柔异禀,从痹证论之。路老认为,脉痹者,痹之一端也,其病因不离内伤外感,最终导致正虚邪实,脉道失于温煦滋养,血脉凝涩,壅塞不畅。病变初起可无不适,日久迁延,累及五脏,病生他变。活血搜络,涤痰化浊之品,临证辨证应用,总以辨证论治为要。

1. 寒凝脉络　多见肢冷麻木,酸胀疼痛,遇寒痛增,得温痛减,间歇跛行,皮肤苍白或黧黑,动脉搏动减弱,全身伴见畏寒喜温,神识淡漠,口唇青紫,舌淡白,苔白,脉沉细。治宜温经散寒,通阳复脉,用当归四逆汤(《伤寒论》)化裁。常用桂枝、白芍、当归、大枣、甘草、细辛、通草等。若阳虚寒甚,症见手足厥冷、恶寒蜷卧者,用炙附子、肉桂、干姜温阳散寒,但需注意年老体衰患者,不宜长时间使用大辛大热之品;若兼气血不足,症见体倦乏力、汗出皖白者,可加黄芪、党参、黄精,补益气血,卫外以抵御外邪,充脉道帅血以行;此证患者疼痛尤甚,可酌情加用元胡、蒲黄、伸筋草等,活血止痛,以求迅速缓解。

2. 湿热下注　多见下肢肿胀,灼热疼痛,肢体活动不利,或酸楚麻木,皮肤黯红,扪之发热,动脉搏动减弱,足癣,全身伴见头晕胸闷,脘腹痞满,大便不爽,舌质红,苔黄腻,脉滑数。治宜清热化湿,宣痹通络。用宣痹汤(《温病条辨》)化裁。常用防己、杏仁、滑石、连翘、山栀子、薏苡仁、半夏、晚蚕沙、赤小豆等。若兼脾气虚弱,症见食少腹胀者,加五爪龙补脾益气,以代替黄芪,取其补而不燥,尚能清热,可与西洋参同用;若兼气机不畅,症见胸闷不舒、胃脘胀闷者,常用藿香梗、荷梗,理上焦之气,枳壳、厚朴、旋覆花,理中焦之气;肢体疼痛严重者加片姜黄、海桐皮,以通络止痛。

3. 脉络热毒　多见患肢剧痛,皮肤紫红,渐变黑色,破溃腐烂,气味臭秽,疼痛剧烈,肉枯筋萎,动脉搏动消失,全身伴见发热恶寒,口干多饮,便秘尿赤,舌质红绛,苔黄腻或黄燥,脉细数或滑数。治宜清热解毒,活血止痛。常用四妙勇安汤(《验方新编》)加减。常用金银花、当归、玄参、甘草等。由于本证患者局部多有细菌感染,可加地丁、蒲公英、鱼腥草、贯众等;若热毒弥漫三焦,水湿不化而泛滥,症见小便不畅、水肿明显者,可加冬瓜皮、土茯苓、防己、玉米须清热利水渗湿;若络瘀毒甚,肢体痛剧、麻木不仁者需加虫类药物,如水蛭、壁虎、全蝎、蜈蚣等虫蚁搜络之品,以活血止痛;若阴虚内热,症见口燥咽干、舌红少苔者,可加石斛、麦冬、玉竹,养阴不恋邪。

4. 气血不足 多见患肢隐痛,乏力,肢凉麻木,皮肤苍白,毛发脱落,爪甲不荣,皮肤溃疡,久不愈合,全身伴见气短神疲,心悸怔忡,面色少华,舌淡红,苔薄白,脉沉细无力。治宜益气温经,和血通痹。以黄芪桂枝五物汤(《金匮要略》)化裁。常用黄芪、桂枝、白芍、生姜、大枣等。若血虚明显,症见头晕目眩、肢体麻木、唇甲色淡者,可加当归、熟地、鸡血藤养血通络;若兼外邪侵袭,症见肌肤麻木不仁、疼痛游走不定者,可加防风、防己、桑枝、独活、豨莶草等祛邪通络;兼脉络血瘀,症见痛如针刺、固定不移者,可加桃仁、红花、皂刺,以活血通络;若肝肾不足,症见筋骨痿软、腰脊酸痛者,可加龟鹿二仙胶(《医便》)、紫河车、补骨脂、炒杜仲,填精补血,益肾强腰。

5. 气滞血瘀,经脉闭阻 多见患肢皮色苍白,发凉或青紫,肢体疼痛或麻木,脉搏搏动减弱或消失,间歇性跛行,头晕目眩,胸背胀痛或刺痛,精神倦怠,面色晦暗,女子经行不畅或闭经,舌质黯或有瘀点、瘀斑,舌苔薄白,无脉。治宜行气活血通脉。血府逐瘀汤(《医林改错》)加减。常用当归、赤芍、生地、桃仁、红花、丹参、川芎、桂枝、牛膝、乳香、没药、延胡索、海风藤、地鳖虫、地龙、水蛭。若兼脾气虚弱,症见乏力、头晕者,加黄芪、党参补中益气;若气机不畅,心脉痹阻,症见胸闷,甚则胸痛者,加五灵脂、降香活血理气止痛;若肝阳上亢,肝风内动,症见头晕目眩、急躁易怒者,加菊花、枸杞清肝降火、滋阴息风;若心血不足,心神失养,症见心悸、失眠多梦者,加远志、炒酸枣仁养心安神;若络脉瘀阻,肢体麻木、疼痛甚者,加地龙、全蝎通络止痛。

6. 阳虚寒凝,经脉闭阻 手足麻木、肢体冷痛,得温痛减,遇寒痛剧,寸口、太溪、趺阳脉搏动减弱或消失,畏寒无汗,面色苍白,头晕气短,腹冷纳呆,倦怠乏力,腰膝酸软,舌淡紫或紫黯,舌体胖大,苔白,脉微涩或无脉。治宜温阳散寒,活血通脉。用阳和汤(《外科证治全生集》)加减。常用熟地、鹿角胶、白芥子、麻黄、肉桂、炙附子、细辛、巴戟天、仙灵脾、乌梢蛇、水蛭等。若肝肾亏虚,腰膝酸软甚者,加杜仲、川断补肝肾、强腰膝;若兼脾气虚弱,症见头晕、气短、乏力、纳呆者,加黄芪、党参益气健脾;若脾肾阳虚,水湿泛滥,症见下肢浮肿、小便不利者,加炒白术、猪苓、茯苓、蝼蛄,利水渗湿。

## 二、验案举要

### 案1 气血闭阻,肝肾亏虚,风寒湿(热)侵袭

程某,男,83岁,工程师。于2012年9月20日初诊。主诉:双下肢疼痛无力1年。既往有糖尿病、肾衰竭、高血压、冠心病、心力衰竭,并于两年前行冠状动脉支架植入术。1年前开始出现双下肢掣痛,麻木无力,下肢动脉造影检查显示双股总动脉、浅动脉、腘动脉呈串珠样改变,血流信号充盈缺损,诊断为双下肢动脉硬化、斑块形成并闭塞。膝下如冰,而掣痛,僵硬麻木,入夜尤甚,间歇跛行(50米),步履蹒跚,乏力气喘,咳痰量多,畏热汗出,动则为甚,腰背酸痛,纳食不馨,口渴引饮,大便日二行,干稀不调,夜尿频多,夜不成寐。患者身体肥胖,面色黧黑,晦暗无华,目窠微肿,舌质淡红,舌体偏瘦,少苔,寸关脉弦,尺脉弱,三部脉均紧,而无和缓之象。为肝肾亏虚,营卫不足。以黄芪桂枝五物汤(《金匮要略》)加减:生黄芪15g,桂枝6g,赤芍、白芍各12g,太子参12g,秦艽12g,威灵仙12g,炒杏仁9g,炒薏苡仁30g,地龙12g,片姜黄12g,炒杜仲10g,桑寄生15g,伸筋草15g,络石藤15g,醋元胡12g,川楝子9g,川牛膝、怀牛膝各15g,生姜2片、大枣3枚为引。28剂,水煎服。

2012年10月18日复诊:下肢疼痛明显减轻,麻木亦缓,伸缩自如,仅感下肢酸软无力,行走欠稳,精神睡眠俱佳,纳谷增加,二便正常。舌体偏瘦,少有裂纹,舌质淡红,少苔,右脉沉弦尺弱,左脉虚

弦,重按劲急,较初诊有明显改善。既见效机,治则不更。患者年高体弱,体态丰腴,治宜图缓,虽有改善,尚宜节饮食,忌愤怒,悦情志,劳逸适度。前方去秦艽、威灵仙,加旱莲草12g、女贞子15g,以滋补肝肾。上方配为丸剂,缓图收功。

**按语:**本例患者年逾八旬,重病缠身,气血俱损,肝肾亏虚,营卫不足,虽无明显外感风寒湿(热)三气,以其下肢挛急疼痛,仍可以痹病论治。患糖尿病已并发末梢神经病变,故出现肢体麻木,结合其典型脉象,与仲景所论血痹相符。《金匮要略·血痹虚劳病脉证并治》有云:"师曰:夫尊荣人骨弱肌肤盛,重因疲劳汗出,卧不时动摇,加被微风,遂得之。但以脉自微涩,在寸口、关上小紧,宜针引阳气,令脉和紧去则愈。血痹阴阳俱微,寸口关上微,尺中小紧,外证身体不仁,如风痹状,黄芪桂枝五物汤主之。"本案主要病机为气血闭阻,肝肾亏虚,风寒湿(热)之邪侵袭。虽然目前认为血痹与痹证在病因、症状等方面不尽相同,但同为营卫不足、感受外邪,病机一致,故处方黄芪桂枝五物汤加减。此方益气血,通阳气,和营卫,酌加桑寄生、杜仲、牛膝等补益肝肾之品,诚为治本之图。患者病久,体态丰腴,痰湿、瘀血之邪由内而生,痹阻经络脉道之中。此时,如峻用攻伐之品,往往脏气更虚,邪气难除。薛生白《湿热病篇》云:"湿热证,三四日即口噤,四肢牵引拘急,甚则角弓反张,此湿热侵入经络脉隧中。宜鲜地龙、秦艽、威灵仙、滑石、苍耳子、丝瓜藤、海风藤、酒炒黄连等味。"本案取用秦艽、威灵仙、地龙、姜黄、伸筋草、络石藤等通经活络之品,以宣散风热,除湿通络。此外,路老治疗痹病擅用藤类药物,如络石藤、青风藤、海风藤、忍冬藤等,契合叶桂之宿邪缓攻之旨。

### 案2 阴寒内生,阳虚血瘀无脉证

马某,男,56岁,公司职员。因"左上肢疼痛、动脉搏动消失、头昏6个月"于2011年3月25日初诊。患者自述6个月前无明显诱因,渐觉左上肢沉重麻木,活动时易感疲劳,畏寒、头昏、头痛。先后在多家医院就诊,诊断为"多发性狭窄性大动脉炎"。先后静脉滴注或口服多种中西药物治疗,未见明显效果,医生建议其手术治疗。患者因畏惧手术,遂来本院就诊。患者诉:左上肢沉重麻木,发凉,左上肢活动时易疲劳,头昏,头痛,腹冷,二便调,饮食可。查体:体温 36.7℃,脉搏 82 次/min,血压:左肱动脉处血压 0/0mmHg,右肱动脉处血压 124/76mmHg。精神欠佳,左侧桡、肱、腋、颈动脉搏动消失,而右上肢及双下肢动脉搏动如常,颈部、两侧锁骨可闻及收缩期杂音。左上肢皮肤,较右上肢明显苍白,左上肢肌力减弱。舌质黯淡苔薄白,右寸关尺脉沉细,左寸关尺无脉。中医诊断:无脉证,阳虚寒凝证。西医诊断为多发性大动脉炎,头臂动脉型(无脉症)。治以温经散寒,养血通脉。方用阳和汤(《外科证治全生集》)加味:当归 12g,蔓荆子 15g,鹿角胶 9g,细辛 3g,黄芪 30g,仙灵脾 12g,白芥子 9g,熟地 15g,生麻黄 5g,肉桂 3g,吴茱萸 3g。14 剂,水煎服,日 1 剂,并嘱患者以药汁熏洗患肢。

2011 年 4 月 9 日二诊:测血压,左肱动脉处血压 0/0mmHg,右肱动脉处血压 118/72mmHg。患者诉服药后腹冷消失;左上肢麻木沉重、疼痛、发凉感,头痛症状较前减轻;但仍未触及动脉搏动,患肢易疲劳,头晕症状无明显改善,舌质黯淡苔薄白,右寸关尺脉沉细涩,左寸关尺无脉。继以前方去白芥子,加丹参 15g,桑枝 12g,路路通 12g。14 剂,水煎服,日 1 剂,分两次服。

2011 年 4 月 24 日三诊:测血压,左肱动脉处血压 94/52mmHg,右肱动脉处血压 126/78mmHg。患者诉服药后左上肢麻木、发凉感、易疲劳、头痛症状消失;左上肢疼痛,头晕症状明显减轻;左侧桡、肱、腋、颈动脉搏动恢复,但较弱,左上肢肌力较前改善。继服上方,去路路通,加天麻 12g,鸡血藤 15g。14 剂,水煎服,日 1 剂,分两次服。

2011 年 5 月 8 日四诊:测血压,左肱动脉处血压 106/64mmHg,右肱动脉处血压 118/76mmHg。患者左侧桡、肱、腋、颈动脉搏动较前增加,患肢收缩压低于健肢 10mmHg,患肢感觉正常,肌力恢复,头昏,头痛明显减轻。前方去丹参,将肉桂改为桂枝 6g。14 剂,水煎服,日 1 剂,分两次服。患者继续服上方 1 个月余,患者临床症状消除,随访半年未复发。

**按语**:患者为 56 岁男性,正值"七八,肝气衰,筋不能动"肾气始衰之龄,肾为先天之本,藏元精元阳,肾脏亏则元阳损;脾胃为后天之本,主化生气血,脾胃一伤,血无所生,气无所依,运化无权;脾肾阳虚则阴寒内生,寒凝脉中,营血失于温煦,血行无力,不通而闭阻于脉络,不通则痛,故见肢体疼痛;寒主收引,营血不行,筋肉失于濡养则麻木不仁;寒为阴邪,易伤阳气,故见肢体冷凉,寒邪中阻,则腹痛;舌淡黯为寒凝血瘀之象,脉沉为寒气收引之故,故辨为脾肾阳虚而致阳虚寒凝证。当标本兼治,投以温阳散寒通滞之阳和汤。清代马培之言此方"治阴证,无出其右"。二诊时患者腹冷除,此为阳气得复,内寒大减,故去辛温之白芥子,以防伤阴,肢体仍麻痛,加通利关节之桑枝、路路通,以增通利散寒之力,加丹参活血宁心。三诊患者肢体麻木冷凉解,此为寒气散,脉气通之征,故去路路通,加鸡血藤通络止痛,天麻息风通络。四诊时患者诸症皆解,故去温燥之肉桂,投以辛温之桂枝,以温经通络,助阳化气,以除尽余邪。纵观本案,患者因脾肾阳虚,阴寒闭阻血脉而发病,以寒凝血瘀为关键,系因虚致实之证,宜标本兼治,以温阳散寒,通阳化瘀而收功。

### 案 3　气滞血瘀无脉证

刘某,男,51 岁,教师。因"左手指麻木 9 个月,加重伴左桡动脉搏动消失 1 个月余"于 2009 年 5 月 14 日初诊。患者 9 个月前无明显诱因出现左手指阵发性麻木沉重,疼痛,加重伴左桡动脉搏动消失 1 个月余,发现桡动脉处无搏动,左臂肱动脉血压无法测及。曾多家医院就诊,血管磁共振检查示:左颈总动脉、左锁骨下动脉及无名动脉局部管腔狭窄;胸部核磁检查提示无异常发现。颈椎正侧位片提示:颈椎病。心脏超声心动示:心脏结构正常,左室收缩功能减退。双颈动脉血管超声提示:左颈总动脉及左锁骨下动脉起始部狭窄。诊断为"多发大动脉炎"。先后分别给予"右旋糖苷40、抗生素、复方丹参注射液、血栓通注射液"等静脉滴注,并口服"阿司匹林"及活血化瘀类中药,手指麻木疼痛等症状改善不明显,遂来本院就诊。

患者诉左手指阵发性麻木沉重,疼痛,左桡动脉搏动消失,左上肢发凉,胸闷,头晕目眩,两胁胀痛,心悸失眠,患肢皮色苍白,纳可,二便调。查体:精神不佳,面色无华,左颈动脉、腋动脉、肱动脉搏动皆可触及,左桡动脉搏动消失,右上肢及双下肢动脉搏动正常。左肱动脉处血压0/0mmHg,右肱动脉处血压132/84mmHg。左上肢皮肤温度明显低于右上肢,肌力略减弱。舌质黯,边有瘀斑,舌苔薄白,左寸关尺部无脉,右寸关尺部脉弦涩。中医诊断:无脉证,气滞血瘀证。西医诊断:多发性大动脉炎,头臂动脉型(无脉症)。治以疏肝理气,活血通脉。方用血府逐瘀汤(《医林改错》)加减:当归12g,赤芍15g,桃仁12g,红花12g,川芎12g,桂枝9g,枳壳12g,降香(后下)10g,川牛膝15g,桔梗12g,生地10g,鸡血藤15g。14剂,水煎服,日1剂,嘱患者以药汁熏洗患肢。

2009年5月29日二诊:患者诉服药后胸闷症状消失;左手指阵发性麻木沉重,疼痛,左手指发凉,左手指皮色苍白,头晕目眩,两胁胀痛,心悸失眠症状减轻;左手指阵发性疼痛,左桡动脉搏动消失,左肱动脉处血压0/0mmHg,右侧肱动脉处血压138/86mmHg。舌质淡黯,边有瘀斑,舌苔薄白,左寸关尺部无脉,右寸关尺部脉弦涩。前方去桔梗、川牛膝,加细辛3g,地龙12g,以温通足少阴。14剂,水煎服,日1剂,嘱患者以药渣煎汁,熏洗患肢。

2009年6月14日三诊:患者诉服药后左手指阵发性麻木沉重、两胁胀痛、头晕目眩症状消失;左手指阵发性疼痛,左手指发凉,左手指皮色苍白,心悸失眠症状减轻;左桡动脉搏动隐约可触及搏动,但非常弱,舌质淡黯,边有瘀点,舌苔薄白,左寸关尺脉沉细弱,右寸关尺部脉弦涩。左肱动脉处血压86/46mmHg,右侧肱动脉处血压130/88mmHg。前方加丹参15g,炙水蛭粉(分冲)3g,以养血活血。

14 剂,水煎服,日 1 剂,嘱患者以药渣煎汁,熏洗患肢。

2009 年 6 月 29 日四诊:患者诉服药后左手指发凉,左手指皮色苍白症状消失;左手指阵发性疼痛、心悸失眠症状减轻;左桡动脉搏动可触及搏动,但仍较弱,舌质淡黯,边有瘀点,舌苔薄白,左寸关尺脉沉细弱,右寸关尺部脉沉弦涩。左肱动脉处血压 94/58mmHg,右侧肱动脉处血压 124/84mmHg。前方加炒酸枣仁 30g。14 剂,水煎服,日 1 剂,嘱患者以药渣煎汁,熏洗患肢,以加强肢体气血流通,络脉畅达。

2009 年 7 月 14 日五诊:患者诉服药后心悸失眠症状消失;偶有左手指疼痛,舌质黯,舌苔薄白,左寸关尺脉沉细弱,右寸关尺部脉沉弦涩。左肱动脉处血压 104/68mmHg,右侧肱动脉处血压 118/82mmHg。嘱患者以药汁熏洗患肢,口服药原方继续服用 1 个多月,临床症状消失,半年后随访未诉复发。

**按语:** 无脉症发病关键为气血凝滞,脉痹不通,而又以血瘀致病者多见。本案为老年男性,体弱而元气亏虚,且从事教师工作,长时间站立讲课,更是耗伤元气。脾肾亏虚,气虚则运血无力而致瘀;血瘀脉中,脉痹不通则肢体麻痛;脾虚运化无力,气血不升,清阳不举则头晕、面色苍白、乏力;舌黯为血瘀之象,苔白为脾虚之征。四诊合参,辨为气滞血瘀之证,治宜理气化瘀通络,血府逐瘀汤主之。二诊时患者胸闷乏力之症消失,余症减轻,为气机调顺,正气得复之征,然仍肢体疼痛,关节不利,故去桔梗、牛膝,加温通足少阴之细辛,搜别脉络瘀邪之地龙以汤药外用熏洗,以通经活络。三诊时患者胁痛、肢痛消失,但仍心悸,偶有肢体不适,故加丹参养阴和营,宁心安神,加水蛭活血通络,以巩其效。四诊时诸症缓解,故加枣仁一味,以滋阴宁心安神,便于长期使用。纵观本案,以气滞血瘀起病,病位在肝脾肾,以血瘀为主要病理产物,根据病情发展,适时予虫类搜风祛邪;案中一方两用,内外同治,增强活血祛瘀理气通脉之功,使疾病得愈。

### 三、综括拾遗

脉痹,属于五体痹(骨痹、筋痹、脉痹、肌痹、皮痹)之一,《素问·痹论》言"风寒湿三气杂至,合而为痹也。其风气胜者为行痹,寒气胜者为痛痹,湿气胜者为着痹也",言痹证之因有风邪、寒邪或湿邪之不同,故表现亦不同,风气盛者为行痹、寒气盛者为痛痹、湿气盛者为着痹,这是病因与病性的区别。在病位上《素问·痹论》又云:"五脏皆有合,病久而不去者,内舍于其合也。故骨痹不已,复感于邪,内舍于肾。筋痹不已,复感于邪,内舍于肝。脉痹不已,复感于邪,内舍于心。肌痹不已,复感于邪,内舍于脾。皮痹不已,复感于邪,内舍于肺。所谓痹者,各以其时重感于风寒湿之气也。"脉痹内舍于心,是言脉痹的病位在血脉,与心关系密切,脉痹有别于在骨、在筋、在肌、在皮的痹证,而是中医心病之心痹的早期阶段。故脉痹辨证,不可拘于外感六淫风寒湿邪之说,而更应重视其传变过程。当别其正虚邪实之属而投剂。明代汪蕴谷在《杂症会心论·痛痹论》有云:"况痹者闭也,乃脉络涩而少宣通之机,气血凝而少流动之势,治法非投壮水益阴,则补气生阳,非急急于救肝肾,则倦倦于培补脾土,斯病退而根本不摇也。"路老认为,脉痹虽为正邪交杂,应以温通之品和之,但仍应注意温阳不用麻(黄)乌(头)等大辛大燥之品,即使桂附之属,亦不能大量长期应用,防止耗散阴血,生风动血;养血不能留邪碍胃,补散结合,动静相宜,如熟地配砂仁,当归配川芎等;补益肝肾,尤宜血肉有情之品,如龟板胶、鹿角胶、紫河车等,以使精血相生。

脉痹,顾名思义是血脉不通,因此血瘀贯穿疾病始终,轻者为痹,重则为无脉,或发展为心痹。路老认为,调畅血行,活血通络,祛除瘀滞是治疗之不二法门,温经活血、清热活血、解毒活血、行气活血、补气行血都是常用治法,唯熟稔药物性味方能准确应用。由于本病经久难愈,病变后期虚实错杂,寒凝脉络者,日久耗伤阳气,可转化成阳虚血瘀;脉络热毒者日久耗伤阴液,可转化为阴虚血瘀等,故活血兼顾防瘀,祛邪兼顾扶正,切勿用药孟浪,雪上加霜。

无脉,其意跃然纸上,乃呼吸心跳尚存,而寸关尺间指下却无脉搏搏动之候,西医学中的无脉症手部桡动脉无搏动的临床表现与此相合。脉痹与无脉多见于现代临床的外周血管疾病,如:大动脉炎造成近心端动脉阻塞或重度狭窄,动脉血栓形成、动脉栓塞、肢体闭塞性动脉硬化、脉管炎、动脉瘤、动脉夹层等,以及下肢动脉硬化闭塞症、静脉曲张、静脉炎、静脉血栓、深静脉血栓等。

中医所述无脉由脉痹发展而来,是脉痹的危象,风寒湿热等外邪浸淫血脉日久,与正气鏖战而病势渐进,正气日益衰微而邪实亢盛,跬步积于平素而正气绝于须臾,正气虚极则阴竭阳脱。指出正气虚极所致无脉之候实乃危候,阴阳离决之际,心主血脉之力衰微,灌溉周身无权,故见无脉之候。急则治其标,临证应根据患者具体表现,施以回阳救逆固脱法,刻不容缓,不拘泥于方药,针灸诸法以可襄助之。若患者危候已除,则据其证候类型辨证施治,治则与脉痹大致相仿,应虑其正气虚衰无力攘邪外出,应以滋阴潜阳,并祛邪之法徐徐予之,增益正气之势,扶正祛邪并举,圆机活法,灵动而施。

(冯　玲　李方洁)

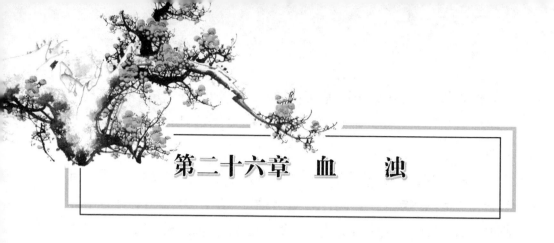

# 第二十六章 血 浊

　　血浊,是指血液受体内外各种致病因素影响,失却其清纯状态或丧失其循行规律,因而扰乱脏腑气机的病理现象。临床上血浊多表现为"脾虚湿盛",是多种心病的始动病因和早期阶段。"血浊"之名首见于《灵枢·逆顺肥瘦》:"刺壮士真骨,坚肉缓节监监然,此人重则气涩血浊"。《素问·调经论》云:"血气不和,百病乃变化而生。"张志聪《黄帝内经灵枢集注》论述血浊:"中焦之气,蒸津液化,其精微……溢于外则皮肉膏肥,余于内则膏脂丰满。"又云:"其人重浊,则气涩血浊。"可见,血浊有血液浑而不清之义。(血)清化为浊,是为血浊。

## 一、临证传薪

### (一) 病因病机

　　路老认为由于医学的发展和生活水平的提高,外感六淫致病渐退其次,而饮食不节、精神因素、环境污染、不良生活习惯等,日益成为现代人致病的主要因素,其均可作用于血,导致血浊的产生。其中,脾失健运是造成血浊的关键。血液源于脾胃化生的水谷精微。若摄生不善,过食肥甘,脾胃功能受损,脾土壅滞,日久化热,营气不清,反化为浊。脾失健运,升降运化失职,则津停为湿,湿聚生痰,滞留脉中,久发血浊,导致血流缓慢。因此,湿邪与血浊关系密切。综上所述,造成血浊的病因以饮食失调、情志所伤、禀赋不足、安逸过

266

度等为主。而脾虚不运,湿浊浸淫血脉,血行不畅则是其主要病机。

1. 饮食失调 《素问·痹论》云:"饮食自倍,肠胃乃伤。"现代物生活水平提高,若嗜食肥甘,过食辛辣,暴饮暴食,易积食化热,致伤脾胃,运化失司,停湿为浊,浸淫血脉,形为血浊。路老认为,饮食不节,长期过食厚味肥甘,是导致血浊最重要的病因。

2. 情志所伤 思虑伤脾,郁怒伤肝,心火过盛,导致木伐脾土,或母病及子,皆可使脾失健运,水谷不化,发为血浊。路老提出,肝气太胜克伐脾土,脾胃受伤,饮食水谷不化,痰湿内生,也是招致血浊的重要病因。

3. 禀赋不足 《灵枢·天年》云:"人之始生……以母为基,以父为楯。"肾为先天之本,如禀赋不足,后天失养,或久病耗损,或年老体衰,均可导致肾精亏虚,肾阳失温,肾气不足。若火不暖土,则脾肾阳虚,水谷不运,化为寒湿浊邪,酿生血浊。

4. 安逸过度 身体缺乏适当的锻炼和运动,心身失调,会增加精神的烦躁和抑郁,使人气血不畅,阴火内生,脾胃运化功能失职致水谷之气运化不及而出现浊邪停于血脉,形成血浊。

上述病因中,饮食失调则易伤及脾胃,致脾胃运化无权;长期精神紧张、情志不畅,木失疏泄,则易出现木旺克土的表现,或思虑太过,日久伤脾,均可导致脾胃运化失司。脾胃内伤,则水谷精微不能正常传输,反酿生痰湿,浸淫血脉,而出现血液浑浊,发为血浊。路老十分重视本病,认为血浊是引发现代临床多种心病的根源,尤其是胸痹,常与血浊密切相关。认为血浊产生的根源在于脾胃内伤,或因肝郁气滞,或因脾肾亏虚,或因禀赋不足,导致脾胃功能异常与湿邪滋生。其关键病机在于脾失健运,运化无权,气血津液未得正常运化而酿生痰湿、瘀血等病理产物,滞于血脉,发为血浊。

### (二) 病位

路老认为血浊之病,其病变的直接部位为血液,而其发病之源实在于脾,然病位又不止于脾。脾虚则气血津液不能运化,津停为

267

湿,湿凝为痰。《素问·五运行大论》言:"其不及,则己所胜侮而乘之,己所不胜轻而侮之。"脾土不足则易出现肝木乘脾,脾湿与肝火相结,酿生湿热;脾土不足则肾水侮之,肾主水,水湿相合则易加重气机阻滞,进而出现津停水聚,甚至水肿的表现。脾土失运则更加容易戕伐肾水,导致肾水亏虚,阴虚内热,即《素问·五运行大论》言:"气有余,则制己所胜而侮所不胜。"脾胃痰湿浊邪亦会进一步加重气机乖戾之象,出现恶心呕吐等消化道表现。《医经原旨·藏象》"血浊不清而卫气涩滞",说明两者常相兼为病,瘀中有浊,浊必致瘀。

### (三) 辨证论治

路老在临证中提出"持中央,运四旁"的学术思想,认为脾胃为全身气机升降之枢纽,气血津液生化之源。"饮入于胃,游溢精气,上输于脾;脾气散精,上归于肺;通调水道,下输膀胱。水精四布,五经并行"(《素问·经脉别论》)。脾气散精的作用在水谷精微的代谢过程中有着重要的地位。因此,湿浊、痰瘀等病理产物的形成,主要责之于脾胃运化失司。路老提出"百病皆由湿作祟",湿病以气机阻滞,升降失调为主要病机,故治疗血浊,当以健脾祛湿、燮理升降、化痰降浊为基本大法。同时,血浊其直接病位为血分,浊邪必定影响血液的正常运行,日久甚至可出现浊瘀互结之象。因此,路老认为在健脾祛湿、化痰降浊的基础上,应适当佐以活血通脉,化瘀通络之品。

路老认为脾失健运,浊积血脉是血浊发病的共同机制。本病的发生与脾胃内伤、湿浊、痰邪、瘀血为害密切相关。脾失健运是血浊的核心病理基础,湿浊、痰邪和瘀血是脾失健运的病理产物。浊邪停积血脉,日久易导致血脉滞涩,血行不畅,最终发展为浊瘀互结、脏腑失养的虚实夹杂之象。故在临证辨治中应坚持病证结合,圆机活法,随证治之。

1. **脾虚失运,浊血内停** 常见于形体肥胖者,多见头重如裹,胸脘痞满,腹胀纳呆,四肢乏力,少气懒言,倦怠嗜卧,口渴不欲饮水,舌体胖,边有齿痕,质淡,苔白腻,脉濡滑。治宜益气健脾,燥湿化痰。路老常用四君子汤(《太平惠民和剂局方》)合二陈平胃散(《脉因证治》)加减化裁。药用人参、苍术、白术、茯苓、甘草、陈皮、厚朴、半夏、决明子、山楂、丹参、郁金、藿香梗、苏梗等。若痰浊上扰,症见眩晕较甚,伴呕吐者,加代赭石、竹茹、生姜镇逆止吐;若痰湿困脾症见脘闷不食者,加白蔻仁、砂仁等芳香和胃;若痰阻气机,郁而化热,症见口渴咽干、舌苔黄腻者,宜温胆汤加黄连、黄芩等苦寒燥湿之品,以化痰泄热。

2. 痰湿困脾,浊积血脉　症见昏昏欲睡,脘腹痞满,阴雨天加重,肢体困重,呕恶涎沫,口黏不渴,小便浑浊,大便不爽,舌体胖大,苔白腻,脉弦滑。治宜健脾化痰,祛湿化浊。路老常以化浊祛湿方(路志正经验方)加减。药用茯苓、藿香、厚朴、炒杏仁、郁金、枳实、茵陈、六一散(《黄帝素问宣明论方》)等。若神疲乏力、舌淡苔白等脾虚之征象突出者,加党参、炒白术补气健脾;若胃脘嘈杂、口干口苦等湿热之征象突出者,藿朴夏苓汤(《医原》)加苦参、黄连以清热燥湿;若症见胃脘隐痛、泛吐清水等寒湿之征象突出者,加白蔻仁温中散寒;若兼见胸膈满闷、呕恶纳呆者,加半夏、炒薏苡仁祛湿化痰;若兼见胸膈疼痛、呕吐物赤如豆汁者,加丹参、砂仁、川芎、檀香,以和血化瘀。

3. 肝脾不和,气滞血浊　症见胸胁胀闷或痛,纳谷不香,嗳气,急躁易怒,大便干,小便调,眠差多梦,舌体肿大,质黯红,苔薄,脉弦。治宜行气解郁,调和肝脾。路老常用逍遥散(《太平惠民和剂局方》)加减。药用柴胡、炒枳壳、芍药、当归、香附、陈皮、川芎、甘草、郁金、佛手、厚朴、玫瑰花等。若兼有气机不畅,症见胁肋痛重者,加青皮、川楝子理气止痛;若兼有气郁化火症见胁肋掣痛,心烦急躁,口干口苦,可去川芎,加丹皮、栀子、黄连、川楝子、元胡清肝理气、活血止痛;若兼有肝气乘脾,症见胁痛肠鸣腹泻者,可加白术、茯苓、泽泻、薏苡仁健脾止泻;若兼有痰浊阻滞症见脘腹痞满者,加厚朴花、姜半夏健脾祛湿,同时用炒山楂、神曲、麦芽,和胃化滞。此外,炒枳壳降气,一般用9g,气滞重时则以炒枳实12~15g,与桔梗10g相配,二药一升一降,相反相成。

4. **血浊日久,浊瘀互结** 症见胸部闷痛,纳谷欠馨,肢体麻木,面唇紫黯,舌有瘀斑者,脉涩。治宜行气涤痰,活血祛瘀。路老常用栝蒌薤白半夏汤(《金匮要略》)合丹参饮(《时方歌括》)加减。常用瓜蒌、薤白、半夏、茯苓、丹参、当归、红花、苍术、白术、炒三仙等。若瘀血阻滞症见胸痛重者,加失笑散(《太平惠民和剂局方》)活血止痛;若阳气虚衰症见胃脘冷痛、大便溏泻者可用栝蒌薤白半夏汤(《金匮要略》)温阳健脾;若肝络失养症见肢体活动受限者,可选补阳还五汤(《医林改错》)加全蝎、僵蚕养血活络,同时宜调理脾胃,加入苍术、白术、炒三仙健脾理气,气行则血行,以增强正气而达到祛除邪气的目的;若病程日久,浊瘀互结于脉,久病及肾而出现脾肾两虚者,可在健脾的同时加以补肾填精之品,如仙灵脾、补骨脂、山萸肉、龟鹿二仙胶(《医便》)等,以补肾填精,固本培源。

## 二、验案举要

### 案1 痰湿困脾,浊积血脉

田某,男,48岁。主因"间断胸闷、胸痛3年余"于2007年6月19日初诊。患者2004年因胸闷、胸痛就诊于东方医院,经检查诊断为"急性心肌梗死",转至北京医院行支架置入治疗,治疗后胸闷胸痛症状减轻。2007年3月患者因胸闷、胸痛,于北京医院检查示,再次诊断为"急性心梗",又行支架置入治疗,术后恢复良好。2007年5月体检示:甘油三酯增高(3.12mmol/L)。既往有高血压病史。刻下:间断胸闷、胸痛,乏力,酒后睡眠打鼾,纳可,睡眠易醒。大便正常,小便偏黄,面色晦暗,口唇紫黯,舌胖大,苔薄微腻,脉弦滑。诊断为血浊,痰湿困脾证。治以醒脾化湿,化浊通心。处方:藿香梗、荷梗(后下)各 10g,太子参 15g,西洋参(另煎)10g,炒枳实 15g,厚朴花 12g,茵陈 12g,竹沥半夏 10g,炒杏仁 9g,炒薏苡仁 20g,茯苓 30g,娑罗子 10g,郁金 12g,黄连 6g,炒三仙各 12g,鸡内金 12g,炒柏子仁 18g,旋覆花(包煎)10g,胆南星 10g,竹沥汁 30ml,炙甘草 8g,7 剂,水煎服,日 1 剂,分早晚两次服。

2007 年 6 月 26 日二诊:服上药后诸症明显改善,已无明显不适,打鼾症状减轻,纳可,睡眠改善,二便正常。舌淡黯,苔薄白,脉弦滑。效不更方再进 14 剂。

2007 年 7 月 10 日三诊:诉晨起时有头晕,位置在巅顶或头两侧,甘油三酯 2.54mmol/L,纳谷睡眠可,大便日一行,不成形,小便可。舌淡黯,苔略白腻,脉弦滑。前方去茵陈,加柴胡 12g,荷叶 12g,14 剂,水煎服,日 1 剂,分早晚两次服。

2007 年 7 月 24 日四诊:服前方 14 剂后,打鼾减轻,无头晕,头痛,纳可,眠安,大便日一行,仍不成形,小便正常。舌淡黯,苔薄白,脉沉滑。复查生化:甘油三酯 2.12mmol/L。宗前法,前加炒苍术 12g,炒枳实改为 12g,14 剂,水煎服,日 1 剂,分早晚两次服。之后随访,患者诸症缓解,无明显不适。

**按语:**血浊之病,系由痰、湿、瘀等浊邪内积血脉,而致血液黏稠,滞涩所致。根据患者高血脂、酒后打鼾、高血压病史及舌脉,可知其平素摄生不善,遂湿热丛生。湿易困脾,脾失健运则精微失布,反生浊脂,内积血脉,形成恶性循环,久之则致血脂异常及心脉痹阻。脾不升清,胃不降浊,浊瘀痹阻心脉,不通则痛,故见胸闷胸痛;浊邪内阻,饮酒后湿浊更盛,气机失于宣降,鼻窍不通,故见酒后鼻鼾;脾胃互为表里,脾失健运,则胃失和降,《素问·逆调论》言"胃不和则卧不安",故见夜眠不佳;患者既往行两次心脏支架术,其面色晦暗,口唇紫黯,为瘀血内留之征;湿浊瘀血内积血脉,日久因实致虚,易致脾气亏虚,且其舌体胖大,亦可佐之。综合分析,本案虚实夹杂,当属痰湿困脾,浊积血脉,治法当益气醒脾,化浊通心为主。

方中荷梗苦降,善理气宽中,藿香梗辛微温,善芳香醒脾化湿,以调脾胃之升降,健运中焦以化湿,切合脾胃失调、痰湿瘀滞病机,为君药。病湿者均有脾虚的存在,且本案中患者舌体胖大,故以太子参、西洋参益气健脾、扶助正气,半夏燥湿消痰,枳实、厚朴花、婆罗子,调畅气机、行气化湿,杏仁宣化上焦,茯苓、薏苡仁渗利中下焦,祛湿化浊,共为臣药。炒三仙、鸡内金消食健脾和胃;茵陈、黄连清利湿热;胆南星、竹沥清热化痰;旋覆花温散,消痰行水;郁金行气解郁、活血化瘀;炒柏子仁养心安神,共为佐药。炙甘草益气健脾,调和诸药,为使药。共奏醒脾化湿、化浊通心之功。二诊时患者诸症明显改善,效不更方再进14剂。三诊时患者晨起时有头晕,位在巅顶或头两侧,大便日一行,不成形。四诊合参,为脾气虚弱、清阳不升、肝胆经气不利所致,故加柴胡、荷叶,与西洋参、太子参等益气健脾,柴胡又为少阳经之引经药,善于疏达肝胆气机,荷叶利湿升阳,与方中祛湿化浊药物合用,以加强祛湿化浊之功,盖茵陈苦微寒,虑其有伤胃之弊,故去之。四诊时患者诸症明显减轻,唯大便不利,故加炒苍术以加燥湿健运脾、祛湿化浊之力,枳实用量较大,故减为12g。本案虚实夹杂,然以实邪为主,故以健脾渗湿,行气化痰,活血通脉为主,对于改善患者临床症状、血脂水平,以及治疗冠心病均有较好疗效。

### 案2　湿热困脾,浊瘀互结

钱某,男,44岁。主因"精神不振1个月余"于2007年11月6日初诊。患者近1个月自觉精神不振,时有困乏、头晕,自汗,心前区憋闷。当日生化检验:甘油三酯2.34mmol/L,高密度脂蛋白0.71mmol/L。刻下:精神不振,时有困乏、头晕,自汗,心前区憋闷,纳谷睡眠可,二便调,舌黯红,苔薄黄腻,脉沉涩结代。诊断为血浊,湿热困脾,浊瘀互结证。治以健脾利湿化浊,清热活血通脉。处方:五爪龙18g,西洋参(另煎)10g,藿香梗、荷梗(后下)各10g,厚朴花12g,炒杏仁10g,生薏苡仁、炒薏苡仁各20g,茯苓30g,炒白术12g,

泽泻 15g,泽兰 12g,茵陈 12g,郁金 12g,水煎服,14 剂,水煎服,日 1
剂,分早晚两次服。

2007 年 12 月 18 日二诊:服上方后不适症状明显改善,面色明
润,纳谷睡眠可,二便调,舌黯红,苔薄白,根微黄,脉沉涩,时结代。
复查:甘油三酯 2.12mmol/L,高密度脂蛋白胆固醇 0.8mmol/L。前
方加炒枳实 12g,炒白术 15g,14 剂。其后随访,患者诸症消失,未见
复发。

**按语**:血浊致病,乃浊邪痹阻血脉而成,其病变发生在血脉,必
然影响血液运行。血浊其性黏滞,日久易致血流缓慢甚至血流中
阻,进而出现痰湿、浊邪、瘀血相互夹杂之象。结合本案观之,患者
中年男性,平素饮食不节,过食肥甘厚味,损伤脾胃,湿浊内生,积滞
血脉,发为血浊。血浊久积,出现浊瘀互结,心脉失养,不通则痛,故
见心前区憋闷;浊邪上蒙脑窍,清阳不升,浊阴不降,故见头晕;湿为
阴邪,易伤阳气,《素问·生气通天论》言"阳气者,精则养神,柔则养
筋",湿浊内阻故见精神不振,时有困乏;气虚不能敛津,故见自汗;
观其舌黯红,苔薄黄腻,脉沉涩,时结代,辨证当属湿热困脾,浊瘀互
结证。故宜调理脾胃、清热利湿、芳香化浊,活血通脉以治。方中重
用素有"南黄芪"之称的五爪龙,其味甘性寒,有健脾行气、清热解毒
之效,气为血之帅,气行则血行,此药清补并施,十分切合本案病机,
配以西洋参益气健脾,使脏腑充、阴阳和,使水谷转化为精微,而不
成为血浊,共为君药。茯苓、炒薏苡仁、炒白术利湿健脾,助君药健
脾化湿;藿梗辛开,芳香醒脾化湿,荷梗苦降,理气宽中,两者并用以
合脾胃之升降,健运中焦以化湿,共为臣药。炒杏仁宣化上焦,茵陈、
生薏苡仁渗利中下焦,泽泻渗利下焦;厚朴燥湿消痰,行气化湿,共为
佐药。泽兰活血通经,郁金行气止痛,两者相合,共为使药。二诊时患
者诸症较前改善,治宗前法,加炒枳实、炒白术合用,寓枳术丸意,加强
调理脾胃之功。纵观本案,浊瘀互结之象更为突出,故在健脾理气,清
热化湿的基础上,加强了活血化瘀药物的使用,收效甚佳。

### 三、综括拾遗

血浊是痰、湿、瘀血等病理产物停于血脉,造成血液浑浊,血黏度增加,血液运行不畅,是对血液运行与功能异常的高度概括。西医学的高脂血症、高尿酸血症、糖尿病血管病变等发生在血液中的代谢类疾病,皆可从血浊论治。在临证中,应该把握"血液浑浊不清,血行缓慢瘀滞"的主要病理特点,凡符合血浊病因病机和临床表现者,皆可以此辨证论治。

路老强调在本病的辨治过程中,应以"健运脾胃,祛湿化浊"为基本大法。在遣方用药方面,路老强调应轻灵活泼,做到辨证准,立法明,药量轻,药味少。若量大药杂,则味厚气雄,难以运化,脾胃不伤于病而伤于药。因此,所选药物的性味应芳香流动,不可壅滞滋腻,且轻灵之药,多轻清入肺,芳香流动之品多能化浊醒脾,于祛湿化浊之法中,寓有调畅气机之意。肺气畅,脾胃健,则湿邪去,痰浊、瘀血无以形成。基于上述,路老在辨治中,多以化浊祛湿方(路志正经验方)加减化裁,此方亦是路老调理脾胃治疗血浊的代表方,是几十年临床经验的总结。方中茯苓、藿香健脾化湿,芳香醒脾,且湿、浊、痰、瘀之邪多从热化,佐茵陈以清热利湿;杏仁、枳实、厚朴降浊化痰,苏梗、荷梗行气畅中,五药相合,升降相因,开阖为伍,符合阴阳相反相成之规律,给浊邪以出路;方中滑石合甘草为六一散(《黄帝素问宣明论方》)利下焦,使水湿之邪从小便而走;方中郁金,既可行气活血又可疏肝利胆,肝气条达,疏泄有权则可加速浊邪排除,全方共奏健脾利湿、化痰降浊、行气活血之效。在临证中根据辨证偏重,随证加减。

从"治未病"的角度而言,血浊病虽然缺乏"特异性"临床症状,而仅仅是多表现为"湿气太盛",或"寒湿体质",或"湿热体质"等,但常可成为各种心脑血管疾病的重要病因。血液浑浊黏滞,则易导致血行不畅,脏腑经络失于濡养,则会出现不通则痛,阻于心胸则可出现气血壅滞,发为心病,而其中最多见的是胸痹。《素问·四气调神大论》言:"是故圣人不治已病治未病,不治已乱治未乱,此之谓也。"路老十分重视调理脾胃法在血浊辨治中的应用,认为在血浊阶段,通过调理脾胃,燮理升降,使血中精微物质运行有常,对于胸痹心痛等多种心病有着积极的预防作用,此即中医所"既病防传"思想的体现。

（冯　玲）

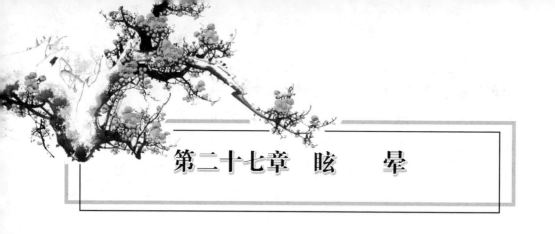

# 第二十七章 眩 晕

　　眩晕,是以头晕目眩为主症的疾病,但眩和晕又有一定区别,《医学统旨》云:"眩者玄也,谓忽然眼见昏乱,少顷方定。晕者运也,谓头目若坐舟车而旋转也,甚至于卒倒而不知者。"可见眩指眼花或眼前发黑,晕字寓有运动不定之义,指头晕也,甚或感觉自身或外界景物旋转不定,两者多同时出现,故以眩晕并称。眩晕之发,轻者闭目即止,重者如坐舟车,旋转不定,不能站立,甚则可见昏倒,或伴有呕吐、汗出等症。

　　中医学对本病的描述最早见于《黄帝内经》,称之为"眩冒"(《素问·玉机真脏论》)。其中有"诸风掉眩,皆属于肝"(《素问·至真要大论》),及"上气不足,脑为之不满,耳为之苦鸣,头为之苦倾,目为之眩"(《灵枢·口问》)。"髓海不足,则脑转耳鸣,胫酸眩冒,目无所见"(《灵枢·海论》)等诸多论述。张仲景在《金匮要略》中有"冒眩""癫眩"之称,并认为其发病多与痰饮有关。刘完素在《素问玄机原病式》中述:"所谓风气甚,而头目眩运者,由风木旺,必是金衰不能制木。"强调了风动致眩。朱丹溪力倡痰火致眩之说。而景岳认为"虚证者十居八九,兼火兼痰者,不过十中一二耳"(《景岳全书》),重视无虚不作眩。《医学正传》有外伤致瘀之论。清代医家潘楫在《医灯续焰》云:"眩晕者,多属诸风,又不独一风也,有因于火者,有因于痰者,有因于死血者,有因于虚者。"对死血阻滞经络而致眩晕作了补充。近代临床中以气虚、血虚、肝肾阴虚、风阳上扰、

276

痰浊中阻等引起的眩晕较为多见。归纳起来,眩晕无非与风、火、痰、虚、瘀五个方面,病位多责之于肝、脾、肾三脏。

## 一、临证传薪

### (一) 病因病机

眩晕的发生,虽有风、火、痰、虚、瘀之别,但路老认为随着社会的发展,眩晕的病因病机与古之认识已有所别。现代社会竞争激烈,人们的生活节奏加快,过食肥甘、饥饱失调、情志抑郁、将息失宜以及失治误治等已成为主要病因。而此等病因皆能伤及脾胃,或运化失司,或升降失常,或风土乘侮,或损于气血,皆可致眩晕发生。究其根本,眩晕之病机实与脾胃功能失常密切相关,脾胃纳化失职,气机升降失司,或痰、湿、饮浊邪扰及清窍,或气血亏虚,或损及于肾,而清窍失养,皆可发为眩晕。

1. 饮食不节　饮食不节是损伤脾胃的重要因素,《素问·痹论》有云:“饮食自倍,肠胃乃伤。”饥饱无度,饮食失节,伤及脾胃。饮食五味有所偏嗜,如过食膏粱醇酒、肥甘厚味,致使脾胃损伤。中焦气机升降失常,运化失职,聚湿生痰,痰郁化热,蒙蔽清窍,而发眩晕,正如《症因脉治》:“饮食不节,水谷过多,胃强能纳,脾弱不能运化,停滞中脘,有火则灼炼成痰,无火者凝结为饮,中州积聚。清阳之气窒塞不通,而为恶心眩晕矣。”

2. 情志不遂　随着时代的发展,人们的工作生活压力增大,恼怒忧思,情志失调,皆可损及脾胃。《素问·举痛论》言“思则气结”,忧思伤脾,则脾失其运化升清和化生气血之职,以致清窍失养,导致头目眩晕。怒为肝志,木喜条达,郁怒太过,则易侮脾犯胃,升降失常,肝风夹痰浊之邪上蒙清窍,亦可导致眩晕。

3. 将息失宜　当今社会,工作压力增大,昼夜劳作,睡眠不足,缺乏运动,“劳则伤气”,过度劳累则耗伤气血,致使脾胃损伤,胃虚不能受纳,腐熟消磨失职,脾胃运化失常,遂使气血化源不足,清阳不升,发为眩晕。脾胃虚弱则水液代谢障碍,水湿困脾,无力运化和转输津液,久则湿聚生痰,上蒙清窍,发为眩晕。脾虚日久,伤损脾阳,脾阳不能温化津液,则有寒饮内停为患,寒饮上泛清窍,则可发为眩晕。脾胃虚弱,日久损及于肾,或损于阴或损于阳,而清窍失养,亦可为眩晕。

以上病因中,饮食不调则损脾胃运化之职,乱中焦升降之枢,情志不调,则成风土乘侮之势,将息失宜则损气血之源,损耗先天与后天之本,或生痰、湿、饮而蒙蔽清窍,或损于气血,伤于脾肾,气血阴阳亏虚,清窍失于濡养,则发为眩晕一病。总观病因病机,眩晕最与脾胃相关。饮食失调,脾胃损伤,蕴生痰湿、湿热,可见痰湿上蒙清窍、湿热上蒙清窍。情志失调,肝木克伐脾土,可见肝脾不和。将息失宜,损及脾胃,可见脾虚而清阳不升、脾阳虚弱而寒饮上泛,耗伤脾肾,可见脾胃虚弱,损及于肾,肾之阴阳两虚。故眩晕之根本与脾胃最为相关也。

**(二) 病位**

路老认为眩晕的病位虽在于肝,但与中焦脾胃关系密切。眩晕之发,有似风邪作祟,风气通于肝,故一般将其认为是肝所主。但更与痰、饮、湿邪蒙蔽清窍有关,或气血阴阳亏虚,清窍失养亦可致眩晕发作。追其根本,痰、湿、饮等浊邪均由脾胃中焦运化失常所生,而气血阴阳不足亦由脾胃功能失调、生化无源所致也,其本皆在脾胃也。或脾胃失运,而浊邪内生,或脾胃虚弱,而化源不足,或实或虚,或虚实夹杂,其根源皆由脾胃作祟。故眩晕之症,病位虽在肝,但其根本在中焦脾胃也。

**(三) 辨证论治**

眩晕之治,当辨虚实,虚者,有气虚、血虚、阴虚、阳虚之别;实者,有痰、饮、湿之分。脾胃虚弱,清阳不升者,宜健脾胃、补中气、升清阳;中阳不足,寒饮上泛者,则温中阳、化寒饮;脾胃虚弱,气血不足,损及于肾,则健脾气、养气血、补肾气,中气健运,气血阴阳有源,清窍得养,则眩晕自愈。痰、湿、饮皆为脾胃功能失调的病理产物,故痰湿阻滞者,则燥湿化痰;湿热中阻者,则清利湿热;饮邪上犯者,则温化寒饮,痰、饮、湿邪去,则头目自清。

1. 痰湿壅盛,上扰清窍　多见眩晕,头重如裹,甚或如舟车晃动,改变体位会加重眩晕,伴胸脘痞闷,泛泛欲呕,咳痰,口中黏腻,不欲饮食,神倦懒卧,舌苔白腻,脉濡滑,或濡缓。治宜健脾祛湿,化痰蠲饮。常用化痰蠲晕方(路志正经验方),可合半夏白术天麻汤(《医学心悟》)、清震汤(《素问病机气宜保命集》)加减化裁。常用半夏、白术、天麻、陈皮、茯苓、橘红、钩藤、泽泻、竹茹、葛根、柴胡、白芷、炙甘草等。若痰浊化热,气机不畅则清化痰热,加胆南星、僵蚕、天竺黄、鲜竹沥汁,或用黄连温胆汤(《六因条辨》)加减;清气不升,伴有头项疼痛者,加升麻、蔓荆子等,升麻为脾胃两经之引经药,轻扬升发,鼓舞胃气,引脾胃之气上腾,中气既足,清阳上升,则九窍通利;若肝阳上亢者,加龙胆草、夏枯草等;气虚者,加人参、党参、五爪龙等;还可佐入蝉蜕、荆芥穗等祛风之品,以取"风能胜湿"之义。

2. 湿热中阻,上蒙清窍　多见眩晕,头额重胀,四肢困重,伴脘腹痞闷,口中苦而黏腻,渴不欲饮,纳呆,小便黄赤,大便不爽,舌苔黄腻,脉濡数。治宜芳香化浊、清热祛湿。路老常用三仁汤(《温病条辨》)、藿朴夏苓汤(《医原》)加减。常用藿香梗、荷梗、炒杏仁、薏苡仁、苍术、茵陈、茯苓、黄连、龙胆草、栀子、黄芩、厚朴、姜半夏、砂仁等。为增强理气宽中,化浊祛湿之力,故选藿香梗、苏梗;伴胸闷头重者,加石菖蒲以开窍通利;湿浊为患,阻碍气机,加藿香、葛根升发脾阳,亦可加枳壳、旋覆花,以增强化湿和胃,降浊之力;热象较重者,加芦根以清热渗湿。

上述患者皆易发于长夏季节,多见于脾胃素虚、饮食不节及形体肥胖之人,可出现在梅尼埃病、颈椎病、高血压、神经衰弱等多种内科疾病中。

3. 肝脾失和,肝阳上亢 多见眩晕耳鸣,头痛且胀,常于情绪波动后加重,伴胸胁苦满,纳谷不馨,少寐多梦,舌红,苔薄黄,脉弦细。治宜清肝调脾,潜阳息风。路老常用天麻钩藤饮(《杂病证治新义》)、羚角钩藤汤(《通俗伤寒论》)加减。常用天麻、钩藤、羚羊角、石决明、菊花、杜仲、牛膝、白芍、白术、茯苓、炒枳实等。如肝郁脾虚明显者,合逍遥散(《太平惠民和剂局方》)加减;肝阳上扰,头晕目眩轻者,加桑叶、菊花;甚者加炒白蒺藜、夏枯草、生龙骨、生牡蛎、珍珠母等。

4. 脾胃虚弱,清窍失养 《灵枢·口问》篇云:"上气不足,脑为之不满,耳为之苦鸣,头为之苦倾,目为之眩。"可见脾胃虚弱,气虚不能上荣清窍可致眩晕也。临床多见眩晕,伴神疲乏力,气短懒言,食欲不振,大便溏薄,舌淡,苔薄白脉缓。治宜补气健脾,升运清阳。路老常用益气聪明汤(《东垣试效方》)、补中益气汤(《脾胃论》)加减。药用黄芪、太子参、白术、葛根、山药、柴胡、升麻、蔓荆子、当归、陈皮、黄柏、白芍、甘草等。气虚症状明显者,加五爪龙、西洋参,五爪龙有补气之功,常可代替黄芪,且补而不燥,尚有清热之力,与西洋参同用,补气之功更强;脾气虚弱,气血亏虚者,加炒白芍、黄精;脾胃虚弱宜用山药、白术,山药滋养脾阴,白术可健脾气;若脾胃虚弱,胆胃不和,而有痰湿浊上扰者,可合温胆汤(《三因极一病证方论》)意增删。

5. 脾阳不足,寒饮上泛 多见眩晕频作,或伴有呕吐,呕吐物为涎沫之状,伴视物昏花,面青肢冷,大便溏薄,神疲乏力,时有耳鸣,口干不欲饮,舌淡苔白,脉沉迟。治宜温化寒饮,健脾利湿。路老多以苓桂术甘汤(《伤寒论》)、泽泻汤(《金匮要略》)加减,常用药有茯苓、泽泻、猪苓、白术、桂枝、车前子、甘草、生姜等。若水饮较盛者,可取防己黄芪汤(《金匮要略》)或泽泻汤(《金匮要略》)意,增强化饮利水之功;如脾虚及肾,致脾肾阳虚,加炙附子、仙灵脾温助肾阳;若肾阳虚而水饮上泛者,可取真武汤(《伤寒论》)化裁。

6. 脾胃虚弱，损及于肾　多见于中老年人，眩晕，劳则加重，耳鸣重听，腰膝酸软，自汗盗汗，纳呆乏力，气短懒言，寐少多梦，五心烦热，咽干口燥，手脚畏寒，小便频数，舌质红，少苔，脉沉细小数。治宜补益脾肾。方用四君子汤(《太平惠民和剂局方》)、六味地黄丸(《小儿药证直诀》)加减，常用药有党参、茯苓、白术、熟地黄、山萸肉、山药、牡丹皮、泽泻、怀牛膝、菟丝子等。如肾阴虚明显者，可合左归丸(《景岳全书》)；肾阳虚明显者，可取肾气丸(《金匮要略》)、右归丸(《景岳全书》)加肉桂、巴戟天等，以温肾助阳。

上述三证常见于平素体质较弱之人，亦见于中老年人或大病、久病，失治、误治之后，多种内科疾病如低血压、贫血、神经衰弱、脑供血不足等均可选用。

## 二、验案举要

### 案 1　饮邪壅盛，上蒙清窍

张某，女，45 岁。主因"眩晕耳鸣反复发作 14 年，伴听力下降 1 个月"于 2004 年 7 月 23 日初诊。患者于 14 年前开始出现阵发性头晕，伴耳鸣如蝉、呕吐，每次持续 2~3 天，症状逐渐加重，曾服多种中西药物，10 余年来每年发作两次，多于夏季发作。本次自 3 个月前发作频繁，1 个月数次，伴耳鸣，呕吐，腹泻，1 个月前双耳听力下降显著，1 周前于同仁医院诊为"梅尼埃病"(内耳神经水肿)。曾治以糖皮质激素、中药、针灸等疗法，疗效欠佳。平素体健，夜眠尚安，二便正常。舌尖红，舌质黯滞，苔薄白水滑，脉细弦，右寸弦滑关尺沉细。西医诊断为梅尼埃病，中医诊断为眩晕，辨证为饮邪壅盛，上蒙清窍。治以和胃降逆法。处方：茯苓 30g，炒白术 10g，桂枝 10g，泽泻 15g，藿香梗、紫苏梗(后下)各 10g，厚朴花 12g，姜半夏 12g，炒杏仁 10g，炒薏苡仁 20g，天麻 10g，车前子(包煎)18g，六一散(包煎)20g，陈皮 10g，胆南星 6g，生姜 3 片为引。14 剂，水煎 2 次，早晚分服。

2004 年 8 月 13 日二诊：仍觉头晕，耳鸣减轻，呕恶止，右耳听力明显改善，左耳听力仍差，舌体瘦，质黯，苔薄白腻，脉细滑尺沉。再以原方加减，药用：茯苓 30g，炒白术 10g，泽泻 15g，桂枝 10g，葛根 15g，蝉蜕 10g，僵蚕 10g，姜半夏 12g，炒杏仁 10g，炒薏苡仁 20g，茵陈 12g，天麻 10g，车前子（包煎）15g，六一散（包煎）20g，陈皮 10g，胆南星 6g，生姜 2 片为引。14 剂，水煎 2 次，早晚分服。

2004 年 9 月 3 日三诊：头晕基本消失，左耳偶有耳鸣，听力改善，右耳听力基本恢复，既已奏功，原法续进。上方去六一散（《黄帝素问宣明论方》）、茵陈，加当归 10g，益母草 15g。14 剂，水煎 2 次，早晚分服。2005 年 4 月 1 日，患者陪同他人前来就诊，诉现双耳听力正常，无头晕耳鸣发作。

**按语：**本例患者眩晕病程已久，近 1 个月又突发耳聋，追其病因，乃平素喜食生冷、甜腻之品，致脾胃虚弱，痰饮内生。仲师云"病痰饮者，当以温药和之"，首诊、二诊以苓桂术甘汤合三仁汤、六一散加减，等以清热利湿。三诊时，患者诸症大减，湿热渐去，故去六一散、茵陈，因舌黯未除，加养血、活血之品，以进一步巩固疗效。

### 案 2　风痰阻滞，升降失司

陈某，女，67 岁。主因"头晕反复发作 1 年半"于 2006 年 11 月 22 日初诊。患者诉 1 年半前无明显诱因出现头晕，视物旋转，恶心呕吐，无头痛，于当地医院住院，诊为"椎-基底动脉供血不足"，予川芎嗪、葛根素等静脉滴注，3 天后症状改善，1 周后于改变体位时即发头晕，遂住院治疗 1 个月。出院后仍觉头晕，无视物旋转，行走不稳，而后先后数次住院治疗，现仍觉头晕，无视物旋转，伴恶心欲吐，口干不思饮，周身乏力，纳谷不馨，夜寐欠安，不易入睡，大便稍干。既往糖尿病 4 年，并发眼底出血，否认高血压、冠心病病史。2005 年 9 月经沧州市中心医院核磁提示"脑萎缩"。舌体略胖，边有齿痕，舌质淡黯,苔白腻,脉沉细滑,左弦滑。西医诊断为脑萎缩、椎-基底动脉供血不足,中医诊断为眩晕,辨证为风痰阻滞,升降失司。治以燥湿化痰息风,升清降浊祛瘀。处方:天麻12g,菊花10g,蔓荆子8g,丹参15g,炒苍术12g,炒白术12g,瓜蒌18g,姜半夏10g,茯苓20g,僵蚕8g,胆南星10g,郁金10g,旋覆花(包煎)9g,桃仁10g,炒紫苏子12g,川牛膝12g。14剂,水煎2次,早晚分服。

2006年11月29日二诊:服上方7剂,症状平稳,眩晕晨起缓解,午后加重,休息、闭目后减轻,偶有视物旋转,体位变化时明显,睡眠稍有改善,周身乏力,纳食有增,大便尚可,小便午后始次数增多,时见腰酸楚,舌体略胖,质淡,苔白微腻,少量裂纹,脉细滑,左脉小弦。上方去炒紫苏子、桃仁、丹参、瓜蒌,加珍珠母(先煎)30g,夏枯草15g。14剂,水煎2次,早晚分服。

2006年12月13日三诊:服上方14剂后,头晕明显减轻,无视物旋转及恶心呕吐,翻身及午后头晕偶作,数秒即可缓解,口干减轻,周身乏力,食纳欠佳,夜间偶有腹胀,入睡难,多梦,易醒不易复眠,大便尚可,1~2日一行,腰腿凉,下肢微肿,易汗出,舌淡红,苔薄白根稍腻,脉沉细小弦。辨证为肺肾两虚,气阴不足,宜益气养阴,补肾镇潜。拟方:太子参15g,黄精12g,石斛12g,生山药15g,枇杷叶12g,桑寄生15g,炒杜仲12g,枸杞子10g,黑大豆15g,炒白术10g,女贞子15g,制首乌12g,茯苓15g,怀牛膝12g,生龙骨、生牡蛎(先煎)各30g。14剂,水煎服。每剂分3次温服,3天2剂。

**按语:**本例患者年事已高,且眩晕病程长久,脾胃虚弱,痰湿内生,风痰交阻上扰清空,发为眩晕。首诊以调理脾胃为法,燥湿化痰息风、升清降浊兼以祛瘀。二诊见其舌淡而不黯,纳食有增,大便能畅,左脉小弦不滑,瘀邪渐去,升降趋于相宜,津液渐复,故去桃仁、丹参、紫苏子、瓜蒌;患者偶发视物旋转,为肝风内动之征象,《素问·至真要大论》云"诸风掉眩,皆属于肝",故加珍珠母、夏枯草以增强平肝息风之力。三诊时,患者诸症大减,但出现腰腿凉、腿肿、多汗,考虑消渴宿疾已 4 年,当培元固本为法,佐以降浊潜阳,进一步巩固疗效。

### 案 3　脾阳虚弱,寒饮中阻

何某,女,47 岁。因"头晕脑涨,眼花目暗 6 年",于 1974 年 3 月 28 日求诊。患者平时面清肢凉,神倦乏力,心慌胸闷,耳鸣不绝,眠差梦多,纳谷不馨,口干不欲饮,眩晕频作,发则头晕脑胀,眼花目暗,恶心呕吐,视物旋转,身体晃动,站立不稳,突然晕倒。每次发作需数日后才能逐渐缓解。舌淡苔白,脉细缓。诊为眩晕,属心脾阳虚,寒饮中阻。治以温阳化饮,健脾祛湿,养心安神。处方:茯苓 15g,桂枝 10g,炒白术 15g,甘草 5g,党参 12g,厚朴 10g,炒酸枣仁 10g,远志 10g,泽泻 6g,大枣 4 枚,3 剂。

前方尽剂,诸症好转,精神渐复。既见佳兆,原方继进 2 剂。

药尽,诸症锐减,仅食欲欠佳,身倦乏力,大便时溏。舌淡苔白,脉沉缓。寒湿虽化,脾运未健,以益气健脾法,处方:党参 15g,炒白术 12g,茯苓 15g,陈皮 10g,砂仁 6g,法半夏 10g,焦山楂、焦神曲、焦麦芽各 12g,莲子肉 15g,山药 15g,生姜 3 片,大枣 4 枚,甘草 5g,3 剂。服上方尽剂而愈。

**按语:**《伤寒论》第 67 条载:"伤寒若吐、若下后,心下逆满,气上冲胸,起则头眩,脉沉紧,发汗则动经,身为振振摇者,茯苓桂枝白术甘草汤主之。"指出中焦阳虚,寒饮内停的眩晕、身为振振摇、站立不稳的证治。此证阳虚寒盛,则有眩晕昏仆现象。患者素体阳虚,寒饮内停,重伤脾阳,健运失司,清阳不升,浊阴上逆,蒙蔽清窍,发为眩晕;上凌于心,则心慌不制;心阳式微,则昏仆倒地。宜温药和之,苓桂术甘汤适为对证之方,有温阳化饮之功。加党参助桂枝、甘草复其阳气,使阴消阳自得复;酸枣仁、远志养心安神,厚朴、大枣一刚一柔,宽中燥湿悦脾。阳复阴消,长达 6 年之久的眩晕、心悸、昏仆之证告解,再以四君、香砂之剂增损,补脾化湿,理气祛痰,健运中土,使寒饮无再生之虑,杜绝疾病复发之根源(引自:《医林集腋》)。

**案4 脾虚气陷,湿浊中阻**

贾某,男,55岁,1983年2月11日初诊。患眩晕已10年余,经多方诊治,未能根除而来求诊。症见眩晕时作,时轻时重,重则视物旋转,如坐舟车之中,走路则头重脚轻,低头有欲倒之势,并有心悸,寐差,两目干涩,两眼睑肿胀不欲睁,耳鸣如蝉,脘闷纳呆,恶心嘈杂,咽干,口渴欲饮,倦怠乏力,血压较低,二便正常,而形瘦削,色白,舌质黯,苔薄白而腻,脉弦滑小数。曾服滋阴潜阳、平肝息风药及温胆汤数十剂,初时见效,旋即如故。四诊合参,显系脾虚气陷,清阳不升,湿浊中阻所致。方以益气聪明汤(《东垣试效方》)合玉屏风散(《世医得效方》)化裁:生黄芪12g,炒白术9g,防风9g,柴胡5g,升麻3g,紫苏叶(后下)6g,僵蚕6g,厚朴9g,陈皮9g,黄芩9g,白芍9g,当归10g。水煎服,5剂。

二诊:进上药后,头晕心悸、耳鸣口干均见轻减,胸闷觉舒,纳谷见增。唯仍感头目欠清,看书不能过久,偶尔心悸,午后较重,睡眠轻浅易醒,二便尚调。舌质黯红,苔白腻见退,脉来弦细。既见效机,仍宗前法。前方去厚朴、僵蚕,加谷麦芽以运脾祛湿,生牡蛎以益肾安神。7剂,水煎服。

迭经五诊,眩晕止,湿邪除,唯感肢倦乏力,头脑昏重,舌质淡苔薄白,脉细弱无力。而中气虚陷,清阳不升毕露,法随证转,药由方变,以益气升阳法,用补中益气汤(《脾胃论》)加蔓荆子、川芎,继进24剂而痊愈。

**按语:**本案患者眩晕,证属虚实夹杂,虚者,脾气虚弱,清阳不升,实者,湿浊中阻。初诊原为玉屏风散,因合升麻、柴胡而有不同。其中黄芪、白术甘温,益脾胃而健运中气,犹是原义;防风则并非为走表而设,盖用其风以胜湿,发越清阳,合升麻、柴胡、僵蚕之轻扬,以升发鼓舞胃气,上行头目也;并用紫苏叶、厚朴、陈皮和胃宽中,散满除湿;当归、白芍以和血敛阴,少佐黄芩以清中焦湿热。合之共奏益气升清、化浊祛湿之功。复诊继以补中升阳祛湿之法治之。湿邪渐去,而脾虚气陷之机仍存,故适以补中升阳之法,遂获痊愈也(引自:《医林集腋》)。

### 三、综括拾遗

眩晕,既可作为一个独立的中医病名,又可以作为一种临床症状,如梅尼埃病、颈椎病、高血压、神经衰弱、低血压、贫血等多种内科疾病以眩晕为主要临床表现时,皆可依眩晕病进行辨证论治。头为"诸阳之会",脾胃是清阳之气产生的源泉,倘脾胃损伤,则纳运失职,升降悖逆,不仅清气不升,元神之府失养,且痰、湿、饮阻于中州,浊气上蒙清窍,而出现眩晕之症。《灵枢·五味》云"五脏六腑皆禀气于胃",仲景言"四季脾旺不受邪",陈修园申"保胃气、存津液",故路老治眩晕从脾胃入手,将"补益、调顺、健运、顾护"四大理脾大法贯彻治疗眩晕的始终。补益,即补后天之中气,以益气血生化之源泉;调顺,即调节中转之枢机,以顺升降之功用;健运,即健运中土之气,以运化水湿之邪;顾护,即顾脾以使其免受毒邪损害,护其奉养之功能。脾胃健运,纳化正常,则水谷精微得以输布,清阳之气得以上升,浊阴之气得以下降,升降调和,从而使脑聪目明,眩晕自除。

路老认为,眩晕之证,病情复杂,当详审病机,分清虚实,灵活化裁,或补疏相合,或上清下滋,或燥湿化痰,或健脾和胃,或运脾化湿,或健脾益气,或健脾疏肝,或运脾潜镇,不一而足,证虽顽固,药亦能医。路老临证通过调护脾胃治疗眩晕,尤其注重调理脾胃之升降,常应用升清降浊之品,在升清降浊的同时,适当伍以补气行气之品,意欲升清则稍加降浊之品,希其降浊而少佐升清之味,从而使升降相因,出入相济,且法取中庸,勿劫胃津,勿伤脾阳,顾其润燥,气机通畅,使脾胃健运,胃气来复,诸病自除。若论用药,茯苓、姜半夏、胆南星、枳实、白术应用最多。茯苓味甘淡而性平,功可淡渗利窍除湿,白术苦燥湿、甘补脾、温和中,被前人誉之为"脾脏补气健脾第一要药",两者健脾化湿,以杜绝痰湿之源;姜半夏和胃降逆、除湿化痰,胆南星化痰降浊,两者合用配合茯苓和胃降逆,化痰利浊;白术甘补升发脾气,枳实苦酸微寒,开胃健脾,通降胃气,白术配枳实名枳术丸(《脾胃论》),一升一降,一补一消,补中有消,补而不滞,中气调畅;葛根辛甘性平,升阳明清气,清阳得以温养清窍,配合白术升脾胃清阳之气,枳实配合姜半夏降中焦之浊气。但用药之道,贵在切病,故在临证用药时,应少用大苦大寒、大辛大热之品,前者易伤中阳,后者易伤阴助火。脾胃虚弱者,药多量大则更损脾胃,小剂则活泼灵动,可助脾胃生发之机,每多奏效。加之辨证准确,则药精方简而效宏。

(冯　玲)

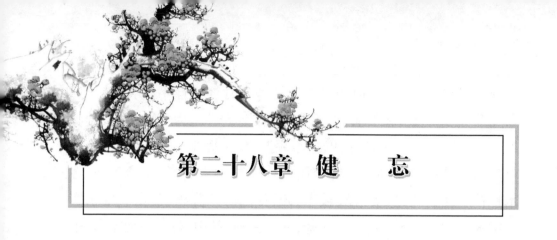

# 第二十八章 健 忘

　　健忘，又称喜忘、善忘、多忘，是指后天失养，脑力渐衰导致记忆力减退，遇事善忘的一种病证。历代医家对于记忆力的认识，主要基于头为精明之府，诸髓皆属于脑，心主神明，五脏藏五志等理论，认为五脏气血充和，气血升降有序，则耳聪目明，神识清晰，意志如常，记忆力正常。

　　《素问·调经论》将健忘称为喜忘，明确提出"血并于上，气并于下……乱而喜忘"。健忘名称首见于宋代《太平圣惠方》："夫心者，精神之本，意智之根，常欲清虚，不欲昏昧，昏昧则气浊，气浊则神乱，心神乱则血脉不荣，气血俱虚，精神离散，恒多忧虑，耳目不聪，故令心智不利而健忘也"。此后健忘的辨证论治不断丰富，认识渐趋完善。

## 一、临证传薪

### （一）病因病机

　　健忘一证除在老年患者常单独出现外，更多与郁证、痴呆、不寐、中风等疾病夹杂发生，主要与年龄、情志、劳倦等因素有关。年老体衰是健忘的最常见原因，同时过度劳损也是健忘的病因之一，隋代巢元方在《诸病源候论》中提出血极、精极、七伤可能引起机体损耗正气而出现健忘的症状。《灵枢·本神》认为肾主志，如果情绪非常愤怒且持续不停就会影响情绪，导致气机郁结，久之会消耗肾气肾精,神明失养而导致健忘。唐代孙思邈认为随着年龄的增长,老年人的肾中阴精日渐亏少,肾水不能上达于心,导致健忘的产生,创立了菖蒲益智丸(《备急千金要方》)、开心散(《急备千金要方》)等具有交通心肾,安神定志的方药,来治疗老年人的善忘恍惚。

1. 瘀血阻滞　《素问·调经论》提出:"血并于上,气并于下……乱而喜忘。"认为血液向下运行不循其正常通路可以引起善忘,气机向上冲逆,扰乱心神也会引起精神烦乱和健忘。仲景提出,阳明瘀血会出现健忘的症状,主要是由于瘀血内阻,阳明之邪热上扰心神,致使记忆力下降。清代王清任在《医林改错》中,也认为老年记忆力的下降也与血瘀有关。

2. 心肾不交　宋代《太平圣惠方》认为心气不足、心血亏虚就会导致心神乱而健忘,把健忘归于心系疾病,《诸病源候论》将健忘归于肾精不足。而清代陈士铎在《辨证录》中指出,聪明不是生于心肾,而是生于心肾相交,肾失温煦,肾水寒冷,心火独胜不能下达于肾,二者不能正常发挥生理功能,因而导致了阴阳气血逆乱,邪扰神明而发生健忘。

3. 心脾两虚　《灵枢·大惑论》指出脾胃失调,营卫不和会导致气血运行不畅,气机升降失司,影响神明的生理功能而发生善忘。《济生方》提出:"盖脾主意与思,心亦主思,思虑过度,意舍不精,神官失职,使人健忘。"创立归脾汤补益心脾治疗健忘。

4. 痰蒙清窍　朱丹溪首先提出痰浊导致健忘的学说,他在《金匮钩玄》中记载了痰在胸膈会使人发生癫狂或健忘等神志疾病,认为痰浊是健忘重要病理因素。

5. 肝郁气滞　陈士铎在《辨证录》中记载:"人有气郁不舒,忽忽如有所失,目前之事竟无记忆,一如老人之善忘,此乃肝气之滞。"临床上常可以见到由于情志不遂导致郁病合并健忘。

健忘的病机,早在《黄帝内经》中就有脾与人的记忆关系的论述,如《素问·刺法论》说:"脾为谏议之官,知周出焉。"《素问·六节藏象论》云:"五味入口,藏于肠胃,味有所藏,以养五气,气和而生,津液相成,神乃自生。"阐释了脾胃与记忆的密切关系是建立在脾胃为后天之本的基础之上,肾精充养脑髓的功能也与脾胃有关。脾胃功能失调会影响到气血化生,脾为后天,肾为先天,肾主骨生髓,髓通于脑,脑作为元神之府,有赖于脾胃化生之水谷精微,若化源不足,肾中精气亏虚,不能上奉,神机不明,则记忆不强而导致健忘。《灵枢·平人绝谷》云:"气得上下,五脏安定,血脉和利,精神乃居。故神者,水谷之精气也。"指出了脾胃之气失于健运,则易酿生痰浊,随气流行,无处不到,积于胸中则心神不清;浊气上扰,则神机不展,昏昏健忘;痰气久居,伏于血脉,化为瘀血,痰瘀交互为患,脑络不畅,清阳不能上承,在髓海空虚基础上,更加影响"脑为元神之府"的功能活动。因此路老重视脾胃为后天之本,气机升降枢纽,强调健运脾胃,协调气机,交通心肾,和畅血脉,使水谷精微不断充养脑髓,肾中精气上奉神明,延缓健忘发生发展。

(二)病位

健忘是脑作为元神之府的功能下降,但与肾精不足,脾胃失常,导致心气心血不足,心肾不能相交,气血不畅,阴阳失和,导致痰浊瘀血闭阻清窍有关。

(三)辨证论治

1. 肾精亏耗　多见健忘,腰酸腿软,头晕耳鸣,神疲乏力,男子遗精,女子带下,失眠,口干少津,舌红少苔,脉细无力。治宜补肾填精。方用大补元煎(《景岳全书》)。常用熟地、枸杞子、山萸肉、山药、人参、当归、炙甘草、杜仲。若肾虚不固,症见遗精带下较重,加莲子须、芡实、金樱子,以益肾固精;若髓海失养,症见脑内蝉鸣,加菟丝子、沙苑子,以填精益肾,或用左归丸(《景岳全书》),改丸为汤,滋阴补肾;若阴虚内热症见头面烘热,加知母、黄柏、龟板,养阴清热。

2. 心脾两虚　多见健忘失眠,精神疲倦,食少心悸,饮食无味,头晕目眩,面色少华,舌质淡,脉细弱。治宜补益心脾,养心安神。

方用归脾汤(《正体类要》)化裁。常用人参、黄芪、白术、当归、远志、炒酸枣仁、茯神、木香、枳壳、甘草等。若血虚较甚,症见神疲乏力者,加白芍、阿胶滋阴养血;若心神失养症见失眠较重者,加五味子、合欢花、夜交藤、柏子仁安神宁心;若脾失健运,症见食少脘闷者,加陈皮、厚朴花,理气健脾;若气血亏损,心脉不畅症见脉结代,心动悸者,用炙甘草汤(《伤寒论》)加减,以养血宁心。

3. 心肾不交　多见遇事善忘,腰膝酸软,头晕耳鸣,或手足烦热,心烦失眠,或男子遗精,女子梦交,舌质红,苔薄白,脉细数。治宜滋阴降火,交通心肾。方用六味地黄丸(《小儿药证直诀》)合黄连阿胶汤(《伤寒论》)加减。常用熟地、山萸肉、山药、泽泻、茯苓、丹皮、黄连、阿胶、黄芩、芍药、鸡子黄。若虚火上扰,症见心烦或心悸较甚者,加肉桂引火归原;若肾阴亏虚,症见手足心热者,可用天王补心丹(《校注妇人良方》),滋阴补肾;若心火较盛,症见五心烦热者,用朱砂安神丸(《内外伤辨惑论》),养心安神。

4. 痰瘀上扰　多表现健忘,头晕,胸闷,呕恶,心烦不寐,嗳气吞酸,舌苔黄腻,脉滑。治宜降逆化痰,开窍活血。方用温胆汤(《三因极一病证方论》)合通窍活血汤(《医林改错》)化裁。常用半夏、陈皮、茯苓、竹茹、枳实、甘草、桃仁、红花、川芎、白芷、生姜、葱白等。若痰热内扰,症见心悸,心烦不寐较甚,加黄连、珍珠母、生龙骨、石菖蒲、郁金,清热宁心;若心火旺盛,症见心中烦躁者,加龙胆草、灯心草,泻火宁心;若痰热中阻,纳谷不香者,加焦山楂、神曲、麦芽,健脾化痰。

5. 气血不调　多见健忘心悸,善惊易恐,精神抑郁,情绪不宁,善叹息,胸闷,少腹或胁肋胀痛,脘痞胀满,嗳气频频,妇女月经不调,舌质淡,苔薄白,脉弦。治宜疏肝理气解郁。方以柴胡疏肝散(《景岳全书》)加减。常用柴胡、枳壳、香附、川芎、白芍、甘草等。若肝郁脾虚,症见胁肋胀痛,情志不遂者,加郁金、青皮、佛手,理气条达;若肝气犯胃,症见嗳噫频多者,加旋覆花、赭石、半夏,理气和胃;

若气滞血瘀,症见少腹或胁肋胀痛者,加延胡索、川楝子、丹皮,行气活血;若妇女月经不调,症见腹痛者,加当归、丹参、桃仁,养血调经;若肝气不舒,症见精神抑郁,情绪不宁者,合用甘麦大枣汤(《金匮要略》)理气安神;若肝郁化火症见口干口苦者,选用丹栀逍遥散(《校注妇人良方》)加减,以滋阴降火。

## 二、验案举要

### 案1　肝胃不和,气血不调

白某,女,73岁。2009年6月4日初诊。主诉:健忘、头部昏沉,伴乏力半年。患者半年前无明显诱因自觉记忆力逐渐衰退,头部昏沉,曾做颈部核磁检查提示轻度椎管狭窄,头部核磁检查未见异常,脑血流图示有血管痉挛,未进行系统治疗,现症见:健忘、头晕,头部昏沉,时有头胀,无头痛,情绪不畅时易发作,伴周身乏力,夜寐不实,易惊醒,偶有胃部灼热感,纳食一般,大便溏,日行一次,小便可。查形体偏瘦,面色黯黄,舌质红,苔薄黄,根部少许剥脱,右脉弦,左脉细弦,尺稍弱。中医诊断:健忘。为肝胃不和,气血不调。治以疏肝和胃,升阳活血。处方:太子参10g,柴胡12g,葛根15g,荆芥穗10g,当归12g,川芎9g,炒白芍12g,天麻10g,炒蒺藜12g,炒白术20g,茵陈12g,姜半夏10g,石见穿12g,炒谷芽、炒麦芽各10g,炒枳实12g,炙甘草6g,14剂。

2009年6月20日二诊:服药后健忘及头晕症状减轻,头部清爽,但近日晨起仍有胃脘灼热感,伴上腹部不适,纳差,大便不成形,每天一次,小便可。偶有胸闷、心悸。舌淡红,苔薄黄,脉弦细。既见小效,上方去芥穗、姜半夏、蒺藜、白术,加炒苍术10g、藿香梗(后下)9g、黄连6g、陈皮9g、生姜1片。处方:太子参10g,柴胡12g,葛根15g,炒苍术10g,当归12g,川芎9g,炒白芍12g,天麻10g,藿香梗(后下)9g,茵陈12g,黄连6g,陈皮9g,石见穿12g,炒谷芽、炒麦芽各10g,炒枳实12g,炙甘草6g,生姜1片,14剂,3日2剂,每剂分3次温服,以巩固疗效。后电话随访,患者自述记忆力较前明显改善,余症均明显好转。

**按语:**本例患者七十有余,虽既往无明确病史,但人体脏腑功能随年龄增长而逐渐衰退是客观事实,身体精气不足是其必然,生活起居稍有不慎即生他病。此次患者表现为半年来记忆力进行性减退。从其刻诊时见头晕,头部昏沉,周身乏力,夜寐不实,易惊醒,伴胃部灼热感,纳食差,大便溏的情况分析,符合肝胃不和,脾失健运的病机特点,由此导致气机不调,气血失于上奉,脑髓失养,是以记忆力逐渐衰退,当以疏肝和胃,条达气血为首要治法,故遣方用药中一派平调气血,抑肝疏脾之品,服药后健忘及头晕症状减轻,头部清爽即是气机调畅,清窍得养的明证,得效后即于前方基础上,加醒脾开胃药物,以巩固疗效。获效的主要原因在于抓住健忘多因素发病机制,时时恪守中医整体观念的辨证原则,没有固守一隅,重视脾胃为气机升降枢纽及肝主疏泄的生理作用,是以数剂显效。

### 案2　脾胃薄弱,气阴不足

田某,男,24岁。2003年8月13日初诊。主诉健忘6年余。患者6年前出现因失眠出现健忘,感觉读书精力不集中,记忆力下降,近年加重,伴头皮痤疮,右胁肋胀痛,口渴喜饮,易鼻塞打鼾,小便频,大便散、日行3~5次。舌质淡、边有齿痕,苔薄少、满布裂纹,脉滑数小弦。四诊合参,辨证为脾胃薄弱,气阴不足。治以健脾益气和胃,养阴生津化液。处方:党参10g,太子参15g,南沙参12g,玉竹10g,麦冬10g,生山药20g,黄精12g,丹参12g,炒白术12g,炒扁豆10g,生谷芽、生麦芽各20g,绿萼梅12g,玫瑰花12g,白芍10g,生牡蛎(先煎)20g,炙甘草6g。14剂,水煎服。

2003年9月23日二诊:上方加减调理1个月余,患者舌象改善,食量增加,大便成形,夜尿2~3次。但仍健忘,注意力下降,睡眠差,经常尿频,脐部、双足畏寒,舌胖、质红,苔薄少、裂纹减少,脉左弦,右沉细。继以益气阴、升脾阳、酸甘化阴之法治之。处方:太子参 15g,南沙参 10g,黄精 10g,玉竹 10g,麦冬 10g,炒扁豆 12g,葛根 12g,防风 6g,佛手 9g,木瓜 10g,乌梅 6g,甘草 6g,石斛 12g,生山药 15g,生牡蛎(先煎)30g,生谷芽、生麦芽各 20g。14 剂,水煎服。

2003 年 10 月 22 日三诊:患者诸症改善,夜能安寐,记忆力增强,鼻塞减,食纳佳,大便成形,夜尿 1~2 次,舌体较前缩小,裂纹明显减少,舌质淡,苔薄白,脉沉弦。效不更方,前药续进,14 剂,水煎服。后因患者学业紧张,间断服用汤药,配合柏子养心丸(《体仁汇编》)以巩固善后。

**按语:** 健忘往往是全身疾病的表现之一,并非老年人所独有。本例患者虽以健忘为主诉,实与其学业紧张,多思善虑,伤及脾胃,气阴两虚、木郁土壅有关。因此首诊以沙参麦冬汤加减,益胃生津,配合党参、山药、白术益气健脾,黄精健脾益肾,以求气血生化充足,补益脑髓源源不绝。患者右肋胀痛、颜面痤疮为肝郁不舒,郁而化火之象,以绿萼梅、玫瑰花、白芍养阴柔肝,兼以清热。路老善用生谷芽、生麦芽、生稻芽,认为三者具有生发之气,能够疏肝而不伤阴,消食而不耗气,同时配合丹参活血,生牡蛎安神。二诊患者脾胃功能有所改善,但出现畏寒尿频,有气虚向阳虚转化之势,路老用葛根、防风以发越阳气以振奋脾阳,同时以佛手疏肝和胃,乌梅、木瓜柔肝,避免了寒凉之品伤脾败胃之虞。路老临床用药以轻灵为准绳,强调调动机体气血运行,本案患者年方二十,虽是多年故疾,在辨证论治的基础上,拨动枢机,往往见效迅速。

### 三、综括拾遗

健忘属于《黄帝内经》"神"的范畴。神寄于脑而分属五脏,是在脏腑精气活动的基础上产生的,故脏腑精气盛衰,决定了健忘的发生与发展,是多种因素综合作用的结果。人体随年龄增长,脑髓逐渐空虚,因此精亏髓虚为其健忘的基本原因,但脏腑失和,气血乏源,失于上奉,脑髓失养,也可导致记忆力逐渐衰退。治疗在于抓住健忘多因素发病机制,恪守中医整体观念的基本原则,重视脾胃为后天之本,气机升降枢纽的基本生理作用,使脾胃健运,气机升降协调,心肾交通,血脉和利,化生之水谷精微不断地充养脑髓,肾中精气上奉神明,则可延缓健忘发生发展。

（周育平）

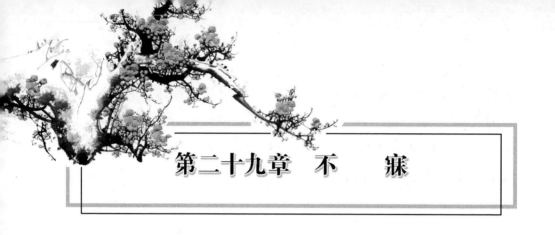

# 第二十九章 不　寐

不寐,又称"不得眠""目不瞑""不得卧"等,是以睡眠时间、睡眠深度的不足为特征的一类病证,轻者入睡困难,或寐而不酣,时寐时醒,或醒后不能再寐,重则彻夜不寐。不寐之名,首见于《灵枢·大惑论》:"卫气不得入于阴,常留于阳,留于阳则阳气满,阳气满则阳跷盛,不得入于阴则阴气虚,故目不瞑矣。"同时提出这种以昼夜阴阳节律的影响为出发点,以营卫运行为理论基础,阳不入阴是不寐的总病机。但在临证的辨治过程中,后世医家对《黄帝内经》脏腑藏神的理论,又大加发挥,用以指导临床治疗。

## 一、临证传薪

### (一) 病因病机

路老对不寐的认识,主要立足于五脏藏神的理论。五脏之神,包括神、魂、魄、意、志,由五脏之气所化生,五脏功能失调可引起五神的变化而发生不寐。在现代社会中,因生活节奏加快、工作生活压力增加、人际关系冲突等造成人的心理精神紧张、情绪变化等不良刺激,成为不寐发病的首要致病因素,如思虑伤脾,郁怒伤肝,惊恐伤肾,加之饮食失节,劳逸失度,导致胃气不和,肺失清肃,阴虚火旺,心肾不交等,均可导致不寐。

五脏之中,路老尤重视脾(胃)。脾胃居于中焦,上连心肺,旁邻肝胆,下接肾命,是人体阴阳、气血、水火、气机升降之枢纽,交通之要道。脾胃有病,最易影响其他四脏。从五行关系来看,脾(胃)与心和肝的关系较为密切,脾属土,心属火,肝属木,脾与心是母子相生的关系。脾与肝是相克关系,心主血,主神明,肝藏血,主疏泄,二脏与人的精神意识活动关系最为密切,而脾(胃)的病变最易影响心、肝两脏的功能活动,从而出现不寐。从病因病机上看,主要有虚、实和虚实夹杂三种情况。从虚来说,脾胃属土,主受纳运化水谷精微,化生气血,以养五脏。若脾胃虚弱,运化失职,精微化生无源,则其余四脏皆失其养,心肝血虚,神失所养,不寐由生。诚如清代马培之所云:"脾处中州,为化生气血之脏,脾虚不能布津于胃,子令母虚,神不归舍,彻夜不寐。"从实来说,或因气滞,或因湿(痰)阻,影响脾胃气机,升降失常,或痰湿郁久化热,均可扰动心神,致心神不宁而不寐。饮食不节,嗜食肥甘辛辣,或饱食无度,伤及脾胃,宿食停滞,酿生痰热,痰食阻滞,胃气不和,致心神不安,亦可不寐。如《张氏医通》所云:"脉滑数有力不得卧者,中有宿滞痰火,此为胃不和则卧不安也。"而虚实夹杂,多为脾胃虚弱、气血不足与气滞、食滞、湿浊、痰热等邪实并存。

路老强调胆腑与人的精神意识思维活动关系密切,指出足少阳胆经的经别入季胁,循胸贯心,心主神志的作用,也赖胆的决断调节。胆为中正之官,能调和安抚五脏阴阳,故《素问·六节藏象论》云:"凡十一脏取决于胆也。"胆与肝相表里,肝升胆降则营卫水火交济,气机升降如常。若少阳胆腑受邪,木郁土壅,胃失和降,水液代谢失常,痰浊内生,使之欲清不得清,欲静不得静,枢机不利,阴阳水火升降失调,心神被扰,而致不寐。

**(二) 病位**

不寐的发生,与心主神明、五脏藏神功能失常直接相关,五脏功能失和,气血阴阳逆乱,导致营卫运行失常,均可发为不寐。其中与脾胃失调、胆失清静关系最为密切。

### （三）辨证论治

徐春甫《古今医统大全·不寐候》云："有脾倦火郁，夜卧遂不疏散，每至五更随气上升而发躁，便不成寐，此宜快脾发郁，清痰抑火之法。"程国彭《医学心悟·不得卧》云："有胃不和卧不安者，胃中胀闷疼痛，此食积也，保和汤主之。"路老指出脾胃一调，则周身气机皆调，脾胃一健，则五脏六腑俱健，因此调护中州是治疗不寐的重要治法。而温胆汤，疏肝调升降，因其胆气通于心，利胆和胃化痰浊，清胆宁神清虚热，都不失为治不寐之有效良法。

1. 脾胃虚弱，化源不足　多见入睡困难，多梦易醒，心悸健忘，头晕目眩，体倦乏力，面色少华，舌淡，苔薄，脉细弱等。治宜健脾和胃，养血安神。常用归脾汤（《济生方》）或养心汤（《证治准绳》）合酸枣仁汤（《金匮要略》）等化裁。常用党参、炙黄芪、炒白术、茯苓、茯神、浮小麦、当归、白芍、炒柏子仁、炒酸枣仁、五味子、生地、沙参、麦冬、远志、夜交藤、竹沥半夏等。其用药特点是健脾胃而不壅滞，补心血而不滋腻，用药量少而药性平和，通过健运脾胃、调养气血，而达到宁心安神的目的。对于脾胃虚弱，生化无源，致阴血不足、月经不调者，兼用养血调经法；对于脾胃失和伴肝肾不足者，并用滋补肝肾、交通心肾法。

2. 脾虚不运，痰湿阻滞　多见寐而不实，伴头昏沉重，胸闷痰多，嗳气纳呆，腹胀便溏，舌苔白腻，脉濡滑等。治宜健脾化湿，宁心安神。常用六君子汤（《医学正传》）合涤痰汤（《济生方》）或温胆汤（《三因极一病证方论》）化裁。药用党参、炒白术、茯苓、茯神、竹沥半夏、枳实、竹茹、胆南星、厚朴花、炒杏仁、炒薏苡仁、远志等。治疗中宜时刻注意温补脾胃而勿生热，化痰燥湿而不伤阴，可在方中佐入茵陈、黄芩等以清热，以及麦冬、白芍等益阴之品；若兼有肝郁者，则加素馨花、玫瑰花、合欢花等；若出现瘀滞之象者，加入竹节参、当归等活血之品。

3. 脾虚湿阻,痰热扰心　多见夜寐不安,心烦不宁,心悸易惊,胸闷痰多,脘闷纳呆,恶心口苦,大便不爽,小便色黄,舌红苔黄腻,脉滑数等。治宜清热化痰,降浊宁心。常用蒿芩清胆汤(《重订通俗伤寒论》)、小陷胸汤(《伤寒论》)、半夏泻心汤(《伤寒论》)或涤痰汤(《济生方》)化裁。药用黄芩、茵陈、青蒿、黄连、竹半夏、竹节参、竹茹、竹沥汁、炒杏仁、薏苡仁、茯苓等。若热伤阴血,兼有阴血不足,兼见不寐健忘,口燥咽干,面色不华,或手足心热者,常选生脉散(《医学启源》)、知母、白芍、山萸肉、生地、炒柏子仁、炒酸枣仁等,但宜在权衡阴伤及湿热二者程度轻重的情况下,选择药物和确定用量。常加入重镇安神之品,如紫石英、生龙骨、生牡蛎、珍珠母等。

4. 胃腑不和,心神不宁　多见夜寐不宁,辗转反侧,胃脘胀满,嗳腐吞酸,恶心纳差,舌红苔厚,脉滑或滑数等。治宜消食导滞,和胃降浊。常用保和丸(《丹溪心法》)、枳术丸(《脾胃论》)、温胆汤(《三因极一病证方论》)等加减化裁。药用炒山楂、炒谷芽、炒麦芽、炒莱菔子、枳实、半夏、陈皮、生白术、茯苓、竹茹、厚朴、五谷虫、素馨花、娑罗子等。若食滞生热者,加用黄连、黄芩、茵陈等清热之品。

5. 胆腑郁热,痰浊内扰　多见胆怯易惊,胃脘不适,时有恶心呕吐,头晕头蒙,舌红苔腻,脉滑或滑数等。治宜温胆和胃,化痰宁心。用黄连温胆汤(《六因条辨》)、十味温胆汤(《世医得效方》)加减。常用陈皮、茯苓、竹沥半夏、竹茹、枳实、黄连、香附、石菖蒲、远志、生龙齿等。若兼见心阴不足,心血暗耗,加太子参、麦冬、熟地、炒酸枣仁等;若兼见肝气不舒,胆腑不畅,可加橘叶、青皮等。

## 二、验案举要

### 案1　胆胃不和,痰热扰心

蔡某,女,40岁。于2007年11月13日初诊。失眠15年余。患者 25 岁开始出现失眠,进行性加重,平素胆怯易惊,多梦易醒,身体疲惫,甚时彻夜难眠,稍有兴奋或言语稍多则失眠更甚,最近已两夜未眠。伴有肢体乏力,头晕头蒙,胃脘不适,常有饥饿感。平素工作紧张、劳累,精神抑郁,喜嗜辛辣,口干喜饮水,大便干燥,溲偏黄。舌体稍胖,舌质黯,边有齿痕,舌时有麻感,苔薄白少津,脉沉弦而尺弱。治以温胆和胃宁心,养血柔肝解郁。处方:金雀根 20g,竹节参 10g,竹沥半夏 12g,茯苓 30g,炒枳实 15g,胆南星 10g,丹参 15g,白芍 15g,素馨花 12g,炒神曲、炒谷芽、炒麦芽各 12g,柏子仁 20g,炒杏仁 9g,炒薏苡仁 30g,生白术 12g,川芎 9g,黄连 10g,生龙骨、生牡蛎(先煎)各 30g,竹沥汁 30ml 为引。7 剂。水煎服,日 1 剂。2007 年 11 月 20 日二诊:服药后睡眠好转,可睡 6~9 小时左右,梦多,平素易急多惊,易饥饿,时有恶心、呕吐感。宜养血柔肝,温胆宁心。原方递进 14 剂收功。

**按语:**患者失眠多年,平素多抑郁,伴有胆怯易惊,胃脘不适,时有恶心呕吐,头晕头蒙,稍有兴奋则失眠加重,此属胆经郁热,痰浊内扰之证,治以养血柔肝解郁、清胆和胃宁心法。方中半夏为君,半夏为治疗不寐之佳品,如《黄帝内经》中所载,半夏秫米汤即用作治疗不寐之主药,入脾、胃经,能和胃气而通阴阳,又可燥湿化痰,降逆和胃。《汤液本草》载半夏可入足少阳经,且半夏生于夏至后十日左右,夏至一阴生,此时正是自然界阴阳二气盛衰变更之时,生于此时的半夏,承自然之气可"从阴引阳",且半夏主降,尚可"从阳到阴",而收"阴阳既通,其卧立安"之效。配伍胆南星、竹沥汁以温胆宁心;佐以丹参、白芍药、素馨花等,疏胆解郁柔肝;炒三仙(本案用:炒神曲、炒谷芽、炒麦芽)、白术、枳实和胃利胆;同时又以生龙骨、生牡蛎收敛心神;黄连清心宁胆。诸药合用,不治其胆,而胆气自和,不治其心,而心神自安,所谓"不治之治",则正谓此耳。

### 案2　肝郁脾虚,升降失司

李某,女,59岁。2008年3月12日初诊。患者不寐1年,近期因工作繁忙,情绪不佳,症状加重。症见:难以入眠,寐而不实,寐中易醒,常在凌晨3时被逆气呛醒,伴泛酸,腹胀便溏,日便1~2次,甚至3~4次,近日便后心悸胸憋,畏寒喜暖,面色萎黄,舌体瘦,舌质黯红,苔薄腻,脉弦细。患者脾胃素虚,运化失常,复因劳累,情绪不佳,气机不畅,则脾胃升降失常。治以健脾益气,理气化浊。处方:太子参15g,莲子肉15g,生白术18g,炒山药15g,姜半夏12g,黄连8g,吴茱萸3g,茯苓30g,素馨花12g,娑罗子10g,白芍12g,炙甘草6g,水煎服。嘱忌生冷油腻,少食多餐,忌恼怒。药后睡眠改善,诸症减轻,后半夜气逆之症消失。继用上法调理月余,睡眠恢复正常。

**按语:**本证乃脾虚、湿浊、肝郁,相互影响所致不寐。患者脾胃素虚,湿浊阻滞,加之情志不畅,致心神不宁,睡眠不安。脾胃虚弱,水湿不运,故腹胀便溏。浊气不降而上逆,故气呛泛酸等。故治当健脾和胃、理气化浊。方用四君子汤、左金丸、半夏泻心汤合用,佐疏肝理气,以调气机,故收桴鼓之效。

### 案3　湿阻中焦,胆胃失和

吴某,男,51岁,2009年1月20日初诊。患者不寐9个月,自2008年4月以来因工作紧张而出现入眠困难、眠浅易醒,醒后难寐,每晚服用艾司唑仑1片可睡4~5小时,日间头昏沉,记忆力下降,午休时汗出,腹胀便溏30余年,进食油腻或牛奶则加重。舌红苔薄黄腻,脉左弦细,右弦滑。患者脾胃素虚,湿浊宿食停滞,气机不畅,致胆胃不和,心神不宁。治以健脾和胃、温胆宁心。处方:五爪龙20g,西洋参10g(另煎),炒白术15g,炒山药15g,枳实12g,竹茹12g,竹沥半夏12g,黄连10g,素馨花12g,藿香梗、苏梗(后下)各12g,炒柏子仁18g,炒白芍12g,炒防风12g,仙鹤草15g,炒杏仁30g,炒薏苡仁30g,生龙骨(先煎)30g,生牡蛎(先煎)30g,14剂,水煎服,每日1剂。

天麻 12g,蝉衣 10g,珍珠粉 5g,黄连 5g,广木香 8g,炒酸枣仁 20g。共为细末,每次 1.5g,冲服,每日 2 次。

连续服用上方 41 剂,睡眠明显改善,停用艾司唑仑后,每夜可睡 6~7 小时,中午可午休。

**按语**:五脏功能失调皆可引起五神的变化而发生不寐,而五脏之中,尤以脾(胃)脏为重。脾胃病变或脾胃虚弱,气血不足,心神失养,或中焦失运,蕴湿成痰,痰热扰心等,均可导致心神不宁而不寐。路老临证常以健脾益气养心、化痰降浊、和胃温胆宁心等法调理中州,以达到安神的目的。本患者脾胃素虚,湿浊阻滞,气机不畅,胆腑不利,胆胃不和,故食油腻即便溏,精神紧张则症状更重,影响神明,则夜不能寐。路老用健脾化湿、温胆和胃之法,一方面健脾和胃化浊,一方面清利胆之郁热,使脾胃调和,肝胆疏畅,神能守舍,故睡眠改善。

### 案 4 胆胃郁热,胃失和降

鞠某,女,42 岁。1995 年 11 月 29 日初诊。患失眠 5 年,每晚靠安眠药入睡,且多梦,易于惊醒,难以再寐,前医曾予疏肝解郁、补益心脾等法为治,效果不理想。刻诊:失眠,头晕,心悸,脘痞腹胀,食后胃脘及两胁隐痛,时有泛酸,口苦纳呆,大便干燥,倦怠乏力,目眶发黑,舌边尖红,苔黄厚略腻,脉弦细小数。脉证合参,诊为胆胃不和所致之不寐。治以清胆和胃,宁心安神。方用黄连温胆汤(《六因条辨》)合左金丸(《丹溪心法》)加减:苏梗(后下)10g,厚朴花 12g,茵陈 12g,炒杏仁、炒薏苡仁各 10g,胆南星 6g,竹茹 12g,清半夏 10g,茯苓 15g,吴茱萸 4g,黄连 6g,炒枳实 12g,珍珠母(先煎)15g。7 剂,水煎服,日 1 剂。

药后,睡眠较前好转,脘痞腹胀减轻,泛酸、口苦偶作,已见效机,守法继进。胆胃得和之后,逐渐加入太子参、莲子肉、山药等健脾益气之品,前后调治月余,患者已能安然入睡,头晕、心悸消失,纳谷见增,舌苔转薄,后以香砂养胃丸(现代中成药)缓调收功。

**按语**:不寐之病,病位在心,与肝胆、胃肠关系密切。若情志不舒,肝胆郁热,胆胃不和,湿热痰浊壅滞于中,气机痞塞,升降失常,肠腑不通,可致心神被扰,引起失眠。此种情况,宜辛开苦降、清胆和胃、宁心安神。方中以苏梗、厚朴花、茵陈、杏仁、薏苡仁芳香化浊、清化湿热;吴茱萸、黄连,辛开苦降,清泄肝胃;胆南星、竹茹、清半夏、茯苓、炒枳实,仿涤痰汤清胆和胃,涤痰宁心;珍珠母清心平肝,安神定魂。湿热化、气机畅,痰热清、胆胃和,心胆宁、神魂藏,邪势已除,睡眠好转,继以健脾和胃、养心安神而收功。

### 案5　脾失健运,湿邪阻滞

王某,男,51岁。2008年7月17日初诊。主诉多梦早醒2年。患者2年前因工作紧张,出现不寐、多梦、早醒、心烦,头蒙如裹,胸闷,晨起咯少量黏痰,食油腻后口气较重,大便稀溏,3～4次/日,四肢沉重,容易疲劳。素喜甜食,饮水加冰。既往有痛风病史。舌质黯、苔白腻,脉沉滑。证属脾失健运,湿浊内停,扰动心神。治以升阳健脾祛湿。处方:竹节参12g,藿香梗、苏梗(后下)各10g,厚朴花12g,姜半夏12g,炒苍术、炒白术各15g,茯苓30g,炒杏仁10g,生薏苡仁、炒薏苡仁各30g,荷叶12g,升麻8g,砂仁(后下)10g,草豆蔻(后下)9g,陈皮12g,车前草18g,炒枳实15g,六一散(包)20g,益智仁(后下)10g,玉米须30g。14剂,水煎服。

药后头部昏蒙、四肢沉重减轻,头脑较前清醒,睡眠质量改善,大便1～2次/d。既见效机,前方去车前草,加生山药12g,继服14剂。

三诊患者已能入睡,诸症亦缓,继前法,3个月后不寐告愈。

**按语**:中医学素有五脏对应五味,据此有医家认为,口味偏嗜可以推测病变。通过该患者素喜甜食我们可以推测其体质多为脾胃不足。脾虚失运,最易酿湿生痰,扰动心神而发不寐,故本案以六君子汤加减,健脾化痰,恢复中焦运化之能,配合杏仁、薏苡仁、草豆蔻、砂仁、六一散、玉米须、车前草宣上、畅中、渗下以分解水湿。同时湿邪伤人最易困遏脾阳,令脾阳不振,清阳不展。路老提出升阳除湿,是健运脾胃的重要手段,具体用药可依四时不同。如春季用柴胡、防风、薄荷、生麦芽等,夏季用荷叶、青蒿、升麻、苍术等。本案发生正值暑热,故以藿朴夏苓汤化湿浊,展清阳,配合清震汤,以助升脾胃阳气。路老平素喜用一味温性的益智仁,以助膀胱气化,温而不热。

### 案6 气阴两虚,湿浊中阻

某女,56岁。主因"失眠、伴恶风畏寒10余年,加重6年"于2009年12月6日初诊。患者入睡困难,眠浅易醒,每晚睡3~4小时,有时彻夜难眠,经服多种安眠类中西药物,疗效不满意;易患感冒,咳嗽,胸憋,恶风畏寒,头部昏沉,神疲乏力,双目干涩,纳差,嗳气,胃脘胀满、隐痛、嘈杂,大便溏薄、日行1~2次,小便频数,夜尿4~5次。既往患慢性乙型肝炎、脂肪肝、高脂血症、糖尿病。诊见:形体偏胖,面色晦暗,口唇色黯,舌体胖、质黯红、满布裂纹,苔黄腻花剥,脉沉弦细。中医诊断:不寐,胃痛,消渴;西医诊断:失眠,慢性乙型肝炎,脂肪肝,高脂血症,糖尿病。证属气阴两虚,湿浊中阻,气滞血瘀。治以益气养阴,和胃降浊。处方:五爪龙30g,生黄芪12g,炒杏仁9g,炒薏苡仁30g,厚朴花12g,石斛12g,炒山药15g,鸡内金12g,黄连10g,炒苍术15g,炒防风12g,白芍15g,娑罗子10g,醋香附12g,合欢皮15g,炒枣仁20g,生龙骨、生牡蛎(先煎)各30g,竹沥汁30ml为引。14剂,水煎服,每日1剂。茶饮方:小麦30g,百合15g,炒山药15g,生薏苡仁、炒薏苡仁各30g,竹节参15g,合欢皮15g,绿萼梅12g,紫石英(先煎)30g。7剂,2日1剂,水煎代茶频饮。

2010年1月9日二诊:服药24剂,睡眠稍好转,头部昏沉、神疲乏力减轻。恶风畏寒,脘腹稍胀,大便溏软,舌黯红、多裂纹、边有齿痕,苔淡黄腻花剥,脉弦细滑。前方去山药、香附、竹沥汁,加竹沥半夏10g、炒枳实15g、生姜2片,14剂,水煎服。

2010年1月23日三诊:睡眠好转,晚上入睡5~6小时,夜尿2~

3次,尿有余沥,精神转佳,面色转润,唇黯减轻,神疲乏力改善,纳可,大便溏薄,有时腹胀肠鸣,今冬感冒咳嗽未发作,仍有背冷畏寒,舌淡黯、边有齿痕、有裂纹,苔白稍腻花剥,脉弦小滑、双寸略大。以益气固卫,养血柔肝,理脾滋肾。处方:生黄芪20g,炒防风12g,炒杏仁9g,炒薏苡仁30g,厚朴花12g,葛根15g,蔓荆子10g,炒柏子仁30g,茯苓30g,炒苍术15g,炒白芍15g,夜交藤15g,丹参15g,川芎10g,知母12g,枸杞子12g,山茱萸15g,炒枳壳12g,生龙骨、生牡蛎(先煎)各30g,生姜1片。21剂,煎服法同前。

2010年3月20日四诊:睡眠改善,晚上可睡6小时,夜尿1~2次。今冬至春感冒咳嗽无发作,稍有畏寒乏力,精神较佳,面色转润,唇黯好转,纳食可,舌黯淡、浅齿痕、有裂纹,苔薄白稍腻、花剥,脉弦小滑。以益气养阴,和胃消痞,温胆宁心。处方:南沙参15g,太子参12g,炒杏仁9g,炒薏苡仁30g,藿香梗、苏梗(后下)各12g,玉竹12g,黄连10g,炒黄芩10g,炮姜8g,竹沥半夏10g,茵陈12g,枇杷叶12g,黛蛤散(包煎)12g,娑罗子12g,甘松6g,炒枳壳12g,生龙骨、生牡蛎(先煎)各30g,炙甘草8g,竹沥30ml。14剂,煎服法同前。5个月后回访,睡眠如常。

**按语**:本案患者有多种疾病,久治不愈,导致气阴两虚,湿浊中阻,气滞血瘀,脾肾不足而失眠。一诊、二诊先以益气固表,和胃降浊,两法合用,方用玉屏风散合三仁汤,扶正固表,化湿降浊,和胃安神,扭转病势;三诊继以益气固卫、养血柔肝、理脾滋肾,三法并施,方用升阳益胃汤、三仁汤及杞菊地黄汤化裁,以顾其本;终以益气养阴、和胃消痞、温胆宁心,方选养胃汤、黄连温胆汤合三仁汤加减,以善其后。三法合璧,调治4个月余,10年顽疾向愈(引自:《路志正心病专集》)。

### 三、综括拾遗

路老主张,脏腑藏神,不寐的发生关乎五脏,在治疗上宜审证求因调五脏。"内伤脾胃，百病由生"，临证时需特别关注脾胃对睡眠的影响，病有内、外、轻、重、缓、急之别，治有标本、先后、逆从、补泻之异，知常达变，才能达到良好的治疗效果。从脾胃论治不寐，特别强调调理气机升降，升清降浊并用，脾升胃降调运化，疏肝利胆调疏泄，肃肺降胃安心神。同时要虚实同调，补虚不忘治实，治实不忘补虚，补虚不要峻补，治实不要猛浪，掌握两者的轻重缓急，消补合一，润燥兼顾，用药性味平和，养阴不滋腻，化湿不燥烈，圆机活法，方能药到病除。此外，路老主张治疗不寐，要药物与心理疏导、饮食、活动锻炼、气功、足浴等相结合，以提高治疗效果。

（周育平）

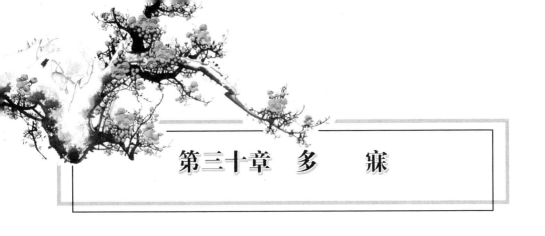

# 第三十章 多寐

多寐，又称嗜睡，是指无论昼夜，时时欲睡，呼之即醒，醒后欲寐之状。本病《黄帝内经》中称作"嗜卧"（《素问·诊要经终论》）"多卧"（《灵枢·大惑论》）。在《伤寒论》中有"但欲寐""多眠睡"不同名称。多寐之病名首见于沈金鳌之《杂病源流犀烛·不寐多寐源流》："多寐，心脾病也。"

## 一、临证传薪

### （一）病因病机

《黄帝内经》主要从营卫运行失调说明多寐机制，若痰湿偏盛之体，气机不畅，卫气久留于阴分，则为多寐。如《灵枢·大惑论》云："肠胃大，则卫气行留久；皮肤涩，分肉不解，则行迟。留于阴也久，其气不清，则欲瞑，故多卧矣。"另外，由于"营出于中焦，卫出于上焦"（《灵枢·营卫生会》），肾阳不足，则卫气化源不足，卫阳式微，不能充于三阳经，亦可引起多寐或欲寐。《伤寒论·辨少阴病脉证并治》"少阴之为病，脉微细，但欲寐也"则属此类，后世又多有阐发，金代李东垣《脾胃论》："脾胃之虚，怠惰嗜卧。"《丹溪心法·中湿》云："脾胃受湿，沉困无力，怠惰好卧。"都提出脾胃在多寐的发病中的作用。清代沈金鳌则强调心脾合病。《杂病源流犀烛·不寐多寐源流》曰："多寐，心脾病也。一由心神昏浊，不能自主。一由心火虚衰，不能生土而健运。"

多寐具有季节、年龄、体质的特点。在夏季最易出现多寐。《三因极一病证方论·叙中暑论》云:"夫暑,在天为热,在地为火,在人脏为心。故暑、喜归心,中之,使人噎闷,昏不知人……入脾,则昏睡不觉。"暑邪常与湿邪共同致病,暑性升散,易上扰心神,心神被扰,故出现昏困等症,暑湿之邪困脾,则出现怠惰嗜卧。临床上老年人最易出现多寐,如《灵枢·天年》认为:"六十岁,心气始衰,苦忧悲,血气懈惰,故好卧。"肥胖和饮食与多寐亦有直接关系,如《灵枢·大惑论》云:"人之多卧者,何气使然?……此人肠胃大而皮肤涩,故分肉不解焉……故多卧矣。"饮食不节,其人肥胖,阻隔气血阴阳运行,可发为多寐。

1. 湿困脾阳　痰湿为阴邪,其性重着黏滞,阳气不得宣发则神昏嗜卧;脾喜燥恶湿,湿邪最易影响脾的生理功能,湿困脾阳,不能正常输布津液,调畅气机,则清阳不升、浊阴不降而致多寐。

2. 肾阳虚衰　年老体弱,或大病久病,阳气虚衰,阴霾笼罩,清浊不分,升降反作,浊气上犯清空,而多昏昏欲寐,如《伤寒论·辨少阴病脉证并治》说:"少阴之为病,脉微细,但欲寐也。"

3. 脾气虚弱　《杂病源流犀烛》中记载:"食方已,即困倦欲卧,脾气弱,不胜食气也,俗名饭醉,宜六君子汤加山楂、神曲、麦芽。"脾失健运,水谷精微不足,气血生化无源,则势必导致全身性的气血不足,心神失于荣养而人多困倦。食入于胃,脾之运化负担加重,脾气消耗,而见困倦欲寐。

4. 胆经郁热　胆腑清净,决断自出,肝胆疏泄功能失常,久则气郁化火,胆热气实,痰浊上扰,可致精神昏聩,昼夜欲寐。如《太平圣惠方》所云:"夫胆热多睡者,由营气涩,阴阳不和,胸膈多痰,脏腑壅滞,致使精神昏昏,昼夜耽眠,此积热不除,肝胆气实,故令多睡也。"

5. 气血虚弱　病后或年迈之人,体质素亏,气血两虚而致气短懒言,纳少运迟,怯寒肢怠,心神恍惚,沉困欲寐,脉多细弱。如《灵枢·天年》云:"六十岁,心气始衰,苦忧悲,血气懈惰,故好卧。"

### （二）病位

多寐，往往呈现虚实夹杂，虚多与心血虚、脾气虚、肾阳虚等有关，实多为脾湿、胆热，也常夹有痰浊、瘀血为患。

### （三）辨证论治

路老自20世纪80年代以来的临证经验总结发现，多寐治疗虽法从多途，但从脾胃论治，是此病发病和治疗中的关键环节。脾胃受纳水谷，输布精微，为一身气机运转之枢，脾胃升降有序，清阳之气上升，浊阴之气下降，方能寤寐如常。

1. 痰湿困脾　可见患者久居湿地，或素有茶癖，或暴饮无度，头蒙如裹，昏昏嗜睡，肢体酸困，沉倦无力，胸脘痞闷，偶伴浮肿，纳呆食少，苔白腻，脉濡。治宜芳香化浊，燥湿醒脾。方用藿朴夏苓汤（《医原》）加减。常用藿香、厚朴、姜半夏、赤茯苓、杏仁、生薏苡仁、白蔻仁、猪苓、淡豆豉、泽泻、通草。若湿邪久郁，亦可酿成湿热，湿热所致口黏、舌苔黄腻者，用黄连温胆汤（《六因条辨》）；若胖人痰湿素盛者，酌加瓜蒌、半夏、胆南星等化痰之味；素体脾虚，乏力明显者，还可酌加山药、白术等健脾益气之品；痰湿阻滞中焦，聚为痰热，上蒙清窍之多寐，若兼见肺气宣肃不利之鼻塞等症，宜开肺窍，降肺气以助中焦之气机通顺，可合用苍耳子散（《济生方》）加减。

2. 脾肾阳虚　多见精神疲惫，终日嗜睡，懒于言语，思维迟钝，神情呆滞，形寒肢冷，腰膝酸软，大便稀溏，尿少浮肿，舌淡或淡胖，苔薄白或白润，脉沉细，或细微无力。治宜温补脾肾，温阳益气。方用附子理中汤（《太平惠民和剂局方》）、四逆汤（《伤寒论》）加减。常用炙附子、人参、干姜、白术、炙甘草等。若兼有心阳不振致心悸怔忡者，加桂枝、茯苓、龙骨、牡蛎；若中焦虚寒，痰湿内盛，咯吐痰涎者，加陈皮、半夏、茯苓；若兼肾精亏虚，髓海不足，思维迟钝，记忆力减退，甚或健忘者，酌予补骨脂、益智仁、龟鹿二仙胶（《医便》）、紫河车等。

3. 脾气虚弱　多见嗜睡多卧，倦怠乏力，饭后尤甚，伴脘腹胀满,少气懒言,面色萎黄,便秘或便溏,苔白质淡,脉沉细弱。治宜健脾益气。方以香砂六君子汤(《古今名方医论》)加减。常用人参、白术、茯苓、法半夏、陈皮、木香、砂仁、甘草。若气阴两虚伴见口干,脉细数者,可易人参为太子参;若湿阻气机致脘腹胀满明显者,可酌加苍术、厚朴、神曲;若气虚甚致乏力倦怠明显者,可加黄芪、黄精、山药等。

4. 胆经郁热 可见多寐,精神昏聩,胸膈不利而多痰,口苦,小便色黄,舌质偏红,苔黄,脉弦滑或滑数。治宜清胆泄热。方用蒿芩清胆汤(《重订通俗伤寒论》)加减。常用青蒿、竹茹、法半夏、茯苓、黄芩、枳壳、陈皮、碧玉散(《伤寒直格》)。若痰热壅盛,致痰多色黄者,酌加黛蛤散(《卫生鸿宝》)、天竺黄、川贝母、胆南星、竹沥汁,并配合茵陈、郁金、石见穿、生麦芽等。

5. 气血虚弱 多见心神昏浊,倦怠嗜卧,神疲乏力,懒言短气,动则心悸,面色无华,健忘,舌淡苔薄,脉沉细无力。治宜益气养营,调理心脾。方用归脾汤(《正体类要》)加减。常用人参、炒白术、当归、茯苓、黄芪、龙眼肉、远志、炒酸枣仁、木香、甘草、生姜、大枣。若血虚较甚,倦怠神疲明显者,可加熟地、阿胶等;兼有精血不足,致腰膝酸软者,酌予龟板胶、鹿角胶、紫河车等;若脾气虚弱致清阳不升,头晕耳鸣者,可在补气的基础上,酌加升提之品,如葛根、升麻、蔓荆子等。

6. 髓海不足 可见头昏欲寐,思维迟钝,记忆力减退,腰酸腿软,夜尿频多,行动迟缓,舌淡或淡黯,苔薄,脉沉细无力。治宜填精益肾,补督生髓。肾阴虚,宜用左归饮(《景岳全书》)或六味地黄丸(《小儿药证直诀》)加减,常用熟地、山药、山萸肉、枸杞、茯苓、泽泻、丹皮、杜仲、牛膝等。肾阳虚,宜用济生肾气丸(《济生方》)或右归饮(《景岳全书》),常用熟地、山药、山萸肉、桂枝、炙附子、茯苓、泽泻、丹皮、牛膝、车前子等,两者都宜合龟鹿二仙胶(《医便》)等血肉有情之品一二味,以峻补精血。

## 二、验案举要

### 案1 肝郁脾虚,痰火扰心

许某,女,21岁。主因"多寐3年,加重3天"于2009年7月16日初诊。患者自幼易困倦,3年前无明显诱因,困倦感较前加重,多寐,站立或与人交谈时,不自觉入睡5~10分钟,最多一天睡十余小时,月经周期紊乱,近期两个月未来月经,腰腹酸痛,双手心及前心发热,急躁易怒,需安静休息30分钟方可缓解,多梦,睡眠中四肢抽动。既往有高血脂、低血压史。望之形体丰腴,舌质红黯,舌尖赤,苔薄黄,脉弦滑。辨证为肝郁脾虚,痰火内生,蒙蔽心窍。治以柔肝醒脾,和胃缓急,清心化痰。处方:炒栀子6g,淡豆豉8g,炒白术15g,茯苓30g,砂仁(后下)10g,石菖蒲12g,郁金12g,炒酸枣仁15g,炒山楂、炒神曲、炒麦芽各12g,姜半夏12g,炒白芥子、炒苏子各12g,车前子(包煎)15g,炒白芍15g,木瓜12g,生龙骨、生牡蛎(先下)各30g,水煎服,14剂,日1剂,每日两次。加味保和丸(现代中成药),每次1袋,每日两次,白水送下。

2009年8月13日二诊:药后14剂困倦感、四肢抽搐较前减轻,饭后尤其是食米饭后仍思睡,气短,手足心热减,心烦易怒,纳食可,大便调,小便黄,舌尖红,苔黄微腻,脉沉滑。既见微效,前方加减,前方去炒三仙(山楂、神曲、麦芽)、车前子,加虎杖15g、六一散(包煎)20g,水煎服,14剂,日1剂,每日两次。

2009年9月23日三诊:服前方诸症好转,偶有饭后思睡,气短,心烦热。此系仍有湿热之证,继服前方14剂。

**按语**:患者为青年女性,虽正当气血旺盛之时,然其患易困之症,提示气虚已有时日。参验舌脉诸症,断为脾虚湿浊内郁,困倦闭经,腰腹酸痛,为脾肾两亏,双手胸中发热,为心经有热,急躁易怒,为肝郁化火。四诊合参,为肝郁脾虚,中州失运,痰浊内生,蒙蔽心窍之证。治宜柔肝醒脾,和胃缓急,清心化痰。方中栀子、豆豉,取栀子豉汤之意。此方出自《伤寒论》,本用以治疗"虚烦不得眠",此人虽为多寐,但与肝郁化火,痰热扰心,病机相同。炒白术、茯苓、砂仁、半夏,取香砂六君汤之意,方中白术培中宫,茯苓清治节,胃气既治,病安从来。然拨乱反正,又不能无为而治,必举行气之品以辅之,故以苏子以利肺金之逆气,半夏以疏脾土之湿气,而痰饮可除也。砂仁以通脾肾之元气,闷郁可开。石菖蒲辛开苦燥温通,芳香走窜,不但有开窍醒神之功,且兼具化湿,豁痰辟秽之能。炒酸枣仁、白芍柔肝养阴,愈多梦,白芥子可入肝、脾、肺、胃、心与包络之经,能去冷气,安五脏,逐膈膜之痰,辟鬼祟之气,逐瘀止疼。郁金行气解郁,清心凉血。车前子使湿浊从小便而解。诸药之合,相得益彰,清气升,浊气降,中州斡旋得力,则肝郁舒展,心神清明,而寤寐恢复如常。

**案2 肺窍不利,痰热内扰**

包某,男,46岁。因多寐久治无效,于1974年5月17日来诊。病始于1973年初,其后日渐加重,开会学习、主持会议、宣读文件时,往往不由自主地入睡,至年底严重到不能工作,遂住入四平某医院观察治疗,1974年1月转到吉林医科大学某医院,诊断为"发作性睡病",给予西药(药名不详)无效,并服中药汤剂,以补为主,治疗半年效差,而来京进一步检查治疗。1974年5月上旬,于北京某医院诊断同前,建议疗养,对症治疗。患者赴京看病期间,乘车时往往因入睡而过站,候诊亦然。刻下鼻塞,晚间胸闷,睡后鼾声大作,经常憋醒,痰多色白而黏,咯吐不易,双下肢浮肿,按之凹陷,午后加重,晨起减轻,自汗,气短,大便溏薄,日2行,夜尿4~5次,色白量多,饭后喜饮浓茶(红茶),每晚饮水2 000ml以上。望之形体丰腴,动则息促,舌质稍黯,有瘀点,苔薄白,脉沉滑小数。经详细问诊,始知素有鼻炎史。辨证为肺气失宣,鼻窍不利所致。治以疏风宣肺,清热化痰,佐以利湿。方以苍耳子散(《济生方》)合温胆汤(《三因极一病证方论》)化裁。处方:苍耳子9g,白芷9g,桔梗9g,前胡9g,法半夏

9g,陈皮9g,黄芩9g,牛蒡子12g,竹茹12g,黛蛤散(包煎)12g,六一散(包煎)30g,芦根(后下)30g。7剂,水煎服。并告之忌浓茶、暴饮,饮水时宜少量频饮,忌食辛辣、肥甘,宜清淡素餐。

服药15剂后,诸症轻缓,日间嗜睡大减,夜寐得酣,大便成形,下肢浮肿见消。仍以上法,去利湿之芦根、六一散(《黄帝素问宣明论方》),加入胆南星8g、天竺黄6g,以清热化痰,炙酥皂角子6g,以涤痰浊,又进15剂。嗜睡基本控制,坐车、看电影已不再入睡,能阅书读报,心情愉快。

至1974年7月底,服药至50剂,自觉嗜睡痊愈,遂以前法,加大药量,佐以健脾药物,配为丸剂缓图,以资巩固。患者于同年9月上班,整日工作,追访至1978年底未复发。

**按语:** 多寐证从宣肺通窍入手,既不见于古典医籍,亦未取法于近人,贵在辨证。鼻为肺窍,为气息出入之门户,且肺藏魄,鼻窍通利,则脏腑安和,营卫调畅,否则气道受阻,而生他疾。患者夜来欲寐,却因鼻塞而憋醒,遂以手捶胸,欲求呼吸通畅再睡而不可得,于是昏昏沉沉,曚曚昧昧,似睡非睡,似醒非醒,辗转反侧,终夜难安,醒后精神萎靡,头昏神倦,沉困欲寐。今疏风以通鼻窍,以清热化痰之苍耳子散和温胆汤以除气道之壅塞,若得气机一畅,夜寐当安,日间精神则可充沛。患者下肢浮肿,大便溏薄,显系"诸湿肿满,皆属于脾"之病机无疑,但方中未见燥湿醒脾之味,而竟收肿消便坚之功,其机转为何?因脾虚湿聚为肿为满,人所易知,而肺主治节,为水之上源,有通调水道之功,常被忽视。肺主一身之气,气化则湿亦化,方中有前胡以利肺气,桔梗以开提肺气,故肺气通畅,治节之令行,肢肿自然消散,大便成形矣。脾虚湿盛者多不口渴,即渴亦喜热饮而不多,患者喜饮浓茶,尚有痰黏难出,内有痰热可知。同时,配合饮食宜忌,嘱其少量频饮等措施,使脾胃有休息恢复之机,虽不以药健脾,正以此健脾。《黄帝内经》言"必伏其所主,而先其所因"(《素问·至真要大论》),指出治病必求于本(引自:路志正,路京达

. 医话二则 . 中医杂志 . 1980，9：20-21）。

### 案3　脾气不足，痰湿内阻

伍某，男，15岁，学生，长春市人。1985年4月29日初诊。据述两年来倦怠乏力，头目不清，日间多寐，甚则在课堂上亦不能自制而入睡，纳谷不馨，健忘头晕，常在情绪激动时感下肢无力，甚至站立不稳，跌仆在地，当地诊为"发作性睡病伴猝倒症"。经服苯丙胺（中枢神经兴奋剂）等药罔效，故来京求治。症见面色少泽，伴咽干疼痛，喉中痰黏，咯出不爽，舌胖有齿痕，舌边尖红，苔黄稍腻，脉弦滑小数。此为脾气不足，痰湿内阻，蕴而化热，上蒙清窍而成。治以健脾益气，清心化痰，开窍醒神。处方：太子参12g，炒白术10g，半夏曲9g，石菖蒲10g，胆南星6g，莲子肉12g，生酸枣仁（研末）12g，茯苓15g，郁金10g，炒薏苡仁15g，炒枳实9g，天竺黄6g，竹沥水30ml为引，分二次冲服，并嘱忌食油腻、辛辣之品。

六剂即见小效，嗜睡稍能控制，纳食有增，咯痰见爽。效不更方，续进七剂。

三诊时，痰热标实之象渐退，咽中清爽，精神好转，唯觉头部有压抑感，头晕，自感有热流从头下窜至胸部，仍夜来梦多。乃心肾不交，神不守舍，魂魄不藏，虚热内扰。前方去石菖蒲、半夏、白术、胆南星、郁金、炒薏苡仁，加枸杞子、黄精、何首乌、沙苑子，以补肾柔肝；加生地、百合、炒黄柏，养阴清热；加生龙骨、生牡蛎、灵磁石，以潜镇浮阳，安神定志，7剂。后宗此法，酌加枳壳、白豆蔻行气化湿，醒脾助运，以防柔润太过，有碍脾胃。共治疗两个半月，患者诸症均见改善，头脑清晰，记忆转佳，精神充沛，二便正常，未再发生跌仆。因考虑到心脾之疾，久必及肝肾，虽已见效机，但仍需巩固，遂予丸药缓缓调治。处方：太子参30g，沙参20g，黄精30g，黄芪15g，莲子肉20g，炒酸枣仁20g，枸杞子20g，沙苑子20g，首乌30g，炒枳实15g，紫河车15g，山药20g，旱莲草15g，褚实子20g，生谷芽、麦芽各20g，玫瑰花、合欢花各15g，炙甘草15g，共研细末，炼蜜为丸，每丸重9g，每服一丸,日服二次,白开水送下。半年后随访,得知神充体健,并在高一就读,学习成绩优良。

**按语:**本例是本虚标实之证,始以健脾益气,清心化痰为治,太子参、炒白术、莲子肉、枳实、茯苓、薏苡仁、半夏曲、胆南星、天竺黄、竹沥健脾行气,化湿涤痰;石菖蒲、郁金开窍醒神;生酸枣仁提神醒脑,用于多眠,如《本草图经》指出:"睡多,生使。"诸药合中痰热得清,标象已除。考虑病久及肾,加之其年未过二八,肾气未充,髓海不足,故加补肝肾之品,冀脾胃健运,气血充盈,五脏六腑,四肢百骸,五官九窍,皆得所养,而体健平安(引自:《路志正心病专集》)。

### 三、综括拾遗

多寐可见于西医学之发作性睡病,以及睡眠呼吸障碍、脑血管病等疾病继发的嗜睡症等。多寐的病机有虚实两端,其中胆热好眠为实,余则为虚与寒。其病变不论虚实,均与脾胃功能失调有密切关系。路老认为,脾贯四脏而统六腑,湿邪只于脾虚时方易为患,湿为阴邪,黏腻停滞,易伤阳气,久则导致阳虚阴盛的转归,引起多寐的发生。当湿邪化热,亦可引起肝胆蕴热阻塞气机,上干清窍,阻碍清阳,致神困多寐,期间机转,与患者素体禀赋有关。除服药调理外,还应忌暴饮暴食,忌浓茶,从生活习惯上配合,方能提高疗效。

(周育平)

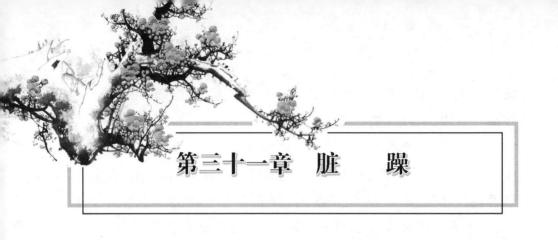

# 第三十一章 脏 躁

　　脏躁,是以善悲欲哭,精神忧郁,烦躁不宁,喜怒无常等情志异常为主要表现的疾病,多发生于女性,常与月经周期有关,故称"妇人脏躁",但亦可发生于男性。脏躁病名首见于《金匮要略·妇人杂病脉证并治》:"妇人脏躁,喜悲伤欲哭,象如神灵所作,数欠伸,甘麦大枣汤主之。"指出脏躁系以低落悲伤,焦虑不安情绪为主的病证。

　　对于脏躁之脏的争论自古有之,如尤在泾在《金匮要略心典》中曰:"脏躁,沈氏所谓子宫血虚,受风化热者是也。"《女科经纶》认为"无故悲伤属肺病,脏躁者,肺之脏燥也"。《医宗金鉴》则提出:"脏,心脏也,心静则神藏。"路老指出,心藏神,"躁"本在心,但肝藏魂,脾藏意,肺藏魄,肾藏志,五脏所伤,均可致心神失养,发生脏躁,不必拘泥病位之争。

## 一、临证传薪

### (一)病因病机

　　历代医家认为,脏躁的病因主要是七情所伤,如《医宗金鉴》云:"心静则神藏,若为七情所伤,则心不得静,而神躁扰不宁也;故喜悲伤欲哭,是神不能主情也,象如神灵所作,是心不能神明也。"路老指出,脏躁多与先天禀赋性心气或心血不足之体质有关。因此在素体禀赋不足的基础上,遇七情所伤,则心虚无持,神失敛藏而发,是脏躁的主要病因。

《灵枢·本神》有云："肝悲哀动中则伤魂,魂伤则狂妄不精,不精则不正。"可见肝藏魂的功能失职,亦可引起"魂不守舍"的表现。肝的疏泄功能失职,肝气郁滞,母病及子,肝病及心,心失所主,可引发心神紊乱,出现神志异常的表现。肝气郁滞,肝木克脾,脾的运化失职,不能升清降浊,而清阳被蒙。脾藏意,在志为思,思虑伤脾,或思虑过度,影响于心,神明失主,即子病及母。肝的疏泄异常,亦可及肺,致肺的宣发肃降功能失司,肺藏魄,肺气不足,则"魄虚",而善悲欲哭。肝肾同源,同化生精血,若肝阴虚,则肾精不足,肾藏志,肾精不足,志意改变,为恐而惊烦。

《灵枢·本神》云："脾藏营,营舍意,脾气虚则四肢不用,五脏不安。"脾胃功能失职,除影响气血生化,最易引起气机升降失常的病理变化。脾胃气机升降失调,则清阳之气不能敷布,后天之精不能归藏,饮食水谷无法摄入,枢机不利而影响肝之升发,肺之肃降,心之火降,肾之水升。脾胃气机升降失司,胃失和降,气滞不解,脾不升清,气血无以化生,气滞血虚,日久心神失养,发为脏躁。

**(二) 病位**

路老认为,情志之伤,虽五脏各有所属,但求其本由,无不从心而发。同时五脏之中,最多涉及心、肝、脾三脏。

**(三) 辨证论治**

仲景的甘麦大枣汤能补心气,滋心血,安心神,是为脏躁所立,突显养心补虚之法在脏躁治疗中的重要作用。但脏躁虽为心神不宁,但实与五脏失调、气机不畅、升降失职均有关,因此辨治过程中要注重五脏同调。

1. 心神失养　多见精神恍惚,心神不宁,神疲乏力,面色少华,失眠心悸,舌质淡,脉细弱。治宜益气养血,清心安神。用百麦安神饮(路志正经验方)加减。常用百合、淮小麦、莲子肉、夜交藤、大枣、甘草。若心阴虚甚,心悸烦热者,加生地,炒酸枣仁、知母、柏子仁;若肝血虚,乏力不寐者,加当归、白芍;若心火亢盛,心悸、心烦、失眠者,加黄连、生地;若阳亢于上,心悸不宁者,加缬草、灵磁石、珍珠母;若气阴两虚,乏力口干、心悸者,加太子参、麦冬、石斛、五味子、莲子肉。

2. 肝郁脾虚 多见精神抑郁,情绪不定,胸胁胀满,时欲叹息,不思饮食,神疲乏力,大便不调,舌质淡,脉弦缓。治宜疏肝健脾,养血安神。方用逍遥散(《太平惠民和剂局方》)合异功散(《小儿药证直诀》)加减。常用柴胡、当归、白芍、炒白术、茯苓、炙甘草、生姜、薄荷、佛手、香橼。若兼心神失养,失眠心悸者,加天冬、麦冬、琥珀粉、夜交藤;若肝郁,精神抑郁较重者,加郁金、玫瑰花、绿萼梅;若脾胃虚甚,乏力泄泻者,加党参、太子参、炒山药;若肝郁化火,急躁易怒,口苦咽干者,加丹皮、焦栀子、黄芩。

3. 心肺气虚 多见情绪低落,悲伤欲哭,不能自主,心悸不宁,胆怯善疑,失眠健忘,乏力懒言,语声低微,胸闷气短,舌质淡红,脉虚细无力。治宜补益心肺,宁心安神。方用补肺汤(《永类钤方》)合酸枣仁汤(《金匮要略》)加减。常用酸枣仁、茯神、知母、川芎、甘草、生黄芪、党参、黄精、山药。若兼虚火上炎,心烦多梦者,原方去川芎,加黄连阿胶汤(《伤寒论》)、生地、白芍;若兼肾精不足,心悸惊惕,胆怯善疑者,加生龙骨、生牡蛎、珍珠母、紫石英;若心肝血虚较甚,神倦乏力失眠者,加当归、丹参、龙眼肉;若兼气阴不足,自汗盗汗者,酌加浮小麦、碧桃干、生牡蛎。

4. 心肾不交 多见心烦不寐,惊烦不安,口燥咽干,头晕目眩,烘热汗出,下肢冷凉,舌红少苔,脉细弱。治宜滋阴潜阳,交通心肾。方以交泰丸(《韩氏医通》)或清心莲子饮(《太平惠民和剂局方》)加减。常用黄连、莲子心、阿胶珠、茯苓、地骨皮、太子参、肉桂、巴戟天。若心神失养,心悸失眠者,加酸枣仁汤《金匮要略》、生龙骨、生牡蛎;若兼气虚,倦怠懒言、周身乏力者,加五爪龙、山药、黄精。

5. 瘀血阻滞 多见心悸不宁,烦躁欲哭,胸闷乏力,动则气促,失眠健忘,入暮潮热,头痛胸痛日久不愈,痛如针刺,且有定处,或有瘀斑瘀点,舌质紫黯,脉弦涩。治宜活血祛瘀,宁心安神。以血府逐瘀汤(《医林改错》)加减。常用桃仁、红花、当归、桔梗、生地、川芎、川牛膝、柴胡、枳壳、赤芍、甘草。若兼心神失养,精神症状较重者,加炒酸枣仁、苦参、柏子仁、茯神、龙眼肉;若兼气虚明显,乏力倦怠甚者,加生黄芪、五爪龙、葛根,或补中益气汤(《脾胃论》),并可加鸡血藤、地龙,以增强活血通络之力。

6. **痰热扰心** 多见心悸不宁,胸膈窒闷,心烦易怒,失眠多梦,头晕健忘,舌苔厚腻,脉滑缓。治宜安神解郁、清胆宁心。方用黄连温胆汤(《六因条辨》)或甘露消毒丹(《医效秘传》)加减。常用茯苓、清半夏、陈皮、胆南星、茵陈、竹茹、黄芩、黄连、车前子、厚朴花、枳实、枳椇子、藿香、炒苍术、炒白术、泽泻。若中焦不足,运化失司,可加四君子汤(《太平惠民和剂局方》),并酌加陈皮、木香、荷梗、柴胡等升降气机之品;若痰湿蒙蔽清窍,头晕健忘者,加石菖蒲、郁金、天麻,并联合升降散(《伤寒瘟疫条辨》)加减,调升降,畅气机,执中央,以运四旁,使周身气机灵动,则湿热之邪不再稽留。

## 二、验案举要

### 案1 气血不足,肝胃不和

王某,女,24岁。主因"抑郁烦躁,伴失眠8年",于2006年4月12日来诊。患者8年前失恋后出现抑郁、失眠烦躁,恐惧易惊,少言寡语,注意力不能集中。于专科医院诊为"精神分裂",后诊为"强迫症",长期服用氯氮平治疗,1年前服用中药,诸症均减,逐渐停用氯氮平,停药后,于近日症状加重。来诊时服用地西泮,失眠多语,困倦乏力,自觉听力下降,纳多易饥,胃胀,二便不调。望之形体消瘦,面色苍白,舌淡有瘀点,苔白,脉滑。辨证为气血不足,肝胃不和。治以养血柔肝,益气和胃。处方:太子参12g,当归10g,白芍12g,川芎9g,麦冬10g,竹茹12g,姜半夏10g,茯苓18g,炒酸枣仁15g,炒山楂、炒神曲、炒麦芽各12g,炒白术12g,炒枳实12g,胆南星

6g,生龙骨、生牡蛎(先煎)各 20g,生姜 2 片,大枣 2 枚为引。7剂,水煎服。

2006 年 5 月 10 日二诊:患者药后注意力能集中一些,仍烦躁,心情差,多食少语,少腹胀,有恐惧感,困倦乏力。舌淡苔腻稍黄,脉沉弦。前方去麦冬,加天竺黄 8g,胆南星改为 8g。14 剂,水煎服。

2006 年 6 月 7 日三诊:药后恐惧、胆怯已杳,睡眠好转,每日睡 8~9 小时,倦怠消失,烦躁减轻。嗜睡多食,午后潮热,情绪差,大便 4~5 日一行,便干量少。肝为将军之官,胆为清净之府,前方用八珍汤(《正体类要》)合温胆汤(《三因极一病证方论》)加减,恐惧已消失,再以前方进退,加丹参 15g,桃仁 10g,紫菀 15g。14 剂,水煎服。

**按语:**本例患者,年仅二十有余,素质消瘦,饮食衰少,气血不足,最易伤于情志,心中气血,为情志扰动,而见脏躁。治必宜以益气养血,健脾扶中为基,方选八珍汤化裁,气血双补。患者久病,气血俱虚,最易夹痰夹瘀,致虚实夹杂,缠绵难愈,故以温胆汤升降气机,开通气血,化痰开窍,炒三仙(本案用:炒山楂、炒神曲、炒麦芽)和胃消积。经二诊病情趋于缓和,遂加重祛痰之力,待三诊病情进一步缓解,加入丹参、桃仁活血化瘀。至此,益气养血,化痰活血诸法成,长期服用以求气血恢复,邪去正安。

### 案2 气阴不足,肝郁脾虚

郎某,女,37 岁。2009 年 11 月 22 日初诊。患者因工作繁忙,家事操劳,稍有烦事即情绪不佳,常悲伤欲哭,心烦急躁,胸中憋闷,善太息,乳房胀痛,餐后胃脘饱胀,嗳气,夜眠梦多,月经不规律,小便色黄,大便正常,舌尖红、苔薄黄微腻,脉沉弦小滑。中医诊断:脏躁。辨证肝郁脾虚,郁而化热,心神被扰。治以疏肝解郁清热,甘缓养阴缓急。方取百麦安神饮(路志正经验方)合丹栀逍遥散(《校注妇人良方》)化裁。处方:南沙参 15g,素馨花 12g,焦栀子 8g,丹皮 12g,百合 15g,淮小麦 30g,大枣 5 枚,白芍 15g,青蒿 15g,绿萼梅

12g,娑罗子10g,当归12g,八月札12g,茵陈12g,醋香附10g,炙甘草6g。14剂,水煎服。

药后胸闷、胃胀减轻,悲伤欲哭好转,月经前乳房隐痛,双目酸痛,经血黯红有块,久站腰酸,夜尿多,舌尖红、苔薄白腻,脉沉弦小滑。以前方去栀子、茵陈、甘草,加生薏苡仁20g,再佐入益肾之品桑寄生15g、枸杞子12g。14剂,水煎服。药后诸症减轻。

**按语**:甘麦大枣汤以小麦味甘微寒,养心气而安心神为君;以甘草和中缓急为臣,以大枣补益中气,三药合用,甘润滋养,平躁缓急,为清补滋润之剂,被奉为脏躁专方。路老在临床使用时,常增入百合,组成百麦安神饮,或加沙参、麦冬,以求和百脉以安心神,滋阴清热以除躁。但路老认为脏躁为病,由肝郁、痰、瘀等实邪引致者,在临床亦较常见,若临证时,不辨虚与实,概以脏虚性躁亢奋之脏躁论之,而投以甘麦大枣汤,效果不佳,则属必然。本案患者情志不畅,胸闷乳胀,脘腹不和,为肝郁脾虚之兆,当以丹栀逍遥散加减,但脏躁的治疗原则是濡润清解,当注意理气不伤阴,健脾不助躁,故路老取逍遥散意,以丹皮、栀子、茵陈、青蒿清肝凉血除躁烦,素馨花、绿萼梅疏肝理气畅情志,娑罗子、八月札、香附健胃理气健中焦,当归、白芍养血安神助睡眠。二诊时患者病势趋缓,去清热之栀子、茵陈,以寄生补肝气,枸杞养肝血,心肝同调,巩固疗效。

### 案3　心肝血虚

患者女,43岁。于2004年12月22日初诊。主诉2年前因工作劳累而出现失眠心烦,伴有入睡困难,睡不实,1~2小时即醒一次,白天觉头晕头沉,食纳尚可,二便正常。月经前后不定期,量、色正常,经前乳房、少腹胀痛,量中等,有血块。舌体稍胖,舌质红,苔薄腻,脉沉细滑。方用:炒酸枣仁20g,知母10g,川芎9g,炙龟板(先煎)15g,黄柏8g,远志10g,当归10g,生龙骨、生牡蛎(先煎)各30g,柴胡12g,黄芩10g,炒枳壳12g,牛膝12g。14剂。嘱忌生冷、油腻、炙烤、慎起居、畅情志。

2005 年 1 月 14 日二诊：失眠心烦改善，可连续入眠 3～4 小时，仍入睡困难，但时间较前缩短，头昏头沉亦有所减轻。舌红，苔薄腻，脉弦细滑。即见效机，前方加减。前方去柴胡、黄芩、炒枳壳、当归，加党参 12g，丹参 15g，夜交藤 15g，炒枳实 12g。14 剂，水煎服。

**按语**：患者因劳累而发病，又月经先后不定期，经前紧张，可知为心血暗耗，肝失调达郁而化热，遂予滋阴养血，宁心安神，兼以清肝热。二诊时主证改善，守方加减，侧重益气宁心，养血安神以补虚。

### 三、综括拾遗

脏躁与现代临床之癔症、更年期综合征、自主神经功能失调等病相似，可伴有多种躯体症状。其多以心血暗耗，心阴亏虚，心脾两虚，心神失养，心神不宁而发病，脏躁往往同时合并肝气郁结或肝郁化火，两者不能截然分开，因心主血，肝藏血，心血虚往往伴有肝血不足，肝阴失养之肝郁或肝火的临床表现。人体升降相宜，方能气血顺畅，润养五脏，故脾胃受伤，或湿浊中阻，升降失司，痰湿为患，导致痰气扰心之神志疾病。水火既济，心肾相交，才能阴阳平衡，若心肾不交，上热下寒，则命门火衰于下，心火无根，独亢于上，而扰动心神不安，发为脏躁。

路老认为，若心脏无虚，敛持有恒，虽为七情所伤，神得敛持而不躁扰。这与西医学所认为的精神类疾病，具有一定的易感易伤易发的倾向性相一致。因此，治疗上不仅以补虚、滋阴养血为主，安神宁心为辅，还应根据临证表现，兼顾不同脏腑虚实辨证论治。尤其强调，治情志病重在治心、治肝，还要注意痰湿、痰热和中焦气机的升降。

（周育平）

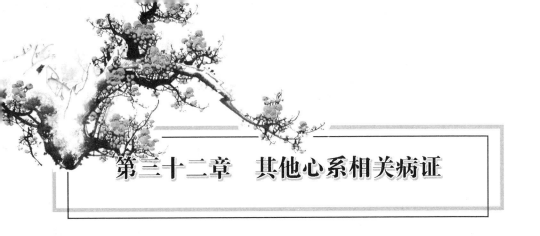

# 第三十二章 其他心系相关病证

## 第一节 胁下积聚

本文所载胁下积聚,系心水重证,由心水久治不愈发展而致。系阳虚水泛,气虚血瘀,日久不解,积于胁下,遂成积聚癥瘕,导致腹水,甚或臌胀。

**案例 胁下积聚(顽固性心衰,瘀血性肝硬变,腹水)**

肖某,女,53 岁,工人。1988 年 8 月 20 日,因"心悸胸闷 20 余年,加重 1 周",经门诊收入院。1984 年开始发现患"风湿性心脏病",1985 年 11 月、1987 年 3 月两次因心衰而住院,经强心利尿、抗感染等治疗病情好转。1988 年以来心悸加重,腹胀堵闷,腹部隆起,双下肢浮肿,胸闷气短,不能平卧,夜不能寐。

望诊:精神较差,面色无华,两颧红,头面青紫,口唇略紫,颈项两侧青筋暴露,爪甲青紫,舌淡红,苔薄白。闻诊:语声低微,呼吸较急,太息。切诊:皮肤弹性较差,指压下陷,腹部膨隆,脉结代。

查体:体温 36.3℃,脉搏 80 次/min,呼吸 20 次/min,血压 100/70mmHg,神志清楚,营养较差,精神欠佳,查体合作,球结膜略黄,口唇青紫,呈二尖瓣面容,颈静脉充盈,双肺呼吸音粗,心界向两侧扩大,心率 80 次/min,心律绝对不齐,强弱不等,二尖瓣区闻及双期杂音,腹部膨隆,肝脾触诊不满意,双下肢青紫,伴可凹性水肿(+)。

实验室检查:血常规:血红蛋白 13.5g/dl(135g/L),红细胞

480 万/mm³,白细胞 9 300/mm³,中性 75%,淋巴 25%。尿常规:红细胞 2~3 个/HP,白细胞 0~1 个/HP,蛋白(+)。心电图:心房颤动,偶发室早,ST 改变为洋地黄效应。放射检查:风心病心衰,不除外心包积液。B 超检查:①肝大,淤血肝;②腹水。

中医诊断:①心悸(气阴两虚);②水肿(气虚水泛)。

西医诊断:风湿性心脏病,联合瓣膜病(二尖瓣狭窄,主动脉瓣关闭不全);心律失常(心房颤动);心功能Ⅲ级。

入院医嘱:地高辛 0.125mg Qd,氢氯噻嗪 25mg Qd,氨苯蝶啶 50mg Qd,中药投以益气活血利水方剂,水煎服,每日 2 次。

1988 年 8 月 24 日,患者入院第 4 天开始,症状加重,舌质黯,苔白,脉结代。维持西药治疗,中药仍以益气活血利水为法处方加减。但至 9 月 23 日,治疗已月余,病情未见好转,已发病危通知。

病房遂请路老会诊:经察视患者后认为,患者两颧发黑,唇青紫,颧主肾,舌主心,唇属脾,舌质色黯,青紫,苔厚腻,皮(肤)色黑,眼睑肿,腹部膨隆。腹水与肝、脾、肾密切相关,左脉涩,右脉沉,人迎脉弱,病情危重预后不良,可出现水气凌心之危候,当前急应解决腹部臌胀问题,以消除浊气上逆冲心之危候,方以《金匮要略》的木防己汤与葶苈大枣泻肺汤合方加减化裁:太子参 15g,桂枝 3g,木防己 10g,菖蒲 10g,茯苓皮 30g,茯苓 30g,生石膏(先煎)20g,葶苈子(包煎)12g,生山药 15g,半边莲 15g,桃仁 10g,杏仁 10g,桑白皮 12g,生谷芽 20g,生麦芽 20g。6 剂水煎服。另用蝼蛄(去头足研粉),3g/d,分两次冲服。

1988 年 10 月 12 日二次会诊:患者自诉腹胀不能平卧,咳嗽,咳吐少量白黏痰,痰中偶有血丝,全身乏力,尿少,左胸部疼痛,腹部膨隆,青筋怒张,舌质紫黯,苔薄白,脉沉细涩。此为正虚邪实,风湿性心脏病合并心衰、瘀血性肝硬变,属中医心水合并臌胀积聚,治宜祛邪为主,佐以扶正。遂调整处方,以肃肺化痰,软坚散结,活血利水,兼顾扶正。主以枇杷叶、桑白皮,降肺气,泻肺水,开胸膈;以《金匮要略·疟病脉证并治》治"疟母"之鳖甲煎丸中的主药鳖甲,配以桃仁、莪术,活血软坚,化积去癥;辅以丹参、川牛膝、地龙之属,活血通络;车前子、泽泻利水除湿;太子参、麦冬、山药,益气阴,固正气而组方:太子参 15g,麦冬 12g,枇杷叶(去毛)12g,桑白皮 10g,丹参 18g,桃仁 10g,杏仁 10g,炙鳖甲(先煎)15g,醋莪术 10g,地龙 12g,车前子(包煎)18g,生山药 20g,泽泻 10g,川牛膝 9g。6 剂水煎服。另用蝼蛄粉,增至 6g/d,三次分服。

1988 年 10 月 18 日三次会诊:患者腹胀减轻,时咳嗽少量白黏痰,尿量增多,水样便四次,双下肢浮肿减轻,腹围变小,脉沉细小弦。既见效机,上方续进 7 剂。

1988 年 10 月 26 日四次会诊:诸症平稳减轻,处方:西洋参(另煎)9g,太子参 20g,麦冬 10g,枇杷叶(去毛)12g,桑白皮 12g,桃仁 10g,杏仁 10g,葶苈子(包煎)30g,炙鳖甲(先煎)20g,醋莪术 12g,山药 20g,路路通 12g,炒枳壳 10g,生谷芽 15g,生麦芽 15g,车前草 15g。3 剂水煎服

1988 年 10 月 29 日五次会诊:患者诉尿量增多,达 1 300ml,腹胀大减。原方再服 3 剂,加用外敷方:浙贝 30g,桃仁 30g,杏仁 30g,姜黄 20g,红花 15g,内金 30g,生山甲 20g,炒白芥子 20g,皮硝 40g,血竭 6g,葱白(捣成糊)15g 共同为极细末,阿魏(用热水化开)30g,以温水化成糊状,和捣烂之葱白。摊于三层纱布上,按肝之大小,温贴于肝之部位,以奏化痰软坚,柔肝健脾,温通中焦,畅达气机之效。四小时后揭去,温开水洗净,以畅血行,隔日再贴,以癥积缩小为止。

1988 年 11 月 23 日六次会诊:温敷后全身舒畅,精神振奋;唯时有心悸,干咳少痰;腹胀消失,腹部膨隆减轻、变软,夜间已能平卧,纳食渐增。

宗前方 6 剂后,病情稳定,患者要求出院。遂嘱带药出院,西药同入院医嘱;中药以第五诊外用药之法,敷肝区,门诊复诊。

**按语**:本案为慢性心衰反复急性发作,由于长期回心血流受阻,

造成门静脉高压,继发瘀血性肝硬变,产生腹水,属于心力衰竭终末期。按西医常规治疗,除强心利尿外,为了改善患者生存质量,需要抽腹水减轻腹压,结果常导致低蛋白血症,进一步耗伤正气,因此即使以阶段性改善病情为目标,也十分困难。本案已长期使用洋地黄类强心药地高辛,心电图已见"ST改变为洋地黄效应",说明对该患者而言,地高辛已足量应用,同时也常规给予排钾与保钾类利尿剂氢氯噻嗪与氨苯蝶啶,但心衰症状仍逐年加重,说明患者已有利尿剂耐药,入院后虽配合中药治疗,但并无缓解,治疗较为棘手。

路老初辨支饮,水气凌心之候,用木防己汤合葶苈大枣泻肺汤治之。木防己汤由防己、石膏、桂枝、人参组成,系《金匮要略·痰饮咳嗽病脉证并治》为支饮而设,"咳逆倚息,短气不得卧,其形如肿,谓之支饮",尤当出现"心下痞,面色黧黑,其脉沉紧"时,"木防己汤主之"。可知本证为本虚标实,气虚水饮与瘀血兼见。张仲景又曰:若不愈,"木防己汤去石膏加茯苓芒硝汤主之",可知较之木防己汤证,该方证瘀血更甚,已发为积聚癥瘕,故仲景去木防己汤中利水之石膏,易软坚之芒硝,加茯苓,立"木防己汤去石膏加茯苓芒硝汤"以增强消积散结之力。葶苈大枣泻肺汤系《金匮要略·肺痿肺痈咳嗽上气病脉证治》治"肺痈,喘不得卧"之主方,为肺有痰饮,若痰饮积聚成脓,则用桔梗汤。首诊时路老以泻肺利水,化浊降逆法,方向正确,但药轻病重;急则治其标,二诊以活血软坚,利水消积,兼以益气护阴,并增加了利水药蝼蛄的用量,而取效。

蝼蛄为虫类药,古代中医多用于除肉中刺,溃痈肿,除恶疮。但黄元御《玉楸药解》记载,蝼蛄能利水消肿,开瘴除淋,消水病胀满、小便淋沥。蝼蛄性味咸寒,无毒,但现代临床却较少应用。路老认为,蝼蛄在治疗顽疾重病时的利尿消水作用是不可替代的,认证准确后,应大胆应用。但由于其利水之力较强,对虚中夹实之痰饮水湿重疾,应用从轻剂始用,逐渐增量,中病即止,以免伤及正气,反妨疾病恢复。因此首剂采用每日3g的剂量,因不效调至每日6g,增强了利水消积之力,又将口服药调整为侧重祛邪,兼以扶正的模式,体现急则治其标。方中突出特点是取《金匮要略·疟病脉证并治》中鳖甲煎丸之意,鳖甲煎丸是张仲景专为"疟母"而设,"结为癥瘕,名曰疟母……宜鳖甲煎丸"。路老认为,瘀血肝与"疟母"均为胁下积聚,可取同法论治。果然不出所料,三诊开始,病情一路平稳向好,患者尿量增加,排出稀便,"开鬼门洁净府",腹水消除,生活质量得到改善。与西医抽腹水相比,用中药通过二便排出积聚在体内的多余水分,减少了丢失蛋白的弊端。在之后的治疗中,始终坚持扶正与祛邪并举,采用软坚散结,活血通络的外用药,敷贴在癥瘕积聚的肝区,使局部缓慢吸收,保证了安全有效,而收功。

综观本案,患者为气虚血瘀,水湿泛滥之证,未见明显阳虚之象。路老恒以肃肺利水,软坚散结,活血扶正为原则,在此框架下,每一诊根据病情变化调整处方。以第四次会诊内服处方为例分析:方中桑白皮、葶苈子泻肺利水为主药;西洋参、太子参、麦冬、山药益气养阴以扶正;杏仁、枇杷叶肃降肺气,助桑白皮、葶苈子泻肺利水之力;车前草助水湿从下焦而走;枳壳、路路通、桃仁、莪术、制鳖甲行气通络,软坚化瘀;生谷芽、生麦芽助肝气升发之性,使气机"左升"即肝气升发,以助气机"右降",即肺气肃降,以通调水道。此升降有序,气机得行,则水湿得运,腹水得除,遂减轻了心脏负荷,心衰得到纠正。方中有路老独具匠心之处:其一,西洋参与太子参均为益气之品,为何叠用?路老认为,对于正气极虚之人,恐西洋参补气之力略雄,有性燥伤阴之虞,太子参益气生津,能减弱其燥性,二者合用,起到补气又护阴的作用。其二,谷芽与麦芽,通常多用于消食化滞,或下乳与回乳,但路老认为,谷、麦芽生用,能助肝气升发,炒用可助和降胃气,炒焦用有消积化滞的作用。此中蕴含路老所提倡的辨证论治圆机活法和调畅气机升降之法。

除上方外,投以虫药和外用药,也是取得疗效的重要因素。应用蝼蛄利水以治臌胀是路老独特经验,本案为顽固性心衰,病情向好转机,与蝼蛄的应用密不可分,但现代临床几无师徒间的言传心授,医院药房更无此药可用,近于失传。蝼蛄不宜长期应用,且利水仅为急治其标的权宜之计,瘀血肝不解决,腹水会卷土重来。遂改外用药,敷在胁下肝区部位,以使药效直达病所,化积消癥。方用:浙贝母、鸡内金、生山甲、桃仁、红花活血软坚,杏仁泻壅消肿,白芥子破壅消痰,姜黄破血消痈,阿魏破积消癥,皮硝软坚化滞,血竭破瘀行血。诸药合用,活血软坚,化积消癥之力雄,葱白通阳,以助诸药,消散瘀结。外用药需注意皮肤过敏,故贴敷 4 小时后即揭去,隔日再敷。

在心内科临床,与本案类似的充血性心力衰竭为常见病,多数病例用西药强心、利尿,可减轻心脏负荷,排出体内多余水分,以稳定病情。但心衰终末期,或产生耐药的病例,单靠西药,心衰很难得到纠正。中医药辨治心衰确实有效,慢性充血性心衰,包括心衰急性发作,多表现气虚/阳虚水泛,或气虚/阳虚血瘀,或兼而有之的证候。以益气温阳,利水化瘀法治之,即使不用西药,也确获佳效。但病情发展至瘀血性肝硬变腹水阶段,常规用药,很难奏效。若软坚散结、破瘀消癥之力不足,则积重难返。

本案真实记录了路老六次会诊,可以体会到其用药层层递进,先由重点扶正逐水,到重点消积聚,软坚散结,在顾及正气的同时,稳步增加祛邪力度。还可以体悟到路老在难治性危重症的辨治中是如何通过不断调整用药方向和侧重,体现了急则治标,缓则治本的具体方略。同时也可感受到在本案的治疗中,路老对张仲景《金匮要略》治法方药的精通与不拘。本案堪称是中医成功治疗现代临床危重症的珍贵经典医案,值得反复重温,深入理解与思考,并从中受益。

（李方洁）

# 第二节　舌　碎　痛

舌碎痛,包括舌裂与舌痛,前者是舌上出现裂纹,形状可有横纵,人字形,川字形,后者是舌有灼痛,辣痛,麻痛,涩痛等感觉。疼痛可在舌边、舌尖、舌心、舌根或全舌。现代"灼口综合征"的临床表现与舌碎痛相类似。

舌为心之苗,故舌碎痛直接反映心火上炎,无论心之实火抑或虚火均可反映于舌。又,足太阴脾经连舌本、散舌下,足少阴肾经夹舌本,其经脉络于舌本,肺系上达喉咙,与舌根相连。舌尖红刺灼痛,口渴心烦,不寐溲赤,属心火;舌痛在两侧,口苦易怒,属肝胆;痛在舌中,舌苔黄燥或苔黑而起芒刺,喜凉而不欲饮食,便秘而干结者,属阳明;舌辣而痛,属肝火;麻痛兼头痛目眩,苔腻而黄属痰火上攻;全舌色紫作痛,为脏腑热毒;若温热病后期,邪热久羁,热毒伤阴或温邪上受,肺胃热盛也可循经上犯,灼伤舌络而痛。舌碎痛的病性为"热"为"火",辨治需辨虚实、辨寒热、辨上下、辨脏腑、辨阴阳。虚实者,有阴虚的虚火上炎,抑或热毒之火,循经上犯,或痰热之邪扰心;寒热上下者,有真寒假热,即上热下寒,肾气虚寒,下焦不固,阴火上越;辨脏腑者,五脏相关,热邪有源于他脏,移热于心,而致心火上炎等。

舌碎痛的辨治,常以滋阴降火,交通心肾,清心导赤,清肝泻火,肺胃两清、清胆宁心,清脾经伏热为法。常用《小儿药证直诀》的导赤散、泻黄散、泻白散、六味地黄丸,及化肝煎(《景岳全书》)、知柏地黄汤(《医宗金鉴》)、竹叶石膏汤(《伤寒论》)、清胃散(《脾胃论》)、大承气汤(《伤寒论》)、黄连温胆汤(《六因条辨》)等。并需嘱畅情志,忌辛辣,保持作息规律和健康生活方式。

**案例　虚火上炎,心肾不交舌碎痛**

马某,女,62岁。1985年4月1日初诊,口舌溃烂疼痛10个月余。曾在某医院诊为"慢性舌炎",服维生素及清热解毒中成药,治疗月余无效。症见:全舌疼痛,有热辣感,伴口干咽燥,咽痛,喜冷饮,心烦不安,神疲乏力,纳少,时有心悸,大便艰涩,4~5日一行,望之面色萎黄,形体消瘦,少气懒言,舌体瘦小,舌光无苔,舌中及舌边多处有裂纹,脉沉细小数。证属阴虚火旺,津液不足,治以滋阴降火,益气生津。以三才封髓丹(《医学发明》)化裁。方用沙参15g、生地10g、熟地9g、麦冬15g、白芍12g、玉竹15g、山药15g、太子参15g、砂仁3g、牛膝15g、黄柏3g。

二诊:口燥咽干,心烦等症状明显减轻,宗前法,去白芍,改生地为15g、熟地15g,加肉桂3g。

三诊:舌痛渐轻,舌面已有少许薄苔,饮食有增,唯近日感胸闷,大便干结,再以前方去牛膝,加瓜蒌仁20g、代赭石15g,以宽胸降气,润肠通便。

四诊:舌痛又轻,舌裂纹处已见愈合,舌苔薄白,面色红润,精神转佳。效不更方,继进5剂后,舌痛杳,舌无裂纹,阴虚发热症状基本消失,改以益气健中,养阴增液法,以善后。

**按语:**本案证属阴虚火旺,津液不足,治以滋阴降火,益气生津,取三才封髓丹化裁。三才封髓丹出自李东垣《医学发明》,方由天冬、熟地、人参,即所谓"天地人"三味药组成,合封髓丹(砂仁、黄柏、甘草)而成。方中天冬滋阴生水,熟地滋补肾阴,人参益气补脾,"天地人"有上中下三焦滋补功能;封髓丹能纳气归肾。清代医家郑钦安认为,封髓丹中黄柏味苦入心,禀天冬寒水之气而入肾,甘草调和上下,又能伏火,真火伏藏,黄柏之苦和甘草之甘,苦甘能化阴,砂仁之辛合甘草之甘,辛甘能化阳,阴阳化合,交会中宫,则水火既济,心肾相交。本案初诊时,方以三才封髓丹加沙参、麦冬、白芍、玉竹、山药,以增强滋阴作用,加川牛膝以引热下行。二诊时,增加生地、熟地用量,以增滋阴降火之力,加肉桂3g,以引火归原,导龙入海,使上焦虚火得以下降,诸药合用使心肾相交,水火既济。三诊时,舌痛向好,舌苔来复,故针对大便干结,加瓜蒌仁,代赭石,以宽胸降气,润肠通便。此上下相交、寒热得复、阴阳得平,而病愈。

(李方洁)

## 第三节 "更年心"

"更年心"是中年向老年期过渡阶段,是人体从发育旺盛成熟的巅顶逐渐下衰的过程中,由于肾气虚衰,体内阴阳平衡失调,气血运行悖逆,脏腑功能紊乱,常发生的诸多难以名状之不舒,其中以经常出现心悸胸痛,伴众多易变性或然症表现者,称为"更年心"。更年心多见于女性,男性亦可发生。

更年心的发生与心肾阴阳虚衰,精血失于资生,手足少阴经脉失于濡养,水火不能相济,阴阳失衡关系密切。更年心多见心悸胸闷,或胸痛,情绪不稳,心中懊恼,烦躁,善太息,多疑易妒,烘热汗出,及性功能低下等。常兼有:①失眠多梦,易惊怯怕,口苦干呕等;②以下肢为主的关节酸痛,肢体麻木,皮肤如有蚁行;③身体浮胖臃肿,胸腹满闷撑胀,动则气短乏力,肢体肿胀坚实略带弹性;④胸满腹胀,胸胁掣痛,善怒噫气,厌食恶心;⑤眩晕,头重脚轻,行路不稳;⑥面色萎黄,神倦气短,自汗便溏;⑦爱深居暗室,恶闻响声,惧怕见人;⑧女性月经紊乱或停止,性功能低下,男性遗精或阳痿等。"更年心"的舌象多无固定特殊征象,脉象以沉、细、弦、滑,偶有结代为多见。

"更年心"治宜补益肾气,燮理阴阳。用燮更方(路志正经验方)。兼心神不宁,胆失静谧之烦躁,易惊、失眠者,加黄连温胆汤(《六因条辨》);兼经络痹阻之肢体麻木,关节疼痛者,酌加防己、五加皮、怀牛膝、鸡血藤、威灵仙、炒桑枝等;兼气滞血瘀、痰湿内停,水液潴留之浮胖臃肿者,加三棱、莪术、薏苡仁、玉米须、泽泻、茯苓皮等;兼肝郁脾虚之胸胁胀满,疼痛者,加柴胡、醋香附、绿萼梅、玫瑰花、郁金、谷麦芽等;兼肝阳上亢之情绪不稳,面部潮红者加夏枯草、珍珠母、灵磁石、草决明、龟板、白芍、丹皮等；兼气血两虚之气短、自汗、便溏者，加黄芪、炮姜、太子参、炒白术等；兼肝血虚之惊惧者，加当归、白芍、枸杞、乌梅等。

**案1　阴阳失调，痰浊内生"更年心"**

张某，女，50岁。五年前不明原因出现心悸，胸闷气短，并有情绪不稳，常无故烦躁易怒，多疑善悲，体态渐趋发胖，经数医治疗无效。现心悸加重，动则气促阵汗，失眠惊恐，常疑别人背后说其坏话，已绝经。体态臃肿，大腹便便，行走蹒跚。查血脂偏高，血压正常，心电图示：偶有早搏。查甲状腺无异常。舌质黯红，舌胖有齿痕，苔白微腻，脉沉弦微数。诊为"更年心"。治以平衡阴阳，行气化痰除湿。方用燮更方（路志正经验方）加减：仙灵脾12g，肉苁蓉12g，巴戟天12g，生地12g，丹参12g，枳实10g，半夏10g，三棱9g，莪术9g，郁金10g，泽泻10g，玉米须20g。水煎服。持续服药月余，诸症状明显改善。

**按语**：本案除心悸外，尚有胸闷体胖等，临床很容易诊为胸痹。前数医按"冠心病"治疗，虽可一时有缓解之势，复又加重，终不能愈。该病胖肿与通常所说水肿不同，面部或下肢指压时虽有凹陷，但有弹性，往往可随指即起，应与肾性水肿及黏液性水肿相鉴别。患者貌似壮实，往往倦怠乏困，性欲低下等。治疗时除平衡阴阳，和调五脏外，还要注意其血瘀湿阻气郁的病机，切忌妄攻或过补。

本案所用燮更方，作为治疗更年心的基本方，由仙灵脾、肉苁蓉、巴戟天、熟地、山萸肉、丹参、盐知母、盐黄柏、肉桂、半夏、枳实、益母草、生龙骨、生牡蛎组成。方中仙灵脾、肉苁蓉、巴戟天三药补而不滞，温而不燥，是平和的补肾助阳药物；熟地、山萸肉补肝肾，益阴血，与上三味药配合，阴生阳长，相互滋生，有平衡阴阳之妙；配丹参一味，功同"四物"，养血活血；以知母、黄柏、肉桂，交通心肾，引火下行；半夏、枳实降逆宽中，化痰祛湿，使全方补而不腻；益母草活血利水，龙骨、牡蛎滋阴潜阳，安神定志。全方有调理水火，平衡阴阳，宁心安神之功效(引自:《路志正心病专集》)。

**案2　阴阳失调,胆热扰心"更年心"**

马某,女,47岁。两年来,自觉胸闷心慌,惕惕然惧怕见人,烦躁不安,易于激动,失眠(有时几夜无睡意),身体瘦弱,面部阵发潮红,时而自汗,自以为患了"心脏病",唯恐突然死去,疑其丈夫作风不正,时常尾随偷窥夫之行踪,月经先期,色黯,尿频灼热。各项理化检查无异常。舌红,苔薄白,脉弦细微数,左手脉上鱼际。诊为"更年心"。治以平衡阴阳,宁胆安神。方用燮更方(路老经验方)合黄连温胆汤(《六因条辨》)加减:仙灵脾12g,肉苁蓉12g,巴戟天12g,生地、熟地各12g,枳实10g,竹茹12g,清半夏9g,百合15g,黄连3g,丹参15g。水煎服。以上方为基础,以白芍、胆南星、栀子、酸枣仁、阿胶、龙齿、麦冬、五味子等加减。治疗近三个月,心慌疑虑已愈,除偶有失眠外,余无不适。

**按语**:本例患者,体质较瘦,性格急躁。中医治前,曾诊为"自主神经功能紊乱,精神分裂前期",曾用"谷维素、维生素B、地西泮、多塞平"等药物治疗,病情每况愈下,中医治疗期间,经过多次思想疏导,并嘱其丈夫示以体贴温存,避免精神刺激,忌生气等不快的事情发生,经常参加户外活动,禁食辛辣食物等,多方面配合治疗,故而获愈(引自:《路志正心病专集》)。

(李方洁)

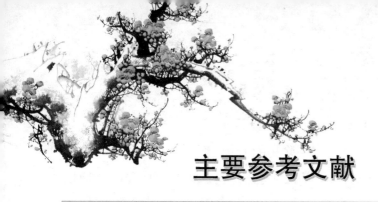

# 主要参考文献

[1] 路志正,路京华. 多寐的辨证施治[J]. 中医杂志,1980(3):16-18.

[2] 路志正,路京达. 医话二则[J]. 中医杂志,1980(9):20-21.

[3] 路志正. 胃不和则卧不安[J]. 实用中医内科杂志,1987(2):51.

[4] 路志正. 调理脾胃法在胸痹治疗中的运用[J]. 北京中医,1988(2):5-7.

[5] 李方洁. 路志正教授辨治心痹四法[J]. 辽宁中医杂志,1989,13(4):4-5.

[6] 路志正,李方洁. 清胆和胃疗心痹[J]. 辽宁中医杂志,1989,13(6):7.

[7] 李方洁. 调理脾胃法在心痹治疗中的应用[D]. 北京:中国中医科学院,1989.

[8] 李方洁. 路志正调理脾胃治疗胸痹学术思想概要[J]. 中医杂志,1990(2):11-12.

[9] 李平. 调理脾胃法治疗脾胃心痛的临床研究[D]. 北京:中国中医科学院,1991.

[10] 李方洁. 调理脾胃法治疗胃心痛的临床与实验研究//国际中医心病学会议论文集[C]. 北京:[出版者不详],1992.

[11] 高飞. 国际中医心病学术会议述要[J]. 中国医药学报,1993,8(2):53-56.

[12] 路志正. 肝心痛证治[J]. 北京中医,1994(1):17-20.

[13] 魏静. 路志正运用温胆汤治疗冠心病的经验[J]. 光明中医,1995(4):26-28.

[14] 高荣林,李连成. 路志正调理脾胃法治疗胸痹的经验[J]. 中国医药学报,1996(3):33-34.

[15] 高荣林,李连成,路志正. 路志正调理脾胃法治疗胸痹300例临床观察报告[J]. 中医杂志,1996(10):606-607.

[16] 高彩霞,王中原. 路志正调理脾胃法治疗胸痹 58 例临床观察报告[J]. 河南中医,1996(5):39-40.

[17] 李方洁. 脾虚造模大白鼠心脏功能改变及对调脾益心汤治疗反应的实验研究[J]. 中国中医基础医学杂,1998,4(s):160.

[18] 路志正. 路志正心病专集[Z]. 北京:[出版者不详],1998.

[19] 李锡涛,韦大文. 路志正辨治肾虚心痛[J]. 中国医药学报,1998(2):78.

[20] 高荣林,李连成,路志正. 路志正调理脾胃法治疗胸痹经验的继承整理研究[J]. 医学研究通讯,1998(8):9-10.

[21] 杨丽苏. 路志正从肾论治心痛的经验[J]. 安徽中医临床杂志,1998(5):299-300.

[22] 杨凤珍,王丽,路志正. 肝心痛辨证论治研究[J]. 中医药学报,1999(3):12-13.

[23] 路志正. 调理脾胃法在胸痹治疗中的运用[J]. 中国中医急症,1999(5):198-199.

[24] 杨凤珍. A 型行为与肝心痛相关性的流行病学研究[J]. 中医药学报,1999(3):6-7.

[25] 杨凤珍. 肝心痛辨证论治研究[J]. 中医药学报,1999(3):11-13.

[26] 路志正. 肾心痛辨治[J]. 中国中医药信息杂志,2000(4):5-7.

[27] 焦树德,路志正. 实用中医心病学[M]. 北京:人民卫生出版社,2001.

[28] 路志正. 肾心痛证治精要[J]. 中医药学刊,2002,20(3):266-267+313.

[29] 余瀛鳌. 新世纪中医临床医著的精品——荐阅《实用中医心病学》,《中医心病诊断疗效标准与用药规范》[J]. 中国中医基础医学杂志,2002,8(7):81-82.

[30] 杜少华,张敏,赵艳萍. 路志正老中医芳香化浊治疗心绞痛经验[J]. 新疆中医药,2003,21(2):38.

[31] 李平. 路志正教授调理脾胃法在内科临床运用经验[J]. 北京中医药大学学报,2003,10(1):23-28.

[32] 李方洁. 调脾胃治疗冠心病的理论与临床探讨[D]. 北京:中国中医科学院,2005.

[33] 王秋风,路洁,边永君. 路志正教授调理脾胃治疗眩晕经验[J]. 中医药学

刊,2005(12):2142-2143.

[34] 王秋风,路洁,边永君,等.路志正教授调理脾胃心法[J].中国中医基础
医学杂志,2005,11(12):941-942.

[35] 苏凤哲,杨嘉萍.路志正教授用药心法[J].世界中西医结合杂志,2006
(1):8-10.

[36] 高荣林,朱建贵,李平,等.路志正调理脾胃学术思想探讨[J].中国中医
基础医学杂志,2006(2):157-158.

[37] 路志正.北方亦多湿续论[J].中华中医药杂志.2006,21(9):515-518.

[38] 魏华,路洁,王秋风.路志正教授运用脏腑相关理论救治心脑血管病经验
举要[J].中国中医急症,2006(12):1369-1370.

[39] 边永君,路洁,王秋风,等.浅议从脾胃论治眩晕[J].中国中医基础医学
杂志,2007(6):404+410.

[40] 路志正.中医湿病证治学[M].北京:科学出版社,2007.

[41] 于晓东.路志正治疗眩晕用药经验[J].辽宁中医杂志,2007(12):
1686-1687.

[42] 宋军,路志正.路志正教授调理脾胃法治疗胸痹的经验[J].中华中医药
刊,2008(8):1648-1650.

[43] 范道长,石瑞舫.路志正教授应用代茶饮剂经验介绍[J].新中医,2008
(10):10-11.

[44] 李平,周雪忠.基于无尺度网络模型的路志正教授核心经验方药初步探
讨[J].中国中医药信息杂志,2008,15(8):96-97.

[45] 宋军,路志正.路志正调理脾胃法治疗胸痹的方药运用规律研究[J].中
国中医基础医学杂志,2009,15(2):123-124+132.

[46] 刘喜明,路洁,苏凤哲,等.路志正教授调理脾胃法治疗慢性疑难病证学
术思想研究之一[J].世界中西医结合杂志,2009,4(02):82-84+90.

[47] 武飒,李平,高荣林,等.路志正从脾胃论治胸痹经验[J].中华中医药杂
志,2009,24(3):340-343.

[48] 路志正.路志正医林集腋[M].北京:人民卫生出版社,2009.

[49] 李平,武飒,耿雪岩.路志正教授从脾胃论治胸痹经验[J].中华中医药杂
志.2009,24(3):340-343.

[50] 刘喜明,路洁,苏凤哲,等. 路志正教授调理脾胃法治疗疑难病证的学术思想研究之二[J]. 世界中西医结合杂志,2009,4(4):233-237.

[51] 苏凤哲,路洁,刘喜明. 路志正教授治疗外感不寐临床经验[J]. 世界中西医结合志,2009,4(5):312-314.

[52] 卢世秀,苏凤哲. 路志正教授从中焦论治心悸撷要[J]. 世界中西医结合杂志,2009,4(12):837-838+852.

[53] 路志正. 中医湿病证治学[M]. 2版. 北京:科学出版社,2010.

[54] 苏凤哲,卢世秀. 路志正教授从五脏论治不寐经验[J]. 世界中西医结合杂志,2010,5(1):1-3.

[55] 刘宗莲,路洁,王秋风,等. 国医大师路志正从湿辨治冠心病学术思想初探[J]. 中华中医药杂志, 2010,25(3):379-381.

[56] 冯玲,路洁,苏凤哲. 路志正教授治疗老年冠心病的经验(一)[J]. 世界中西医结合杂志, 2010,5(10):834-836+882.

[57] 冯玲,路洁,苏凤哲. 路志正教授治疗老年冠心病经验(二)[J]. 世界中西医结合杂志, 2010,5(12):1017-1020.

[58] 冯玲. 路志正教授调理脾胃法的润燥思想[J]. 中华中医药杂志,2010,25(12):2210-2213.

[59] 冯玲,路志正. 路志正脾胃学术思想探微——新时代内伤脾胃的致病因素[J]. 中华中医药杂志,2010,25(5):693-696.

[60] 冯玲,苏凤哲,刘喜明,等. 从"顾润燥"谈路志正调理脾胃法的学术思想[J]. 世界中西医结合杂志,2010,5(2):93-95.

[61] 苏凤哲,冯玲,路洁. 路志正教授从脾胃论治情志疾病临床探讨[J]. 世界中西医结合杂志, 2010,5(5):382-385.

[62] 苏凤哲,冯玲,刘喜明,等. 脾心痛证治——路志正教授学术思想探讨[J]. 世界中西医结合杂志,2010,5(7):564-566.

[63] 苏凤哲,冯玲,刘喜明,等. 胃心痛证治——路志正教授学术思想探讨[J]. 世界中西医结合杂志,2010,5(8):652-654.

[64] 石瑞舫. 路志正运用加味温胆汤治疗不寐经验[J]. 河北中医,2010,32(11):1610-1611.

[65] 尹倚艰. 路志正治疗心血管病验案4则[J]. 中国中医药信息杂志,2010,

17(11):83-85.

[66] 王秋风,边永君,张华东,等. 路志正从湿论治内科杂病验案举隅[J]. 中国中医药信息杂志,2010,17(9):84-85.

[67] 李福海,苏凤哲,路志正. 圆机活法调脾胃[J]. 中华中医药杂志,2010,25(07):1032-1034.

[68] 宋军,路志正. 路志正教授调理脾胃治疗冠心病的临床证候学研究[J]. 中华中医药杂志, 2010,25(12):2261-2263.

[69] 苏凤哲,冯玲,刘喜明,等. 胆心痛证治-路志正学术思想探讨[J]. 中医临床研究,2010,24(2):1-3.

[70] 卢世秀,苏凤哲. 路志正从脾胃论治失眠[J]. 北京中医药,2011,30(1):15-16.

[71] 石瑞舫. 路志正运用温胆汤加味治疗不寐经验[J]. 河北中医,2011,33(6):810-811.

[72] 王振涛,杨凤鸣. 路志正辨治胸痹心痛经验[J]. 河南中医,2011,31(6):589-591.

[73] 高尚社. 国医大师路志正教授治疗冠心病心绞痛验案赏析[J]. 中国中医药现代远程教育, 2011,17(9):5-7.

[74] 姜泉,路志正. 路志正临床整体辨证思维探讨[J]. 中医杂志,2011,52(9):1633-1634+1642.

[75] 宋军,路志正. 路志正教授调理脾胃法治疗冠心病的用药规律研究[J]. 世界中西医结合杂志, 2011,6(9):801-803+819.

[76] 李剑颖,杨建宇. 国医大师路志正治疗胸痹临床路径探讨[J]. 四川中医, 2012,30(2):6-7.

[77] 毛宇湘. 路志正治顽固性失眠经验[N]. 中国中医药报,2012-10-10(4).

[78] 毛宇湘. 路志正教授治疗顽固性失眠经验管窥[J]. 环球中医药,2012,5(1):50-51.

[79] 张维骏,路洁,刘喜明,等. 路志正教授调升降学术思想之治湿调升降法初解[J]. 世界中西医结合杂志,2012,7(11):931-933.

[80] 冯玲,尹倚艰,苏凤哲,等. 从"纳化"谈路志正教授调理脾胃法的学术思想[J]. 世界中西医结合杂志,2012,7(3):190-194.

[81] 高尚社. 国医大师路志正教授辨治心力衰竭验案赏析[J]. 中国中医药现代远程教育. 2012,10(10):4-6.

[82] 杨利,路洁,路喜善,等. 路志正教授治疗眩晕经验撷英[J]. 世界中西医结合杂志, 2012,7(12):1018-1021.

[83] 张维骏,刘喜明,刘润兰,等. 路志正"调升降"学术思想探源[J]. 中医杂志,2012,53(22):1905-1908.

[84] 高尚社. 国医大师路志正教授治疗失眠验案赏析[J]. 中国中医药现代远程教育,2013,11(13):4-6.

[85] 周计春,路洁,邢风举,等. 浅述路志正教授五爪龙应用经验[J]. 时珍国医国药, 2013,24(11):2778-2779.

[86] 刘绪银,路志正. 国医大师路志正教授从脾胃论治胸痹(冠心病)[J]. 湖南中医药大学学报, 2015,35(7):1-4.

[87] 肖璐,隋歌川,冯玲. 路志正教授调理脾胃法治疗胸痹经验举隅[J]. 世界中西医结合杂志, 2015,10(8):1066-1068.

[88] 隋歌川,肖璐,冯玲. 基于数据挖掘的路志正教授治疗胸痹用药规律研究[J]. 中国中医药信息杂志, 2015,22(11):38-41.

[89] 王秋风,刘宗莲,尹倚艰,等. 国医大师路志正调理脾胃常用药物选介[J]. 中华中医药杂志,2015,30(01):107-109.

[90] 周育平. 路志正升阳除湿法运用特点[J]. 中医杂志, 2016,57(9):731-733.

[91] 隋歌川,冯玲,史丽伟,等. 基于临床医案数据挖掘路志正教授治疗高脂血症的临证经验[J]. 中国全科医学,2016,19(16):1976-1980.

[92] 祝珍珍,袁灿宇,袁智宇,等. 心力衰竭的古病名探究[J]. 中国中医基础医学杂志,2017,23(11):1509-1511.

[93] 刘宗莲,杨凤珍,王秋风. 国医大师路志正调理脾胃治疗高脂血症经验[J]. 中华中医药杂志, 2017,32(9):4012-4014.

[94] 孟令一,路洁,赵静,等. 路志正教授从脾胃辨治眩晕经验撷英[J]. 上海中医药大学学报, 2017,31(1):1-3.

[95] 高社光,路志正. 国医大师路志正辨治疑难病的思路[J]. 湖南中医药大学学报,2017,37(01):1-8.

［96］周育平,路志正. 烟草致病的病因病机初探［J］. 中国中医药信息. 2017, 24（9）:118-119.

［97］卢世秀. 路志正从五脏藏神论治不寐［J］. 中国中医药报,2017-12-18（5）.

［98］李维娜,冯玲,隋歌川. 从痰浊论治高脂血症研究进展［J］. 山东中医杂志,2017,36（5）:430-433.

［99］李维娜,冯玲. 高脂血症从脾论治探幽［J］. 世界中西医结合杂志,2017, 12（4）:577-580.

［100］李金懋,李平. 国医大师路志正补益法治疗胸痹心痛经验撷英［J］. 世界中西医结合杂志, 2019,14（6）:758-760,767.

［101］严郑元,周祯祥,汪琼,等. 国医大师路志正调理脾胃法用药规律及其在胸痹中的应用比较分析［J］. 时珍国医国药,2020,31（2）:463-465.

［102］李维娜,冯玲,王秋风,等. 国医大师路志正从肝脾论治胸痹撷英［J］. 中华中医药杂志, 2020,35（9）:4432-4435.

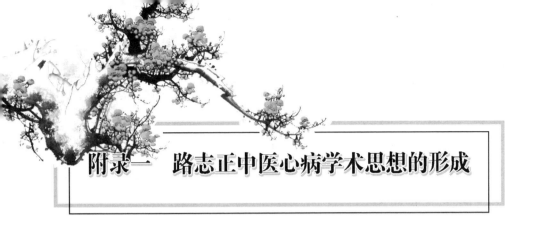

# 附录一　路志正中医心病学术思想的形成

路志正是当代著名中医临床学家,擅长中医内科杂病,对妇、儿、针灸亦有较深造诣,其中对于中医心病的诊疗,凝练了其整体观、辨证论治、善调脾胃,注重气机升降和湿邪致病的学术思想和中医理论建树。

## 一、中医心病学术特色的形成

### (一) 大师养成

燕赵大地,历史悠久,名医辈出,医药文化成就丰厚。路老出生的河北藁城,西倚太行,东临渤海,北望京津,南达羊城,位居冀中平原中西部,自古以来为北方粮仓,商衢要道,与曾是历代府衙的正定一样是华北平原上一座历史名城。如果存在"时空穿越",可以看到早在元代,距路老家乡北洼村十几千米之遥的藁城县有一位大名医——李东垣晚年的弟子罗天益。天益经过学习和传承,尽得师传之秘,对恩师学术思想和临床经验进行了整理,完成多部医学著作,对传承东垣之学起到很重要作用。路老幼承父教,立志学医,少年即随伯父悬壶乡里,也许已深受影响。

在漫漫学医路上,颂读经典,心中暗记,细细揣摩,在行医实践中,遇到问题反复思考,多方查证,直到真正理解为止。那时《伤寒论》《金匮要略》《本草备要》作为启蒙,常携身边,后精读《灵枢》《甲乙经》《针灸大成》中的重要篇章,熟读其中《百症赋》《标幽赋》《马丹阳十二穴》和《医宗金鉴·针灸心法》中的"经脉循行歌""穴位分寸歌",在数十年间也常用针灸屡起沉疴。

1939 年,路老 19 岁时开始了独立应诊,在经历了无数次信心不足,疑惑彷徨和困难挫折感之后,渐渐养成了"白天看病,晚上读书"的习惯,即所谓带着问题学的方法。阅读了大量的先贤医案,如喻嘉言《寓意草》《柳选四家医案》《临证指南医案》等,都是这一时期的案头书。在年复一年,日复一日的行医实践中,在一次次用中医药救治危重患者的过程中,经验在慢慢积累,认识在逐渐升华,理论在逐步提高,中医独有的思维方式在心里扎下了根。

1949 年,中华人民共和国成立,百废待兴。但中医却被当时的政策定义为"旧医"和"封建医",而受到限制。1952 年,路老在北京中医进修学校经历了两年的"中医进修西医"的学习之后,被分配到卫生部医政局医政处中医科工作,负责管理中医人员进修、处理来信来访和在医务室出诊看病。其间路老还参加了《北京中医》杂志(现《中医杂志》的前身)的创办工作。1954 年,根据毛泽东主席中医工作的指示精神,卫生部成立了中医司,中医重又受到应有的重视。因工作关系,路老结识了章次公、秦伯未、任应秋、李重人、魏龙骧等一批名医大师,并与他们并肩工作,积极推动中医工作的发展,学习和收获积累了更多中医理论和临床经验。直到 1966 年,每个人都随着时代的大潮,经历了 10 年的特殊时期和蹉跎岁月,中医也一样经历了考验。

1973 年路老重回卫生部后,经过反复考虑和多次申请,辞去卫生管理工作,到中国中医研究院(现中国中医科学院)广安门医院做了一名普通医生,从此开始了一段新的生活。当时在广安门医院内科工作,诊疗了很多内科杂病。那时中医界在活血化瘀法治疗心脏病方面的研究比较深入,且取得了很大成绩。但也有只要一提心脏病就用活血化瘀,其他的中医治疗法则都被忽视的情况。路老认为,这脱离了中医本质,使一些病例的治疗效果不理想。

一次路老接诊一位刚出院第二天即复发,又回医院复诊的心律失常患者。经四诊合参,诊为湿热中阻,上遏心阳,气血失畅。治以宣肺化浊,清热除湿,方用甘露消毒丹变通。服药几天后,患者康复,随访一年未再复发。此案对路老触动很大,一种疾病按其成因及表现,应有不同证候之分。因此在临证时,切莫受西医病名所左右,只要紧扣"辨证论治"中医这一活的灵魂,做到灵活变通,不少疑难病是有向愈可能的,正如我们常说的的一句话:"言不可治者,未得其术也。"

经过几年的摸索,查阅了大量的文献资料,路老更坚信自己的观点是正确的,于是决定采取调理脾胃的方法治疗冠心病。他又先后带领几名研究生,争取到了一定数额的科研经费,开展相关课题研究。还把《灵枢·厥病》篇中,有关肝、肺、肾心痛等针刺治疗内容,及西医学中"心身医学"理论,运用到内科中来,补充了有关舌脉、证治等内容,并对肝心痛的中医辨治进行观察。这样使中医的思路更加宽阔,突出了中医整体恒动观,为进一步开展"五脏心痛"理论和"调理脾胃法治疗胸痹心痛"的研究打下了良好的基础。

1983 年 11 月,路老奉派赴泰国,交流中医药学术,开展医疗工作。由于华侨后裔有喜用中医药治病的习惯,故前来求诊者甚众,包括各个阶层。通过与大量患者接触,路老看到泰国地处东南亚,气候炎热,雨量充沛,时虽阳历 11 月,仍着夏装,早晚降雨,中午晴朗,烈日下逼,地气上腾,故暑气逼人,湿度较大。室外温度高达32℃左右,外出则汗流浃背,腠理开泄,衣衫尽湿,烦热难当;而室内因有空调设备,居则冷气习习,凉爽宜人,暑热顿消。然寒凉暴至,腠理闭塞。这种忽冷忽热,室内外温度之悬殊变化,使人之机体卫外功能,难以骤然适应,久而久之,则卫气不固,表阳虚衰,致患者经常感冒,鼻塞衄衄,咳嗽咽痛,肢体关节酸楚,纳谷呆滞,精神倦怠等症交至。

另一方面,看到当地人们在衣着、饮食和生活习惯方面,为解除炎热,而喜贪凉饮冷,汽水加冰,久之阴寒内盛,损伤脾胃之阳,致寒邪凝滞,招致气机痞塞,纳化失常,升降悖逆,而脾胃病作。加之过食肥甘厚味,耽于酒色,而肾精亏虚,消渴病等亦随之而至。男子短衫短裤,女子赤足短裙,肌体暴露而少防护,卒遭酷热之侵,复受冷气之袭,脾虚况盛而中阳式微,土壅木郁而肝失调达,则痹证、带下、月经病纷至沓来。同时,由于雨水较多,地理潮湿,经常涉水淋雨,从事水中作业,而湿疹、皮肤病等迭见。深感地土方宜,对人体发病有着密切的联系,医者不可忽视,而开始进行深入研究,写出了"泰国曼谷地土方宜与发病关系刍议"的文章。指出当地生活方式带来湿邪致病,不容忽视。

后来出版的《实用中医心病学》《医林集腋》《中医湿病证治学》等专著的字里行间,反映路老自20世纪80年代开始对胸痹、湿气为病这些现代中医临床常见疾病病因的认识和对治疗的思考,以及对调脾胃,理中焦气机的临床运用。其代表性的医案医话有《北方亦多湿邪论》《博采众长调脾胃》《调理脾胃法在胸痹治疗中的运用》等。

由于20世纪80—90年代我国经济水平迅速提高,人们膳食谱和生活方式都发生了很大变化,因过食肥甘,少动多静,致痰瘀阻滞脉道的胸痹,屡屡增多,前所未见。这种疾病谱的改变对中医提出挑战。当时路老所在的广安门医院内三科集中了优秀的上海医学院和北京医学院毕业的西学中人员和业务精干的中医院校毕业的研究生。科室的主要诊疗任务是心肺疾病,在门诊接诊的大量心脏病患者,都是从国内外慕名而来的经西医治疗效果不佳的或拒绝西医治疗的;病房收治的急危重症患者,经西医学救治难以解决的问题经常找路老会诊;同时也为中央领导保健和参与国际医疗会诊。这些都加速了路老中医心病诊疗学术特色的形成。路老精研中医经典《灵枢》与《素问》、仲景著作、温病理论的相关篇章,揣摩先贤医理方药并验之临床,使路老发现许多解决诊疗难题之肯綮;并把临床难题转变为科学命题,带领研究生深入探讨,逐步形成"调脾胃、助运纳、护心神;理气机、化湿浊、利心脉"的心病诊疗特点,被学术界广泛认可,应用于心血管疾病领域。

### (二) 精研典籍手不释卷

中医经典对路老学术思想产生很大影响。如心病的文献记载早于《黄帝内经》,河南殷墟甲古文中就有"心疾"字样;长沙马王堆古墓出土的帛书《足臂十一脉灸经》上也载有:"心痛,心烦而噫。"《阴阳十一脉灸经》载有:"臂钜阴脉……其所产病:胸痛、脘痛、心痛、四末痛、瘕,为五病。"从中可以看出心病是古老的疾病。

又如《黄帝内经》总结秦汉以前医学成就,全面系统地阐述了中医对人体生理、病理、病因、病机、治法、摄生的认识,以天人合一整体观为基础,建立了以五脏为中心,五行为框架的四时五脏阴阳体系,成为后世中医学理论不断发展的奠基石。还把心置于至高至尊的地位。"心者,君主之官也,神明出焉"(《素问·灵兰秘典论》),"心者,五脏六腑之大主"(《灵枢·邪客》)。

关于心病,《黄帝内经》也有很多详细的论述,如"心病者,日中慧,夜半甚,平旦静"(《素问·脏气法时论》);"夫病传者,心病先心痛,一日而咳,三日胁支痛,五日闭塞不通,身痛体重"(《素问·标本病传论》),是《黄帝内经》对心病发病规律、传变顺序的描述。"真心痛,手足清至节,心痛甚,旦发夕死,夕发旦死"(《灵枢·厥病》),指出心病重证的表现与预后;《黄帝内经》中病机十九条、《脉要精微论》《宣明五气》等都有关于心病因、病机、心病记脏腑相关等的阐述,成为中医心病学理论的最早来源。

继《黄帝内经》之后,张仲景在《伤寒论》和《金匮要略》中对心病的阐述和发挥都达到创造性的高度,其所立心病治则治法,临证方剂。其中对心悸、烦躁、惊狂、奔豚、胸痹心痛、短气等心病范畴病证临床表现的描述,提出"阳微阴弦"的心病病机,创立桂枝甘草汤、桂枝加桂汤、桂枝甘草龙骨牡蛎汤、桂枝去芍药加蜀漆龙骨牡蛎救逆汤,以及为心悸所立的炙甘草汤等,至今仍广泛用于临床。《金匮要略》的中栝蒌薤白白酒汤、栝蒌薤白半夏汤、枳实薤白桂枝汤、人参汤、橘枳姜汤等,实开调脾(胃)治胸痹治疗之先河。这些都是路老心病学术思想形成的理论源泉。

### (三) 临床诊疗集腋成裘

1. 辨治冠心病快速性心律失常　冠心病频发早搏,路老多以祛湿化浊,通脉化瘀法,用藿朴夏苓汤(《医原》)变通;对于体胖肢倦、腹胀便溏,脘闷纳呆,烦躁不安,便溏不爽,胸闷憋气,心悸频作,舌胖质红,苔厚色黄,脉弦数者,路老辨为湿热壅盛,痰阻中焦,蒙蔽胸阳,治以清热除湿,方用甘露消毒丹变通,以理气化浊;待湿热得清,则以益气养阴收工。

2. 病毒性心肌炎初、中、后三期辨治　对于病毒性心肌炎初期,常因外感实邪、疫毒之气,路老遵叶氏卫气营血辨证,轻则轻清宣透,不过用苦寒。重则痰热结胸,予以小陷胸汤、泻白散,蠲痰热,清肺气,平心气。病至中期气阴两伤,余邪留恋,多以竹叶石膏汤(《伤寒论》)加山药、青蒿、鳖甲,清余热,复气阴;后期体质日衰,正气大虚,脉虚数或结代,予以炙甘草汤益气滋阴,养心育神。

3. 治梅毒攻心病　梅毒病之初期称"杨梅疮",其毒在肌肤,用万灵丹,发表解毒;侵入骨髓,则用九龙丹(《外科正宗》)等清泻骨髓之毒;到了晚期,毒邪深入,内攻心脉,引起梅毒性心脏病,按胸痹心悸辨证论治,治病求本,除小陷胸汤(《伤寒论》)宽胸开结外,当加入解毒之品。路老还重用前人仙遗粮汤(《外科正宗》)中的仙遗粮(即土茯苓)以解毒。

### (四) 面向前沿不断思考

近几十年来,由于经济发展和卫生水平提高,人均寿命延长,人们的生活方式、饮食结构发生改变,随之疾病谱也发生了很大变化。由原先以生物致病为主,变为以生活方式致病的慢性全身性疾病日益高发。如高血脂、高血压、冠心病、糖尿病等,都成为临床最常见的痰病,对现代中医临床提出新的挑战。路老意识到,其主要根源是因过食生冷肥甘油腻炙烤等不良饮食习惯，脾胃受伤，运化不及，聚湿酿痰，瘀而化热，或高龄老人阴虚营亏，脉道空虚，或气滞血瘀，痰瘀互阻，致脉道不畅，而在城市中，多静少动，老年人尤其容易感到孤独寂寞，胸襟失旷，情绪抑郁，气血乖戾，阳气不彰，气不化血，脉道空虚而致血脉不通。提出脾肾两虚，气血失和，脏腑失调，是老年疾病的共同病机，心病病位在心，但不止于心。人是有机整体，五脏失调均可导致心病。指出重视五脏功能，尤其是脾胃的运化功能和气机升降功能，重视不同脏腑失调导致心病的临床特点，才能准确把握病机，治病求本。

**（五）教学相长学验俱增**

1. 指导研究生总结调理脾胃法在心痹治疗中的应用　1986—1989 年，路老指导研究生李方洁完成了《调理脾胃法在心痹治疗中的应用》的学位论文，其中包括了"路志正运用调理脾胃法辨治心痹的学术思想""调理脾胃法辨治心痹的临床观察""脾虚造模大白鼠心主血脉功能的改变及调脾益心汤对其影响的实验研究"三部分内容，总结了路老调理脾胃治疗心痹的学术理论观点、辨证论治思路，方药选择规律，药对使用经验等，并进行了调理脾胃法，辨治脾（胃）心痛的临床研究和动物实验。开始了对路老调理脾胃法辨治心痹医疗经验探索性的系统研究工作，这些学习和总结内容分别以"路志正教授辨治心痹四法""清胆和胃疗心痹""路志正调理脾胃治疗胸痹学术思想概要""调脾益心汤治疗胃心痛的临床与实验研究""脾虚造模大白鼠心脏功能改变及对调脾益心汤治疗反应的实验研究"为题，发表在中医杂志、辽宁中医杂志、国际中医心病学术会议和中国中医基础医学杂志上。

2. 指导研究生进行"肝心痛"的临床研究　1987—1990 年，路老指导研究生杨凤珍完成了《肝心痛的临床研究》的学位论文，这项研究关注了与脾（胃）心痛伴有中焦脾胃证候不同的胸痹的又一类型——肝心痛，是指肝（胆）功能失调影响于心所致，临床以心痛发作性,伴胸胁胀满、随情绪波动诱发或加重为特征,其发病与社会环境、生活习惯、情绪性格及行为方式等心理社会因素密切相关。研究探讨了"A 型行为"与肝心痛的相关性、肝心痛病机及演变规律、肝心痛的诊断及辨证论治等。以"肝心痛辨证论治研究"和"A 型行为与肝心痛相关性的流行病学研究"为题,发表在中医药学报上,为防治中医心病扩大了视野。

3. 指导研究生进行调理脾胃法治疗脾胃心痛的临床研究

1987—1990 年,路老指导研究生李平完成了《调理脾胃法治疗脾胃心痛的临床研究》的学位论文,采用随机对照试验的方法,将脾虚痰湿证冠心病患者随机分为复方丹参片组与路老健脾理气化湿方的试验组,经过 8 周的临床干预,结果显示试验组脾胃失调症状总有效率达 100%,对照组为 35.71%;试验组胆固醇与甘油三酯水平与疗前相比显著降低,组间比较具有统计学差异($P<0.05$)。血流变学观察组与对照组比较,治疗前两组患者血流变学指标明显升高,两组间比较无显著性差异;治疗后试验组全血黏度、血浆比黏度、红细胞比容明显下降,与对照组比较具有统计学意义($P<0.05$)。心电图疗效试验组总有效率 56.67%,对照组为 28%,具有统计学差异($P<0.05$)。本研究结果证实健脾理气化湿方是干预脾虚痰湿证冠心病患者的有效方法,通过恢复脾胃功能,使湿浊不生,气血调畅,从而杜绝了冠心病之源,体现了治病求本的辨证论治思想。

4. 指导博士后,进一步探讨调理脾胃在心系疾病中的应用

2009—2013 年,路老指导师承制博士后冯玲完成了《路志正调理脾胃的学术思想及在心系疾病中的应用研究》的博士后论文。系统整理了路老调理脾胃学术思想形成的理论渊源,全面阐述了《黄帝内经》《伤寒论》等古医籍中调理脾胃学术思想与李东垣、叶桂、王士雄、吴澄等脾胃大家对路老脾胃学思想的影响。亦介绍了刘炳凡教授、邓铁涛教授等中医名家调理脾胃思想对路老调理脾胃学思想形成的影响;介绍了路老调理脾胃学术思想的理论内涵,通过数据挖

掘技术分析路老诊治高脂血症的用药规律与临床经验;阐述了路老调理脾胃法治疗高脂血症的渊源、理论依据、临床特点、常用治法与病案举隅、常用药物以及调理脾胃、祛湿化浊治疗心系疾病的动物实验与作用机制研究。并对路老提出的新时代调理脾胃法的核心——"持中央,运四旁,怡情志,调升降,顾润燥,纳化常"的十八字歌诀,结合冠心病、高血压、心衰、心律失常等100例典型临床医案医话,进行了系统阐述。

**（六）科学研究凝聚特色**

1. 调理脾胃法辨治胸痹经验的整理研究　1989—1994年,由路老指导,由高荣林主持、李连成、刘宗莲等十几名学生、弟子作为主要研究者的"路志正调理脾胃法辨治胸痹经验的继承整理研究"课题,获国家中医药管理局基础理论研究二等奖。这是一项由全国10家医院共同参加的对调理脾胃法治疗胸痹进行系统观察的多中心临床研究,以总结路老调理脾胃法辨治胸痹心痛临床经验为基础,对300例胸痹患者进行调理脾胃辨证论治的临床观察。研究归纳出"路志正调理脾胃五法"有健运中气法、调脾养血法、醒脾化湿法、健脾涤痰法、温阳理中法的,归纳了各法具体适应证及主方和方药加减原则。对常用方剂进行总结有香砂六君子合丹参饮加减化裁,用于中气不足之胸痹;归脾汤加减,用于气血两虚之胸痹;三仁汤、藿朴夏苓汤、茯苓杏仁甘草汤进退,用于湿浊痹阻之胸痹;黄连温胆汤、小陷胸汤加减,用于痰浊壅塞之胸痹;附子理中汤加味,用于中阳虚寒之胸痹。这项研究结果以"路志正调理脾胃法治疗胸痹的经验""路志正调理脾胃法治疗胸痹300例临床观察报告"为题,分别发表在中国医药学报和中医杂志上。

2. 调脾胃法治疗胸痹的进一步临床研究　在2003—2006年和2005—2009年,由李方洁主持的国家中医药管理局课题"路志正调脾胃Ⅰ号方(调脾益心方)治疗胸痹的临床研究"和中国中医科学院首批优势病种课题"调脾化瘀法治疗胸痹心痛的临床研究"从不同角度总结运用路老临床经验的研究相继完成。两项研究分别是基于路老重视调脾胃和胸痹治疗要注意辨证论治的学术思想,采用随机双盲平行对照的临床试验。路志正调脾胃Ⅰ号方治疗胸痹的临床研究表明,调脾胃改善胸痹及全身症状明显优于活血化瘀,但在改善缺血指标方面活血化瘀法较优,提示调理脾胃与活血化瘀的作用靶点不同。结合生理学中人体中枢内源性吗啡——内啡肽水平与心绞痛的关系,推测调脾胃的治疗效果可能是激发了人体内部的内源性吗啡系统,从而改善症状。

3. 化浊祛湿通心方药物配伍规律及作用机制研究　在运用调理脾胃法辨治心病的临床积累中,湿邪为病和芳香化浊法的疗效引起路老的重视。当时在广安门医院进修的杜少华医生在他发表的《路志正老中医芳香化浊治疗心绞痛经验》一文中写到"有幸跟路志正老中医门诊,路老以芳香化浊法治疗冠心病心绞痛每每获得良效"。他曾对其所在的南疆地区少数民族以牛羊肉为主的饮食习惯、吸烟、饮酒的嗜好与心病发病的关系进行观察,体会到膏粱厚味,致使体内酿湿生痰,痰浊阻滞心脉的心绞痛,"采用路志正老师的芳香化浊法,是一个非常有效的法则"。

2009年,路老牵头,由路洁、高荣林、朱建贵、刘喜明、冯玲、刘宗莲、王振涛、苏凤哲、李方洁等弟子为主要研究者的国家重点基础研究发展计划(973计划)中医理论专项"化浊祛湿通心方药物配伍规律及作用机理研究",研究路老调理脾胃学术思想内涵与古代、近代医家的区别和联系。总结归纳出调理脾胃治疗"胸痹心痛"的核心内容。以"持中央,运四旁,怡情志,调升降,顾润燥,纳化常"十八字高度概括了路老调理脾胃的核心思想内涵。阐述了路老调理脾胃学术思想的理论依据、学术范畴、适用病证、使用方法及意义等,为调理脾胃的临床应用提供了理论依据。

4. 治疗冠心病临床经验应用与评价研究　2006—2008年,在路老的指导下,由李平主持的"十一五"国家科技支撑计划"路志正治疗冠心病临床经验应用与评价研究",通过对路老调理脾胃治疗冠心病心绞痛经验的凝练和应用评价研究,进一步阐述调理脾胃诊疗冠心病心绞痛方案的有效性和安全性;努力使其成为具有循证医学证据的专家共识,并成为易于接受和掌握的常规备选方案。

5. 调理脾胃法治疗冠心病慢病状态个体诊疗方案的评价研究 2011—2013 年,在路老指导下,由李平主持的北京市科技计划课题"调理脾胃法治疗冠心病慢病状态个体诊疗方案评价研究",从中医个体诊疗特色出发,采用系统生物学方法和循证医学理念,对路老治疗胸痹的临床经验,运用"点式互信息""网络模型"和"关联规则"等方法进行数据挖掘,通过对胸痹与冠心病诊疗规律的比较分析,结合国内外文献研究和临床优化,形成对冠心病湿热证、脾虚证、湿阻证为主要靶向的"调脾胃治疗冠心病临床诊疗方案"。该方案以病-症-证-方-药-量为路径,以病为纲,以症辨证,以证选方,以方组药,以量奏效。将"调理调脾胃治疗冠心病临床诊疗方案"在北京中医药大学第三附属医院、中国中医科学院广安门医院、成都中医药大学附属医院、北京中医药大学东直门医院等多中心临床验证。

6. 祛湿化浊法对老年血脂异常的干预研究　2010—2013 年,在路老的指导下,由冯玲主持的中央保健专项资金科研课题"祛湿化浊法对老年血脂异常的干预研究"以随机对照法观察了化浊祛湿方干预老年血脂异常的临床疗效及安全性,研究以绞股蓝总甙片为对照,疗程 8 周,结果表明,化浊祛湿方可明显改善血脂代谢异常患者的临床症状和中医证候($P<0.05$),在治疗后,治疗组与对照组胸闷、头昏、食少纳呆、大便不爽、肢体沉重、脉象及证候总积分,经秩和检验,差异有统计学意义;治疗后有效降低甘油三酯、低密度脂蛋白($P<0.05$),降低甘油三酯的疗效,较对照组更为显著,治疗后血脂达标情况亦优于对照组,未见毒副作用及不良反应。

7. 运脾通心方治疗高脂血症传承研究　2013—2016 年,由冯玲负责,刘宗莲、周育平、路洁等人参与的国家科技支撑计划课题"名老中医特色有效方药传承研究——路志正运脾通心方治疗高脂血症传承研究",通过对路老运脾通心方治疗高脂血症的传承研究、访谈报告、传承体会,系统的总结了路老调理脾胃法治疗高脂血症的渊源、理论依据、学术思想及治疗特点等。该课题获得中国老年保健医学研究会科学技术二等奖。其中通过 100 例回顾性病例分析,对路老调理脾胃,治疗高脂血症的经验进行数据挖掘和总结。并在300 例高脂血症患者的治疗中,对路老运脾通心方临床应用进行了前瞻性的病例系列研究,探讨路老传承团队应用运脾通心方治疗高脂血症的处方加减变化规律,优化运脾通心方的配伍及剂量,为运脾通心方的临床应用提供科学依据。

8. 化浊祛湿方调节脂代谢机制的研究　2014—2016 年,由冯玲负责的国家自然科学基金项目——化浊祛湿方通过 miR-27b/SREB-Ps、PPARα 调节脂代谢靶基因的机制研究表明,给药 6 周后的实验动物,与模型组、阳性药组相比,胆固醇、甘油三酯、低密度脂蛋白降低有显著性差异($P<0.01$),血脂情况改善;组织病理学、超声形态等提示给药组对脂代谢紊乱状态下的动物肝脏病变有一定改善作用;核磁检测具有改善高脂动物代谢物代谢轮廓的作用,基因检测亦证实上述结果。

9. 对复杂心身疾病与三焦浊阻病机治法的研究　2014—2016年,由杨凤珍负责的研究揭示,现代心身疾病与肝脾失调、胆胃不和密切相关,是波及三焦、多脏腑,形成寒热、燥湿、阴阳、虚实、内外合邪等多种复杂性慢病。宜以健运脾胃、祛湿化浊为核心,统调五脏,畅达三焦,兼顾燥湿、寒热、阴阳、虚实为治疗大法。同时基于路老的临证医案,对心身疾病病机进行探讨。概括为:湿浊氤氲,多兼痰瘀,或夹寒热燥风,实在三焦枢机不利,虚在脏腑阳气或气阴亏虚,提示临床应重视脾胃为重心,三焦为枢机,五脏相关联。

## 二、对中医心病学的影响

路老独具特色的中医心病学术思想和医疗经验,对现代中医心病学的形成产生了重要的影响和导向作用。

### (一)组建全国中医心病专业委员会

中医的发展有赖于社会生产力的发展水平、社会形态的发展及与人文环境密切相关。明清以降,社会动荡,民不聊生,医学界的全盘西化风,使中医学遭到扼杀,一度发展停顿。20 世纪 50 年代,新中国成立后,百废待兴,国家开始了对中医的统一化管理,将中医正式纳入与西医一样的医学体系范畴。但 60 年代中期至 70 年代末的"文化大革命",中医理论又因被认为"封建迷信"受到批判,中医工作者受到打压。20 世纪 70 年代末,中国走出"文化大革命"的阴霾,真正迎来了科学的春天和中医学发展的一个新的历史时期。

1979 年 5 月 14 日,全国首届中医学术会议筹备会在北京颐和园召开,由新成立的国家中医药管理局局长胡熙明主持,路老与焦老(焦树德)、董老(董德懋)等十几位中医老前辈参加了会议,并为筹备成立中医内科学会做准备。同年的年底,在湖北举行了全国首届中医学术会议并成立了中华中医药学会,标志着中医之医、教、研工作新局面的全面开启。

在筹会期间,将中医内科学会的工作划分为心、肝、脾、肺、肾、血、中风、热病、痹病等十几个学组,其中痹病、心病学组由路老和焦老负责,1992 年心病学组扩大为心病专业委员会(现中华中医学会内科心病委员会的前身),焦老任主任委员,路老任副主任委员。当时心病学组通过全国中医药学会遴选出全国有志从事中医心病,有真才实学的老中医和中青年骨干,先后召开多次会议,持续开展了中医心病的临床和学术研究工作。在 1992—1998 年,共召开了四次中医心病专业学术会议,其中一次是国际中医心病学术会议。这些工作和学术会议扩大了中医心病研究的影响,奠定了当代中医心病学形成的基础。

### （二）召开首届国际中医心病学术会议

1992 年 10 月 22—24 日首次国际中医心病学术会议在北京召开，焦老任大会主席，路老任大会学术委员会主席和组织委员会副主席。会议云集来自中国、马来西亚、新加坡、加拿大、韩国、巴基斯坦、日本、法国及港台地区的中医药学专家和中青年医生 300 多人。会议收到海内外论文近 800 篇汇编成册，其中包括对中医心病范畴有关病证的理论探讨、临床观察报告、实验研究和对现代临床冠心病心绞痛、心肌梗死、心律失常、心衰等具有中医特色的临床研究，以及当代名医对中医心病治疗经验的文章。

路老在这次学术会上做了"肝心痛证治"的学术演讲，指出燮理脏腑气血，平调阴阳，使内环境平衡，对防治冠心病绞痛有重要意义，阐述了肝(胆)功能失调导致心绞痛治疗思路与方法，提出了临床肝心痛中最常见的肝气郁结、肝气横逆、肝火上炎、肝火夹痰、肝风内动、肝肾阴虚、肝血不足、气滞血瘀、肝寒血凝、肝脾(胃)不和、胆火扰心、胆气虚怯等，十二类证候的辨证要点及治法方药，讲解亲自治疗急性心肌梗死和不稳定性心绞痛的临床效案。

路老的研究生做了"路志正教授治疗心痹的经验"的总结，归纳湿邪为患与心痹关系的认识，提出由于现代生活方式，尤其是饮食结构的改变，在临床与烟酒无度，过食肥甘，恣食生冷致脾胃受损，水湿内停之内伤湿邪阻滞与心痹的发生发展亦有密切关系。而人体宗气的旺盛与否，阴血亏虚与否，人体阳气虚衰与否，都与心痹乃至心悸、心衰等中医心病密切相关，指出调理脾胃和祛湿化浊法在中医心病治疗中的重要作用。提出运用祛湿化浊法应掌握的原则是：①注重调理脾肺，因湿邪黏滞，易阻气机，故治湿应首当调畅气机，使气行湿化，而脾为土脏，主运化水湿，位居中央，为气机升降之枢纽，肺为水之上源，通调水道，下达膀胱，使湿浊从下而出，故注重脾肺的生理病理功能应贯彻始终。具体运用是在苦温燥湿，或清热祛湿,或淡渗利湿,或扶正达邪的基础上,佐入一、二味宣降肺气,醒脾启运之品,以使气机调畅。②用药轻灵活泼,即药量不宜过重,药味不可多,因量重药杂味厚气雄,则难以运化,而轻灵活泼,芳香流动,又能轻清入肺,自能行气化湿之黏腻,化浊理脾,使肺气畅,脾气通,湿邪除。③详辨湿多热少,抑或热多湿少,湿热俱盛,是否夹瘀,均有利于提高疗效。

会上高飞博士代表刚组建的中医心病专业委员会联合调查组报告了关于全国多地区7832例次急性心肌梗死发病和死亡时间的调查分析的流行病学调查结果。在1977—1988年,有来自全国19个省、市、自治区92所医院的130名医务工作者参与该研究。结果显示,火旺之年发病率较低,火被克之年发病高;病死率则在火运不及之年或太乙天符之年较高,平气之年较低;一年四季中,冬季发病、死亡率均高,夏季较低,符合脏气法时规律;日发病高峰在辰时,死亡在卯、辰、酉时偏多。这次调查为临床提供了有价值的大样本数据资料。

这次会议反映了当时国内中医心病治疗和研究的水平,是一次空前的中医心病学术盛会。会上所交流和讨论的学术内容对中医心病学在此后十多年间的快速发展起到有力推动作用。

会议期间,正式宣布中华中医学会内科心病专业委员会的成立,焦老为心病专业委员会主任委员,路老为副主任委员。

**(三) 编写《实用中医心病学》等专著**

自中医心病专业委员会成立后,撰写中医心病学专书的工作就摆上日程。经过酝酿,自1994年经过两年的反复讨论,积极推进,确定了本书的编写宗旨是反映中医心病学理论和突出临床实用性。在完成编写计划,体例要求,统一思想,提高认识后,编写样稿、审稿统稿、定稿等工作在1999年10月完成。2001年,近百万字的首部中医心病学专著——《实用中医心病学》由人民卫生出版社出版。这本书是焦老、路老通过中华中医学会内科心病专业委员会组织全国多省市和北京地区有关专家通力合作编写的,其中路老要求研究生及弟子王九一、李方洁、李连成、李锡涛、杨凤珍、苏晓京等承担了本书相关重要章节的编写工作。

《实用中医心病学》重点提出了"中医心病"这一与西医"心脏病"完全不同的概念,指出中医心病的"本脏疾病"包括了"心主血脉"与"心主神明"两部分,虽然前者主要表现为躯体异常,而后者主要表现情志失调,但都是"心"的功能失调的结果,都属于中医心病范畴。

《实用中医心病学》全书分为基础篇、心主血脉篇、心主神明篇、心与其他脏腑疾病关系篇、心病急症篇、心病现代研究进展篇。通过基础篇、心主血脉篇、心主神明篇回顾了中医心病学源流,系统地阐述了心的生理、心病的病因、病机、证候特点、治法方药、调护预防。在心与其他脏腑疾病关系篇中阐述了临床不可忽视的心与其他脏腑关系失调导致的心病证候。心病急症篇、心病现代研究进展篇是对真心痛、昏迷、厥脱等的中西医结合治疗和对中医心病的现代研究进展综述。

著名中医医史文献专家余瀛鳌先生在 2002 年撰写的一篇书评中指出"《实用中医心病学》和《中医心病诊断疗效标准与用药规范》(编者注:后者由沈绍功、王承德、刘希军教授主编)是 2001年以新的编撰风貌刊行于世的中医临床医学著作""在论述中医心病的学术理论与诊疗方面,力求突出中医精粹内涵,并能将中西医学予以科学的融会、补充,反映了 21 世纪我国中医临床著作新的学术特色"。

除《实用中医心病学》,2007 年和 2009 年路老的《中医湿病证治学》《路志正医林集腋》相继面世,其中含有部分心病的内容。《中医湿病证治学》体现了路老几十年临床积累,对中医经典的思考与现代中医临床特点相结合而逐渐形成的系统学术思想。书中系统论述了湿病病因病机、临床各科与湿邪致病有关的病证及辨证论治、名医诊疗湿病经验、湿病常用方剂、湿病常用药的详解,并提出与湿邪致病相关的心系疾病有胸痹、心痛、心悸和失眠,及相应治法。《路志正医林集腋》是20世纪80年代所积累的临床各科常见疑难杂病的医案医话集锦,其中包括的心病内容有胃心痛、心悸、失眠、心肌炎、梅毒性心脏病,其中涉及的调理脾胃治疗心病的重要内容,如治法有祛湿化浊、清胆和胃、活血化瘀、益气养阴等。

（四）奖掖提携后学、鼓励传承创新

在1998年11月1日在北京召开的第四次中医心病学术会议前,完成了换届选举,由沈绍功教授接替主任委员,并组成新一届心病专业委员会。会前应沈绍功主任委员的要求,路老指导高荣林主任、李连成副主任医师整理出《路志正心病专集》,成为第四次中医心病学术会议交流的主要学习资料之一。其中囊括宣化湿热治疗频发室性早搏、心律失常新探、病毒性心肌炎之辨治、梅毒性心脏病之诊治、心病还得心药医、肝心痛的临床研究、肺炎咳喘与心衰、舌碎痛、补土伏火治舌疮、肾心痛的辨治、更年心辨治、治多寐贵在辨析、运用温胆宁心法治疗冠心病的经验、调理脾胃法在胸痹治疗中的运用、调理脾胃法治疗脾胃心痛的临床研究、调理脾胃法治疗胸痹经验的继承整理研究等丰富的内容。

## 三、路志正中医心病学术特点的意义

路老熟读经典,尤崇脾胃学说,坚持辨证论治,重视调理脾胃、重视湿邪为患,重视情志致病,这一学术思想特点充分体现在对中医心病的治疗中。以调理脾胃"持中央、运四旁、怡情志、调升降、顾润燥、纳化常"为核心,立足中州,脾胃同治,升降并用,润燥合一,纳化并重,兼顾情志。既不同于李东垣以"补脾升阳"为主,也不同于叶桂以"滋养胃阴"为主,更不同于张仲景的"行气通腑"。适用于现代生活方式引起的由脾胃失调所产生的胸痹、心痛等各种疾病。

路老调理脾胃法是在李东垣"益气升阳",叶桂"养阴益胃"和张仲景"行气通腑"思想指导下,并受《黄帝内经》治疗思想的启迪和影响,创造性地把"实在阳明,虚在太阴"以及"湿、浊、痰、食、虚、瘀、毒",融合在一起,"脾胃结合,虚实结合,湿浊一体",不仅用于指导脾胃病的治疗,而且用于胸痹心痛、高尿酸血症、糖尿病前期等各种疾病的防治,收到了较好的疗效,扩大了调理脾胃法的应用范围,赋予调理脾胃法以创新性的意义。

调理脾胃用于现代多种疾病的辨治是路老的原创性学术思想,是在总结历代医家治疗脾胃病的基础上,结合现代人饮食习惯、生活环境和疾病谱的特点,受中国传统文化"中庸"思想的影响,创造性提出的调理脾胃的思想。调理脾胃的实质是"调理"二字,含有"不偏不倚,不快不慢,不猛不剧",缓慢恢复的思想,符合现代慢性重大疾病的特点。

调理脾胃丰富了中医脾胃学说的内容,是脾胃学说与时俱进的体现,把调理脾胃延伸到脾胃病以外的胸痹心痛等许多领域,拓展了应用范围,更适合现代慢性重大疾病的治疗特征,开拓了中医治疗学的思路和方法,具有重要的科学价值。

调理脾胃不仅促进了中医脾胃学说的发展,也促进了中医在心血管疾病、内分泌疾病等治疗领域中的发展;不仅是对传统中医脾胃学说的完善和补充,也给传统中医脾胃学说以新鲜血液,更具有时代性、实用性,促进了中医学术的丰富与发展。

(李方洁　李　平　冯　玲　路京达整理)

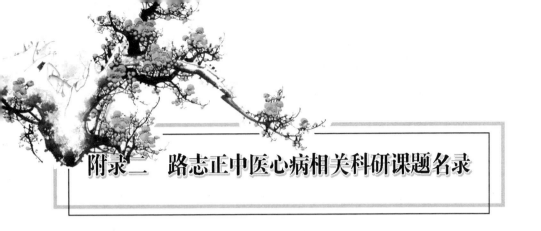

课题名称:心痹诊断及疗效评定标准(1987)

课题来源:中国中医药学会内科心病专业委员会

课题负责人:焦树德、路志正

【摘要】路老于 1987 年 5 月主持参与中国中医药学会内科学会心病学组心痹诊断及疗效评定标准草拟、修改及制定工作。心痹诊断标准:统一病名为心痹(轻者命名为厥心痛,重者命名为真心痛。厥心痛又分肾心痛、胃心痛、脾心痛、肝心痛、肺心痛五种)。定义心痹是由于内伤七情、外感六淫、饮食不节致使脏腑阴阳失调,气血两亏,痰浊内生,阻滞络脉,心脉蜷缩,痹阻不通,而卒然发生心痛的一种疾病。本病有轻重之别,轻者称为厥心痛,时作时休,久治不愈;重者称为真心痛,剧痛不止,失治可致卒死,亦有突然胸闷,气结而死者。诊断依据有主症、次症、舌诊、脉象四个方面,具有主症,或主症兼有次症者,参以舌诊脉象即可确诊。参考指标:①心电图检测;②红外图像;③微循环检查;④有关化验检查。心痹疗效评定标准的设定依据症状、舌诊、脉象和心电图等方面。

课题名称:路志正调理脾胃法治疗胸痹经验的继承整理研究(1989—1993)

课题来源:国家中医药管理局重点课题

课题负责人:高荣林

参加人员:路志正、李连成、赵志付、刘文昭、刘宗莲、李方洁、杨

凤珍、李平、廖志山

获奖情况:1994年度中国中医研究院中医药科技进步三等奖

1995年度国家中医药管理局中医药基础研究二等奖

【摘要】目的:本课题通过对路志正教授调脾胃法治疗胸痹的观察研究,对路志正教授健运中气法、调脾养血法、醒脾化湿法、健脾涤痰法、温阳理中法治疗胸痹的中医证候、临床表现、经验方、常用药物和临床加减规律进行了系统的理论继承、整理和临床验证研究。方法:组织全国10家三级甲等医院临床观察路志正调理脾胃法治疗冠心病心绞痛共300例患者。结果:路志正教授调脾胃法治疗胸痹取得了满意的疗效。心绞痛总有效率为95.3%;心电图总有效率为49.4%;硝酸甘油停减率为83.7%。结论:路志正调理脾胃法治疗胸痹的学术思想和临床经验,突出了中医整体观念,调理后天之本以治疗心病,突破了冠心病中医益气养阴、活血化瘀和益气活血法等原有治疗方法,提出了调理脾胃法治疗冠心病的新思路和方法,在中医理论上有创新,治疗心绞痛与心肌缺血均取得了显著的疗效,达到了国内领先水平。

课题名称:全国多地区7 823例次急性心肌梗塞(真心痛)发病和死亡时间的调查分析(1989)

课题来源、完成:中国中医药学会内科分会心病专业委员会

课题负责人:焦树德、路志正指导,陈振相负责,高飞执笔

参加人员:19个省市自治区,92个单位,127名医师参加。

【摘要】为了发扬中医学优势,探讨急性心肌梗死(心肌梗死俗称心肌梗塞)发病和死亡的时间规律,以便为进一步加强对该病的防治和监测提供决策依据,路老主持参与中国中医药学会内科分会心病专业委员会在1989年组织的对全国多地区AMI发病和死亡时间的调查。本次调查共收到8 098份调查表,来自全国各省、市、自治区的大小92所医院。全部调查表由指定人员进行汇总、分析。并据原始数据生成出发病及死亡的阴历年、月、日、时辰、节气、朔望等

新项目。经筛选,合格或基本合格的调查表为 7 823 份。年发病、死亡情况:据统计,戊午年住院例数最少,丁卯年发病例数最多,病死率最高为癸亥年,戊午年虽火运太过,发病例数少。月发病、死亡规律:从总体来看,因病住院例数以冬季为多,1 月是高峰,11 月、12 月、2 月、3 月亦处于较高水平;夏季前后较低,最少为 9 月份,但各地情况并不一致。绝对死亡数最多为 1 月,其次为 2 月、12 月、11 月,与发病高峰一致。最少为 8 月,其次为 5 月、9 月。时辰发病、死亡规律:从总体来看,发病高峰在辰时,而死亡高峰不太明显,绝对死亡数以卯、辰、酉时较多。节气、月相与发病、死亡的关系:本组资料未发现 AMI 的发病、死亡日期与节气、月相有关。本次调查结果,能够通过 7 823 例次这样一个较大样本反映出 AMI 发病与死亡的一般时间规律,印证了《黄帝内经》中一些观点,此外还分析了某些相关因素,为防治 AMI 提供了有价值的数据,基本达到预期目的。

课题名称:路志正调脾胃Ⅰ号方治疗胸痹的临床研究(2002—2006)

课题来源:国家中医药管理局中医药科学技术研究专项

课题负责人:李方洁

参加人员:路志正、张瑞麟、高荣林、殷海波、刘宗莲、曾辉、郭小玉

【摘要】目的:观察调理脾胃法的临床疗效及疗效特点。方法:将纳入符合冠心病诊断的胸痹患者采用区组随机,分为调脾益心汤与血府逐瘀汤治疗组各 20 例,疗程 4 周,在治疗前后观察各项指标。结果:观察组症状总积分减少 80.5%,心绞痛级别由原平均 2.06 降低为 1.4,心电图由 10 例阳性转为 4 例阳性,运动试验总运动时间平均提高 31.65 秒(7%),运动负荷提高 0.59 秒(7%),动态心电图检查,ST 事件频次减少 28.6%;对照组症状总积分减少 52.5%,心绞痛级别由 2.1 降至 1.2,心电图阳性由 7 例转为 1 例,运动试验总运动时间平均提高 98.45 秒(22%),运动负荷提高 1.62(20%),动态

心电图检查,ST 事件频次减少 38.9%。两组心电图自身前后比较均有统计学显著差异,两组间无显著差异;心电图运动试验两组治疗前后自身对照无统计学显著差异,两组合计,平均运动时间延长、最大运动负荷量,这两项指标在治疗前后有统计学显著差异。结论:调脾胃改善胸痹及全身症状明显优于活血化瘀,但在改善缺血指标方面活血化瘀法较优,可能与疗程仅为 4 周有关。需要更长的时间和更多手段进行观察。

课题名称:名老中医学术思想、经验传承研究(2005—2006)

分课题名称:路志正学术思想及临证经验研究

课题来源:国家"十五"科技攻关计划

课题负责人:高荣林

参加人员:路志正、朱建贵、李平、边永君、王秋风、路洁、张华东

【摘要】课题通过学术继承人跟师学习,将路老临床辨证论治个体化诊疗过程,依据横向课题组提供的相关术语标准、临床信息采集规范,利用其临床信息采集系统,从多维时空、诸多因素、非线性复杂特征的角度出发,大量采集路老诊疗疾病的系统信息,建立可储存大量信息的结构化的数据库,数据仓库,进而建立个体化诊疗体系数据平台,实现大范围的中医系统信息的实时开放式录入、存储,成为能够排除主观因素控制,充分体现路老中医个体化诊疗特点,实现在大量实时、真实数据资料的基础上,从更深更广的层次上研究总结路老的经验及各种诊疗规律,达到资源的共享和广泛交流。并基于数据挖掘技术寻求其中各种内在规律。将其结果再次反馈到数据平台,进而得到进一步论证,实现反馈循环,与时俱进,推陈出新,形成人机互动,以人为主,使数据库得以不断扩充和丰富,从而不仅能够为医师及专家提供诊治指导,且为中医药科研提供源源不断的数据资源。课题完成路老回顾性病例 100 份;完成路老前瞻性病例 100 份(含典型病例 30 份);完成路老学术思想综述报告;完成路老成才之路的研究报告;完成路老临证思辨特点综述

报告。

课题名称:调脾化瘀法治疗胸痹心痛的临床研究(2005—2009)

课题来源:中国中医科学院优势病种临床研究项目

课题负责人:李方洁

参加人员:张瑞麟、郭小玉、王静、杨阳、谷玉红、李明贤、曾辉、刘冉

【摘要】课题采用调理脾胃法、调脾化瘀法及活血化瘀法对劳力性心肌缺血患者进行干预,观察其对心电图、运动耐量和自觉症状的影响,总结调理脾胃法、调脾化瘀法在疗效方面的各自优势、最佳临床适应证,建立规范化的疗效评价方法,为临床更有效地运用这些治法提供参考依据。

临床研究纳入患者170例,随机分为3组,调理脾胃组给予调脾益心方(五味异功散合丹参饮、桂枝汤加减化裁);调脾化瘀组给予调脾化瘀方(调脾益心方合血府逐瘀汤加减);活血化瘀组给予血府逐瘀汤方。实际完成165例,调脾胃组58例、调脾化瘀组48例、活血化瘀组59例。自身前后对照结果显示,调脾胃、调脾化瘀和活血化瘀三法治疗前后症状积分、平板运动试验多项指标均有显著差异,表明症状指标的改善与检查指标的改善相互支持和印证,研究结果可靠性较高。多元回归分析结果提示在改善症状方面,调脾胃法针对痰浊证;调脾化瘀法针对气滞血瘀更具有疗效上的优势。调脾胃法的影响强度依次是:痰浊、气滞、血瘀,对平板运动试验运动指标的影响主要是 ST 阳性时间和最大 ST 下降幅度,对症状的影响主要是缓解胸闷持续时间、身寒肢冷,气短乏力,自汗、腹胀纳呆等症状;活血化瘀法的主要影响是气滞,对平板运动试验运动指标的影响主要是达到目标心率的时间,以及心悸气短、头晕乏力、失眠神疲、五心烦热、盗汗耳鸣、身寒肢冷、夜尿频等心肾不交,阴阳失调的症状;调脾化瘀除痰浊外,对多种因素有影响,对平板运动试验运动指标的影响主要是达到目标心率的时间以及对胸痛症状的影响。

项目名称:若干中药成方的现代临床与实验研究(2009—2011)

课题名称:化浊祛湿通心方配伍规律及作用机理研究

课题来源:国家重点基础研究发展计划(973计划)

课题负责人:路志正

参加人员:朱海波、路洁、高荣林、朱建贵、刘喜明、冯玲、刘宗莲、王振涛、苏凤哲、李方洁

【摘要】本研究以化浊祛湿通心方为切入点,胸痹心痛为研究对象。第一步,临床有效:通过回顾性研究总结出特点、经验和规律。第二步,理论研究:根据路老口述,通过文献资料研究,结合回顾性资料,研究路老调理脾胃学术思想的内涵和外延,以及与古、近代医家的区别和联系。第三步,临床病例示范研究:验证化浊祛湿通心方临床的有效性和组方的科学性,为今后类似研究提供借鉴。第四步,机制研究:一是研究化浊祛湿通心方的配伍规律;二是从血脂及其代谢等方面研究其深层次的作用机制。赋予化浊祛湿通心方的现代科学内涵。

理论研究方面:通过回顾性调查研究92例胸痹心痛患者的临床用药,结合路老的临床实际及"路志正教授临床诊疗信息采集模块的建立与临床经验采集和研究",采用多维系统查询方法进行统计,分析出用药剂量范围与规律,二者相结合,由路老审定最终确定化浊祛湿通心方及剂量。

临床病例示范研究方面:采用非平行对照、随机、多中心临床试验设计方法,对243例湿浊痹阻型胸痹心痛患者进行4周的临床观察。临床治疗4周后发现祛湿化浊通心方可明显改善稳定性劳力性心绞痛患者的心绞痛症状,心电图表现,血脂水平和中医证候,未见毒副作用及不良反应。

配伍规律研究方面:通过16种方法,对化浊祛湿通心方中化浊祛湿、健脾和理气三类药物,进行配伍规律研究。对原方及其中化浊祛湿药、健脾药和理气药三类分别进行配伍组合的水提、醇提、水

提+醇提六种方法;对原方进行调整和精简,分别采用水提、水提+醇提方法,优选出最佳配伍,并进行制备工艺和质量标准的研究。采用药效学评价的方法,深入探讨高血脂及中药成分干预的机制。

课题研究把"实在阳明,虚在太阴"以及"湿、浊、痰、食"融合在一起,"脾胃结合,虚实结合,湿浊一体",不仅用于指导脾胃病的治疗,而且用于胸痹心痛、高尿酸血症、糖尿病前期等各种疾病的防治,收到了较好的疗效,扩大了调理脾胃的应用范围,是活血化瘀法等治疗胸痹心痛之外的又一重要方法。

课题名称:祛湿化浊法对老年血脂异常的干预研究(2010—2013)

课题来源:第四期中央保健科研课题

课题负责人:路志正

参加人员:路洁、冯玲、王秋风、尹倚艰、刘宗莲、苏凤哲、姜泉、边永君、刘喜明、胡元会

【摘要】研究以随机对照法观察了祛湿化浊通心方干预老年血脂异常的临床疗效及安全性,以客观体现路老调理脾胃大法的临床意义与可行性。研究以绞股蓝总苷片为对照,疗程8周,纳入符合高脂血症西医诊断标准、湿浊痹阻证中医辨证标准、年龄为55岁以上、并签署知情同意书的150例老年血脂异常患者,其中治疗组78例,对照组72例。结果治疗组治疗后,甘油三酯、低度脂蛋白均较治疗前明显改善,有统计学差异,高密度脂蛋白、胆固醇均较治疗前无明显改善,没有统计学差异;治疗组治疗后与对照组比较,甘油三酯改善更明显,有统计学差异;胆固醇、低密度脂蛋白、高密度脂蛋白无统计学差异;治疗组治疗后胸闷、头昏、食少纳呆、大便不爽、肢体沉重、脉象等主要中医证候疗效优于对照组;治疗组在安全性指标方面未见异常。研究结果提示,祛湿化浊通心方可明显改善血脂代谢异常患者的临床症状和中医证候,治疗后有效降低甘油三酯、低密度脂蛋白,且降低甘油三酯的疗效较对照组更为

显著,治疗后血脂达标情况亦优于对照组,未见毒副作用及不良反应。

课题名称:基于信息挖掘技术的名老中医临床诊疗经验研究(2002—2006)

课题来源:北京市科技计划项目

分课题名称:路志正教授临床诊疗信息采集模块的建立与临床经验采集和整理

课题负责人:李平

【摘要】课题从路老既往临床诊疗文档病历的整理研究和录入既往完整病历共100份工作出发,通过对路老临床诊治疾病谱及常用方的研究,构建路老临床诊疗信息采集模块;采集路老临床信息500例(2次以上/例);形成临床诊疗信息形成数据库,分析和挖掘研究路老临床思维模式、诊疗规律和经验。2006年12月19~21日在广州参加了"第二届著名中医药专家学术传承高层论坛会",其中"以数据为导向研究模式的路志正教授临床核心方药初步探讨""路志正教授运用脏腑相关理论救治心血管急症经验举要""路志正教授从脾胃论治眩晕经验浅释""路志正教授对反复感冒的诊治经验"四篇论文收录在大会论文集中。

课题名称:"路志正治疗冠心病临床经验应用与评价研究"(2006—2008)

课题来源:"十一五"国家科技支撑计划

课题负责人:李平

【摘要】通过对路老调理脾胃治疗冠心病心绞痛经验的凝练和应用评价研究,进一步阐述调理脾胃诊疗冠心病心绞痛方案的有效性和安全性;努力使其成为具有循证医学证据的专家共识,并成为易接受好掌握的常规备选方案。

采用 Case Study 和集体培训的方式推广应用路老中医经验,将推广运用病历采集形成的数据库与路老经验数据库加以对比,引入相似模型评价,进行一致性检验;经过对于推广运用形成的病历进行自身前后对照疗效评价、中医症状积分疗效评价、主症疗效评价、西雅图量表疗效评价、患者自评及随访疗效评价等相关性分析,结果表明调理脾胃法在减轻冠心病稳定型心绞痛患者的临床症状,提高生存质量方面具有显著的效果。

课题名称:调理脾胃法治疗冠心病慢病状态个体诊疗方案评价研究(2011—2013)

课题来源:北京市科技计划

课题负责人:李平

【摘要】研究从中医个体诊疗特色出发,采用系统生物学方法和循证医学理念,对路老治疗胸痹的临床经验,运用"点式互信息""网络模型"和"关联规则"等方法进行数据挖掘,通过对胸痹与冠心病诊疗规律的比较分析,结合国内外文献研究和临床优化,形成对冠心病湿热证、脾虚证、湿阻证为主要靶向的"调脾胃治疗冠心病临床诊疗方案"。该方案以病-症-证-方-药-量为路径,以病为纲,以症辨证,以证选方,以方组药,以量奏效。该方案在北京中医药大学第三附属医院、中国中医科学院广安门医院、成都中医药大学附属医院、北京大学第一医院、北京中医药大学东直门医院得到多中心临床验证,研究显示该方案对冠心病湿热证、脾虚证、湿阻证患者的胸痛、胸闷、气短、心悸的四大主症的总有效率达 65.38%,其中湿热证为 67.11%,湿阻证为 70%,脾虚证为 54.17%,统计学具有显著性差异。通过西雅图量表的评价显示该方案对患者的生存质量在活动受限、心绞痛稳定、心绞痛发作、治疗满意状况、患者对疾病认知五个方面具有明显改善作用,统计学具有显著性差异。患者自评结果显示有 75.38% 的患者总体情况明显改善,有 62.31% 的心绞痛或胸闷症状明显改善,78.46% 的患者脾胃症状明显改善。1 个月后随访结果显示 100% 的患者病情稳定。通过时间序列疗效的比较分析,确定最佳疗程为 4 周。

项目名称:名老中医特色有效方药传承研究(2013—2016)

课题名称:路志正运脾通心方治疗高脂血症传承研究

课题来源:国家科技支撑计划子课题

课题负责人:冯玲

参加人员:路洁、周育平、张维俊、王秋风、尹倚艰、吴敏、李海霞、杨凤珍、隋歌川、肖璐、李维娜

获奖情况:获中国老年保健医学研究会科学技术二等奖

【摘要】课题以路志正教授"调理脾胃"辨证思维方法研究为主体,通过整理既往典型病案,采用回顾性病例分析,进行数据分析和挖掘,以其"十八字"方针为指导思想,总结出以祛湿理气为主的运脾通心方治疗高脂血症,结合专家访谈,经路老裁定,初步确定该方具体组成。并进一步查询既往病例和文献,由路老组织师门弟子及专家讨论,最终确定运脾通心方核心处方,同时明确其加减化裁。进行300例前瞻性病例系列观察,其中路老亲自诊治病例60例,跟师弟子三年以上者120例,跟师弟子三年以下者120例。进行系列研究相结合的方法,通过治疗效果的收集和评价,总结出路老调理脾胃的辨证思维方法,临床加减规律,从而总结影响路老"运脾通心方"治疗高脂血症的临床效果的关键环节和影响因素,形成特色有效的临床方药。300例临床前瞻性病例系列观察研究表明,祛湿化浊通心方可明显改善血脂代谢异常患者的临床症状和中医证候,治疗后有效降低胆固醇、甘油三酯、低密度脂蛋白($P<0.05$),血脂达标情况亦优于对照组,未见毒副作用及不良反应。

课题名称:基于路志正医案的复杂心身疾病三焦浊阻病机与治法研究(2014—2016)

课题来源:中国中医科学院自由探索项目

课题负责人:杨凤珍

参加人员:刘宗莲、张小平、路洁、张润顺、周雪忠、郭宇丹、李思闻

【摘要】研究运用信息技术与案例分析相结合,阐发复杂心身疾病三焦湿浊病机与治法;探索路老对现代疾病湿浊证治规律。

第一部分,建立 386 例 1 282 诊次病案数据库。以综合内科为主,心理行为因素检出率过半,且以焦虑烦躁居多。分析高频辨证与治法分布,揭示现代疾病谱病机特征:以内伤脾胃为主,与肝脾失调、胆胃不和密切相关,波及三焦、多脏腑,形成寒热、燥湿、阴阳、虚实、内外合邪等多种复杂性慢病;凝练治疗大法:以健运脾胃、祛湿化浊为核心,统调五脏,畅达三焦,兼顾燥湿、寒热、阴阳、虚实。分析湿浊辨证与治法分布,揭示湿浊病机特征:以湿热、湿浊为多,波及三焦,易夹痰、夹瘀,多兼脾虚、气虚;梳理湿浊治法,以清化湿热、健脾祛湿、芳香化浊、清热利湿居前位。

第二部分,基于路老医案的研究,结合文献及研究者临证,对心身疾病三焦湿浊病机进行探讨。概括要点:湿浊氤氲,多兼痰瘀,或夹寒热燥风,实在三焦枢机不利,虚在脏腑阳气或气阴亏虚,脾胃为重心,三焦为枢机,五脏系统相关联。同时结合情志致病特点,探讨心身疾病三焦湿浊治法 23 种。

第三部分,进行路老验案解析,反映中医象数思辨的运用、和对病案数据挖掘研究的互参佐证。

研究通过信息技术与案例分析相结合,进一步印证了"持中央,运四旁;怡情志,调升降;顾润燥,纳化常"是路老对其学术思想的高度凝练。

课题名称:化浊祛湿方通过 miR-27b/SREBPs、PPARa 调节脂代谢靶基因的机制研究(2015—2016)

课题来源:国家自然科学基金面上项目

课题负责人:冯玲

参加人员:路志正、付莹坤、朱晓云、石洁、赵婷、隋歌川、肖璐、李维娜

【摘要】化浊祛湿方针对痰、瘀形成的源头"湿浊"先证用药,从

源头治理血脂异常。通过观察化浊祛湿方对高脂血症 SD 大鼠模型血清胆固醇及肝肾功能的影响,观察化浊祛湿方对肝内脂质含量影响;探讨化浊祛湿方调节胆固醇代谢的作用机制。方法:健康清洁级雄性 SD 大鼠(190～210g)96 只,适应性喂养 3 日后,随机选出 18 只作为空白组,其余进行高脂血症造模,空白组予普通饲料饲养,其余予高脂饲料饲养。造模成功后,将高脂饲料喂养的大鼠分成 6 组:模型组、辛伐他汀组、绞股蓝组、低剂量化浊祛湿方组、中剂量化浊祛湿方组、高剂量化浊祛湿方组。检测血脂、肝肾功能、肝脏内组织的形态学改变。实时定量检测 DNA、固醇调节蛋白等的基因表达,结果与模型组、阳性药组相比,胆固醇、甘油三酯、低密度脂蛋白有显著性差异($P<0.01$),血脂情况改善;组织病理学、超声形态等提示给药组对脂代谢紊乱状态下的动物肝脏病变有一定改善作用;核磁检测具有改善高脂动物代谢物代谢轮廓的作用,基因检测亦证实上述结果。研究结果显示,化浊祛湿方可以有效降低血清胆固醇、甘油三酯、低密度脂蛋白水平。

(杨凤珍整理)

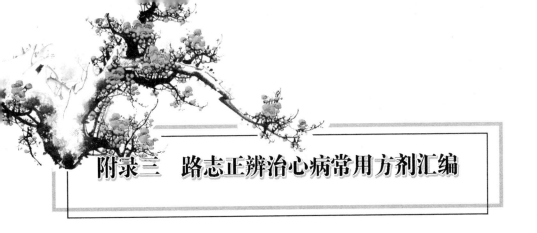

附录三 路志正辨治心病常用方剂汇编

# A

安宫牛黄丸(《温病条辨》)

牛黄 郁金 犀角 黄连 朱砂 冰片 珍珠 山栀 雄黄 黄芩 麝香 金箔衣

安神定志丸(《医学心悟》)

人参 茯苓 茯神 菖蒲 姜远志 龙齿

# B

八珍汤(《正体类要》)

人参 白术 茯苓 甘草 当归 白芍 川芎 熟地 生姜 大枣

百合地黄汤(《金匮要略》)

百合 生地黄

百合固金汤(《慎斋遗书》)

熟地黄 生地 当归身 白芍 甘草 桔梗 玄参 贝母 麦冬 百合

百麦安神饮(路志正经验方)

百合 小麦 莲子肉 夜交藤 大枣 甘草

柏子养心汤(《叶氏女科证治秘方》)

生黄芪 麦冬 酸枣仁 人参 柏子仁 茯神 川芎 制远志 当归 五味子 炙甘草 生姜

柏子养心丸(《体仁汇编》)

　　　柏子仁　茯苓　酸枣仁　生地　当归　五味子　朱砂　甘草

半夏白术天麻汤(《医学心悟》)

　　　半夏　天麻　茯苓　橘红　白术　甘草　生姜　大枣

半夏厚朴汤(《金匮要略》)

　　　半夏　厚朴　茯苓　生姜　紫苏

半夏秫米汤(《黄帝内经》)

　　　半夏　秫米

半夏泻心汤(《伤寒论》)

　　　半夏　黄芩　干姜　人参　甘草　黄连　大枣

保安万灵丹(《外科正宗》)

　　　苍术　全蝎　石斛　天麻　当归　炙甘草　川芎　羌活　荆芥　防风

　　　麻黄　细辛　川乌　草乌　何首乌　雄黄　朱砂

保和丸(《丹溪心法》)

　　　山楂　六神曲　半夏　茯苓　陈皮　连翘　莱菔子

保元汤(《博爱心鉴》)

　　　人参　黄芪　肉桂　甘草　生姜

碧玉散(《伤寒直格》)

　　　滑石　甘草　青黛

鳖甲煎丸(《金匮要略》)

　　　鳖甲　乌扇　黄芩　柴胡　鼠妇　干姜　大黄　芍药　桂枝　葶苈子

　　　石韦　厚朴　丹皮　瞿麦　紫葳　半夏　人参　䗪虫　阿胶　蜂房

　　　赤硝　蜣螂　桃仁

补肺汤(《永类钤方》)

　　　人参　黄芪　熟地　五味子　紫菀　桑白皮

补肝汤(《金匮翼》)

　　　干地黄　白芍　当归　陈皮　川芎　甘草

补气汤(《医学集成》)

　　　黄芪　白术　人参　茯苓　薏苡仁　半夏　肉桂　甘草

补阳还五汤(《医林改错》)

　　当归尾　川芎　黄芪　桃仁　地龙　赤芍　红花

补中益气汤(《脾胃论》)

　　人参　黄芪　白术　甘草　当归　陈皮　升麻　柴胡

不换金正气散(《太平惠民和剂局方》)

　　厚朴　藿香　甘草　半夏　苍术　陈皮　生姜　大枣

## C

蚕矢汤(《霍乱论》)

　　蚕沙　生苡仁　大豆黄　木瓜　川黄连　制半夏　黄芩　通草　焦

　　山栀　吴茱萸

苍耳散(《济生方》)

　　辛夷　苍耳子　白芷　薄荷　葱　茶

柴胡疏肝散(《景岳全书》)

　　陈皮　柴胡　枳壳　芍药　炙甘草　香附　川芎

柴胡枳桔汤(《重订通俗伤寒论》)

　　柴胡　黄芩　半夏　枳壳　桔梗　生姜　大枣　陈皮　茶

柴平汤(《景岳全书》)

　　柴胡　黄芩　人参　半夏　甘草　陈皮　苍术　厚朴　生姜　大枣

柴陷汤(《医学入门》)

　　柴胡　黄芩　半夏　人参　黄连　瓜蒌　甘草　生姜　大枣

菖蒲益智丸(《备急千金要方》)

　　菖蒲　远志　人参　桔梗　牛膝　桂心　茯苓　附子

菖蒲郁金汤(《温病全书》)

　　石菖蒲　郁金　炒栀子　鲜竹叶　丹皮　连翘　灯心　木通　淡竹

　　沥　紫金片

磁朱丸(《备急千金要方》)

　　神曲　磁石　朱砂

# D

大补元煎(《景岳全书》)

　　人参　炒山药　熟地　杜仲　枸杞子　当归　山萸肉　炙甘草

大补阴丸(《丹溪心法》)

　　黄柏　知母　熟地　龟板　猪脊髓　蜂蜜

大承气汤(《伤寒论》)

　　大黄　厚朴　枳实　芒硝

黛蛤散(《卫生鸿宝》)

　　青黛　煅蛤粉

导赤散(《小儿药证直诀》)

　　生地　甘草　木通　淡竹叶

丹参饮(《时方歌括》)

　　丹参　檀香　砂仁

单仙遗粮丸(《医学入门》)

　　土茯苓

当归六黄汤(《兰室秘藏》)

　　当归　生地黄　熟地黄　黄连　黄芩　黄柏　黄芪

当归龙荟丸(《丹溪心法》)

　　当归　龙胆草　栀子　黄连　黄芩　黄柏　大黄　芦荟　木香

　　麝香

当归四逆汤(《伤寒论》)

　　当归　桂枝　芍药　细辛　炙甘草　大枣　通草

涤痰汤(《济生方》)

　　制半夏　制南星　陈皮　枳实　茯苓　人参　石菖蒲　竹茹　甘草

　　生姜　大枣

独参汤(《景岳全书》)

　　人参

# E

二陈平胃散(《脉因证治》)

　　半夏　茯苓　陈皮　甘草　苍术　川朴

二陈汤(《太平惠民和剂局方》)

　　半夏　橘红　茯苓　炙甘草　生姜　乌梅

二至丸(《医方集解》)

　　女贞子　旱莲草

# F

防己黄芪汤(《金匮要略》)

　　防己　黄芪　白术　甘草　生姜　大枣

茯苓四逆汤(《伤寒论》)

　　茯苓　人参　附子　炙甘草　干姜

茯苓杏仁甘草汤(《金匮要略》)

　　茯苓　杏仁　甘草

茯苓饮(《外台秘要》)

　　茯苓　人参　白术　枳实　橘皮　生姜

茯神散(《普济本事方》)

　　茯神　熟干地黄　白芍药　川芎　当归　茯苓　桔梗　远志　人参
　　灯心草　大枣

附子理中丸(《太平惠民和剂局方》)

　　炮附子　人参　白术　干姜　炙甘草

复元活血汤(《医学发明》)

　　柴胡　栝楼根　当归　红花　甘草　穿山甲　大黄　桃仁

# G

高良姜汤(《备急千金要方》)

　　高良姜　厚朴　当归　桂心

甘露消毒丹(《医效秘传》)

    滑石　茵陈　黄芩　石菖蒲　川贝母　木通　藿香　射干　连翘

    薄荷　白蔻仁

甘麦大枣汤(《金匮要略》)

    甘草　小麦　大枣

葛根芩连汤(《伤寒论》)

    葛根　炙甘草　黄芩　黄连

栝楼薤白半夏汤(《金匮要略》)

    栝楼实　薤白　半夏　白酒

栝楼薤白白酒汤(《金匮要略》)

    栝楼实　薤白　白酒

归脾汤(《正体类要》)

    白术　茯神　黄芪　龙眼肉　酸枣仁　人参　木香　甘草　当归

    远志　生姜　大枣

龟鹿二仙胶(《医便》)

    鹿角　龟板　人参　枸杞子

桂枝甘草龙骨牡蛎汤(《伤寒论》)

    桂枝　炙甘草　龙骨　牡蛎

桂枝甘草汤(《伤寒论》)

    桂枝　甘草

桂枝加附子汤(《伤寒论》)

    桂枝　芍药　炙甘草　生姜　大枣　炮附子

桂枝加葛根汤(《伤寒论》)

    葛根　麻黄　芍药　生姜　炙甘草　大枣　桂枝

桂枝加桂汤(《伤寒论》)

    桂枝　芍药　生姜　炙甘草　大枣

桂枝加龙骨牡蛎汤(《金匮要略》)

    桂枝　芍药　生姜　大枣　龙骨　牡蛎　甘草

桂枝汤(《伤寒论》)

    桂枝　芍药　炙甘草　生姜　大枣

# H

还少丹(《医方集解》)

熟地 枸杞子 山茱萸 肉苁蓉 巴戟天 小茴香 杜仲 怀牛膝
楮实子 茯苓 山药 大枣 菖蒲 远志 五味子 盐 酒

蒿芩清胆汤(《重订通俗伤寒论》)

青蒿 淡竹茹 半夏 赤茯苓 黄芩 枳壳 陈皮 碧玉散(滑石
甘草 青黛)

化痰蠲晕方(路志正经验方)

丹皮 栀子 白芍 青皮 陈皮 泽泻 土贝母

化浊祛湿方(路志正经验方)

茯苓 藿香 茵陈 炒杏仁 厚朴 枳实 苏梗 荷梗 郁金 滑石
甘草

黄连阿胶汤(《伤寒论》)

黄连 黄芩 芍药 鸡子黄 阿胶

黄连温胆汤(《六因条辨》)

半夏 陈皮 茯苓 甘草 枳实 竹茹 黄连 大枣

黄连竹茹橘皮半夏汤(《温热经纬》)

橘皮 竹茹 黄连 半夏

黄芪桂枝五物汤(《金匮要略》)

黄芪 芍药 桂枝 生姜 大枣

黄芪建中汤(《金匮要略》)

黄芪 桂枝 炙甘草 大枣 芍药 生姜 饴糖

藿朴夏苓汤(《医原》)

藿香 川朴 姜半夏 赤苓 杏仁 生苡仁 白蔻仁 猪苓 淡豆豉
泽泻

藿香正气散(《太平惠民和剂局方》)

藿香 厚朴 苏叶 陈皮 大腹皮 白芷 茯苓 白术 半夏曲
桔梗 甘草 生姜 大枣

# J

济生肾气丸(《济生方》)

  附子 车前子 山茱萸 山药 丹皮 牛膝 熟地黄 肉桂 茯苓 泽泻

加味(丹栀)逍遥散(《校注妇人良方》)

  丹皮 栀子 当归 白芍 柴胡 茯苓 白术 甘草

交泰丸(《韩氏医通》)

  黄连 肉桂

桔梗汤(《伤寒论》)

  桔梗 甘草

荆防四物汤(《张皆春眼科证治》)

  荆芥 防风 酒生地 当归 白芍 川芎

金铃子散(《太平圣惠方》)

  金铃子 延胡索

金水六君煎(《景岳全书》)

  当归 茯苓 半夏 熟地黄 陈皮 炙甘草

九龙丹(《外科正宗》)

  儿茶 血竭 乳香 没药 巴豆 木香

橘枳姜汤(《金匮要略》)

  橘皮 枳实 生姜

# K

开心散(《备急千金要方》)

  菖蒲 远志 人参 茯苓

# L

来复汤(《医学衷中参西录》)

  萸肉 生龙骨 生牡蛎 生杭芍 野台参 炙甘草

理中丸(《伤寒论》)

    人参　干姜　炙甘草　白术

利水消癥方(路志正经验方)

    西洋参　桂枝　防己　石菖蒲　茯苓　炒枳实　葶苈子　桑白皮
    杏仁　鳖甲　山药　蝼蛄粉

连朴饮(《霍乱论》)

    黄连　厚朴　石菖蒲　制半夏　芦根　栀子　香豉

良附丸(《良方集腋》)

    高良姜　香附　生姜　盐

苓甘五味姜辛汤(《金匮要略》)

    茯苓　甘草　干姜　细辛　五味子

苓桂术甘汤(《伤寒论》)

    茯苓　桂枝　白术　炙甘草

羚角钩藤汤(《通俗伤寒论》)

    羚羊角　桑叶　川贝　鲜生地　钩藤　菊花　白芍　甘草　鲜竹茹
    茯神

六君子汤(《医学正传》)

    人参　炙甘草　茯苓　白术　陈皮　制半夏　生姜　大枣

六味地黄丸(《小儿药证直诀》)

    熟地黄　山药　茯苓　丹皮　泽泻　山茱萸

六一散(《黄帝素问宣明论方》)

    滑石　甘草

# M

麻黄附子细辛汤(《伤寒论》)

    麻黄　细辛　炮附子

木防己汤(《金匮要略》)

    木防己　石膏　桂枝　人参

木土和合汤(路志正经验方)

    党参　柴胡　黄芩　佛手　郁金　炒枳实　炒白芍　炙甘草　生姜
    大枣

## N

暖肝煎(《景岳全书》)

　　肉桂　小茴香　茯苓　乌药　枸杞子　当归　沉香　生姜

## P

平胃散(《太平惠民和剂局方》)

　　苍术　厚朴　橘皮　甘草　生姜　大枣

## Q

七成汤(《温疫论》)

　　补骨脂　熟附子　五味子　茯苓　人参　炙甘草

杞菊地黄丸(《麻疹全书》)

　　生地　山茱萸　茯苓　山药　丹皮　泽泻　枸杞子　菊花

潜阳丹(《医理真传》)

　　砂仁　炙附子　龟板　甘草

清胃散(《脾胃论》)

　　生地　当归　丹皮　黄连　升麻

清心莲子饮(《太平惠民和剂局方》)

　　黄芩　麦冬　地骨皮　车前子　炙甘草　石莲肉　茯苓　黄芪
　　人参

清震汤(《素问病机气宜保命集》)

　　升麻　苍术　荷叶

## R

人参汤(《金匮要略》)

　　人参　干姜　白术　炙甘草

## S

三才封髓丹(《医学发明》)

　　天冬　熟地　人参　黄柏　砂仁　炙甘草

三仁汤(《温病条辨》)

  杏仁 飞滑石 白通草 白蔻仁 竹叶 厚朴 生薏仁 半夏

三子养亲汤(《韩氏医通》)

  苏子 白芥子 莱菔子

桑白皮汤(《古今医统大全》)

  桑白皮 半夏 苏子 杏仁 贝母 黄芩 黄连 山栀

沙参麦冬汤(《温病条辨》)

  沙参 麦冬 玉竹 桑叶 甘草 天花粉 生扁豆

芍药甘草汤(《伤寒论》)

  白芍 炙甘草

肾气丸(《金匮要略》)

  干地黄 山药 山茱萸 泽泻 茯苓 丹皮 桂枝 炮附子

升降散(《伤寒瘟疫条辨》)

  大黄 僵蚕 蝉蜕 姜黄

升陷汤(《医学衷中参西录》)

  黄芪 知母 柴胡 桔梗 升麻

升阳益胃汤(《内外伤辨惑论》)

  黄芪 半夏 人参 炙甘草 独活 防风 白芍 羌活 橘皮 茯苓
  柴胡 泽泻 白术 黄连 生姜 大枣

参附汤(《正体类要》)

  人参 炮附子

参附养荣汤(《温疫论》)

  当归 白芍 生地 人参 炮附子 干姜

生脉散(《医学启源》)

  人参 麦冬 五味子

失笑散(《太平惠民和剂局方》)

  蒲黄 五灵脂

十味温胆汤(《世医得效方》)

  半夏 枳实 陈皮 茯苓 酸枣仁 远志 五味子 熟地 条参
  甘草 生姜 大枣

四君子汤(《太平惠民和剂局方》)

　　人参　白术　茯苓　甘草

四妙勇安汤(《验方新编》)

　　金银花　玄参　当归　甘草

四逆加人参汤(《伤寒论》)

　　炙甘草　附子　干姜　人参

四逆散(《伤寒论》)

　　柴胡　芍药　枳实　炙甘草

四逆汤(《伤寒论》)

　　附子　干姜　炙甘草

四神丸(《证治准绳》)

　　补骨脂　肉豆蔻　吴茱萸　五味子　生姜　大枣

四物汤(《太平惠民和剂局方》)

　　当归　白芍　川芎　熟地黄

苏合香丸(《太平惠民和剂局方》)

　　白术　青木香　犀角　香附　朱砂　诃子　檀香　安息香　沉香

　　麝香　丁香　荜茇　苏合香油　薫陆香　龙脑

酸枣仁汤(《金匮要略》)

　　酸枣仁　知母　茯苓　川芎　甘草

## T

桃红四物汤(《医宗金鉴》)

　　桃仁　红花　当归　赤芍　熟地　川芎

桃仁承气汤(《温病条辨》)

　　桃仁　大黄　芒硝　当归　芍药　丹皮

天麻钩藤饮(《杂病证治新义》)

　　天麻　钩藤　生石决明　川牛膝　桑寄生　杜仲　山栀　黄芩

　　益母草　茯苓　夜交藤

天王补心丹(《校注妇人良方》)

　　人参　玄参　丹参　茯苓　五味子　远志　桔梗　当归　天冬
　　麦冬　柏子仁　酸枣仁　生地黄　朱砂

调胃承气汤(《伤寒论》)

　　大黄　芒硝　炙甘草

葶苈大枣泻肺汤(《金匮要略》)

　　葶苈子　大枣

通窍活血汤(《医林改错》)

　　赤芍　川芎　桃仁　红花　麝香　老葱　鲜姜　大枣　酒

# W

胃苓汤(《丹溪心法》)

　　茯苓　苍术　陈皮　白术　肉桂　泽泻　猪苓　厚朴　甘草　生姜
　　大枣

温胆汤(《三因极一病证方论》)

　　半夏　竹茹　枳实　陈皮　甘草　茯苓　生姜　大枣

温经汤(《金匮要略》)

　　吴茱萸　当归　芍药　川芎　人参　桂枝　阿胶　丹皮　生姜　甘
　　草　半夏　麦冬

五苓散(《伤寒论》)

　　桂枝　白术　茯苓　猪苓　泽泻

# X

香砂六君子汤(《古今名医方论》)

　　木香　砂仁　陈皮　半夏　党参　白术　茯苓　甘草

香苏散(《太平惠民和剂局方》)

　　香附　紫苏叶　陈皮　甘草

仙遗粮汤(《外科正宗》)

　　土茯苓　防风　荆芥　川芎　当归　天花粉　金银花　白蒺藜
　　薏苡仁　威灵仙　栀子　黄连　连翘　葛根　白芷　黄芩　甘草

逍遥散(《太平惠民和剂局方》)

　　柴胡　白术　白芍　当归　茯苓　甘草　薄荷　煨姜

小半夏加茯苓汤(《金匮要略》)

　　半夏　生姜　茯苓

小柴胡汤(《伤寒论》)

　　柴胡　黄芩　人参　炙甘草　生姜　大枣　半夏

小建中汤(《伤寒论》)

　　桂枝　生姜　芍药　饴糖　炙甘草　大枣

小青龙汤(《伤寒论》)

　　麻黄　桂枝　芍药　甘草　干姜　细辛　半夏　五味子

小陷胸汤(《伤寒论》)

　　黄连　半夏　栝楼实

泻白散(《小儿药证直诀》)

　　地骨皮　桑白皮　炙甘草　粳米

燮更方(路志正经验方)

　　仙灵脾　肉苁蓉　巴戟天　熟地　山萸肉　盐知母　盐黄柏　肉桂
　　丹参　半夏　枳实　益母草　生龙骨　生牡蛎

泻黄散(《小儿药证直诀》)

　　藿香　栀子　石膏　防风　甘草

泻青丸(《小儿药证直诀》)

　　当归　龙胆　川芎　山栀　大黄　羌活　防风

宣痹汤(《温病条辨》)

　　防己　杏仁　连翘　滑石　薏苡仁　半夏　蚕沙　赤小豆皮　栀子

旋覆花汤(《金匮要略》)

　　旋覆花　葱　新绛

血府逐瘀汤(《医林改错》)

　　当归　生地黄　桃仁　红花　枳壳　赤芍药　柴胡　甘草　桔梗
　　川芎　牛膝

## Y

阳和汤(《外科证治全生集》)

　　熟地黄　麻黄　鹿角胶　白芥子　肉桂　甘草　炮姜炭

养心汤(《证治准绳》)

　　黄芪　茯苓　茯神　当归　川芎　炙甘草　半夏曲　柏子仁　酸枣仁
　　远志　五味子　人参　肉桂

养胃汤(《万病回春》)

　　香附　砂仁　木香　枳实　白术　茯苓　半夏　陈皮　白豆蔻
　　藿香　厚朴　炙甘草

一贯煎(《柳州医话》)

　　沙参　麦冬　当归　生地黄　枸杞子　川楝子

异功散(《小儿药证直诀》)

　　人参　茯苓　白术　陈皮　甘草　生姜　大枣

抑木和中汤(《医醇賸义》)

　　蒺藜　郁金　青皮　广皮　苍术　厚朴　当归　茯苓　白术　木香
　　砂仁　佛手　白檀香

益气聪明汤(《东垣试效方》)

　　黄芪　甘草　芍药　黄柏　人参　升麻　葛根　蔓荆子

益胃汤(《温病条辨》)

　　沙参　麦冬　生地　玉竹　冰糖

银翘散(《温病条辨》)

　　金银花　连翘　桔梗　薄荷　牛蒡子　竹叶　荆芥穗　豆豉　甘草
　　鲜芦根

右归丸(《景岳全书》)

　　熟地黄　山药　山茱萸　枸杞子　杜仲　菟丝子　附子　肉桂
　　当归　鹿角胶

右归饮(《景岳全书》)

　　熟地　山药　枸杞子　山茱萸　炙甘草　肉桂　杜仲　制附子

玉屏风散(《世医得效方》)

　　黄芪　白术　防风

越鞠丸(《丹溪心法》)

　　川芎　苍术　香附　神曲　栀子

# Z

泽泻汤(《金匮要略》)

泽泻　白术

珍珠母丸(《普济本事方》)

珍珠母　酸枣仁　柏子仁　龙齿　当归　熟地　人参　茯神　沉香

犀角　辰砂　金银花　薄荷

真武汤(《伤寒论》)

炮附子　白术　茯苓　芍药　生姜

镇阴煎(《景岳全书》)

熟地　牛膝　炙甘草　泽泻　肉桂　制附子

知柏地黄汤(《医宗金鉴》)

熟地　山茱萸　山药　泽泻　茯苓　丹皮　知母　黄柏

知柏天地煎(《症因脉治》)

知母　黄柏　天门冬　生地黄

栀子豉汤(《伤寒论》)

栀子　香豉

枳实薤白桂枝汤(《金匮要略》)

枳实　厚朴　薤白　桂枝　栝楼实

枳术丸(《脾胃论》)

枳实　白术　荷叶

至宝丹(《太平惠民和剂局方》)

朱砂　麝香　安息香　金箔　银箔　犀角　牛黄　琥珀　雄黄

玳瑁　龙脑

炙甘草汤(《伤寒论》)

炙甘草　人参　桂枝　生姜　阿胶　生地黄　麦冬　火麻仁　大枣

朱砂安神丸(《内外伤辨惑论》)

朱砂　黄连　炙甘草　生地　当归

猪苓汤(《伤寒论》)

猪苓　茯苓　泽泻　阿胶　滑石

竹茹温胆汤(《扶寿精方》)

柴胡　枳实　半夏　竹茹　陈皮　茯苓　桔梗　香附　甘草　人参
麦门冬　黄连　生姜　大枣

竹叶石膏汤(《伤寒论》)

竹叶　石膏　麦冬　人参　半夏　甘草　粳米

滋肾丸(《兰室秘藏》)

黄柏　知母　肉桂

紫雪丹(《太平惠民和剂局方》)

寒水石　石膏　滑石　磁石　朱砂　玄参　羚羊角　犀角　丁香
麝香　升麻　沉香　青木香　甘草　朴硝　硝石

左归丸(《景岳全书》)

熟地黄　山药　山茱萸　菟丝子　枸杞子　川牛膝　鹿角胶
龟板胶

左归饮(《景岳全书》)

熟地　山药　枸杞子　炙甘草　茯苓　山茱萸

左金丸(《丹溪心法》)

黄连　吴茱萸

(陈了一整理)

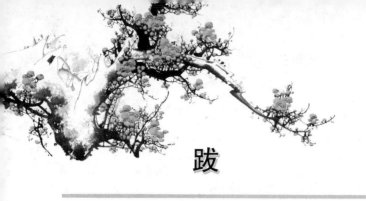

# 跋

　　中医心病是一个古老的疾病,在《黄帝内经》《难经》和《伤寒论》《金匮要略》中都有记载。张仲景谓"阳微阴弦",以温通化痰为治的栝蒌薤白白酒汤、栝蒌薤白半夏汤、枳实薤白桂枝汤,以温中补虚为治的人参汤、以益气养阴为治的炙甘草汤,都开心病辨治之先河,而流传至今。中医心病也是现代临床常见多发疾病,但与2000年前的《黄帝内经》时代和1000多年前的仲景时代相比,心病的病因病机和证候特征都发生了很大的变化,这是对现代中医提出的挑战。

　　1973年我由当时的卫生部中医司调入中医研究院(现中国中医科学院)广安门医院,到以收治心肺疾病为主的内三科工作。这一时期正是我国结束了"十年动乱",开始迎来改革开放,发展经济的时期。伴随国民经济的迅速发展,中国人的饮食结构、起居习惯、生活节奏都在悄然发生变化。与过去相比,富含高蛋白、高脂肪的油腻肥甘之品,成为百姓餐桌上最常见,最受欢迎的美味。由于经济的发展,过去许多由人力完成的工作都可由机械替代完成,人们的体力活动明显减少。由于经济发展的需要,工作和生活节奏越来越快,人们的脑力活动增加,心理负荷越来越重。虽然种种原因已导致现代临床心病病因病机和证候发生了变化,但那时还没有深刻认识到这一点,只是通过一些病例得到启示,有了初步的感受,后通过长期临床观察体悟、科研调查和研究,才上升到理性和系统的认识。

　　这一时期疾病的主要变化是过去很多由营养不良、卫生条件差、医疗水平跟不上所致的病种渐渐减少，而由于过食、过逸和过度思虑的现代病、都市病、"富态"病，正在快速增多。当时我国是继欧美等发达国家之后，高血脂、高血压、冠心病等与饮食和生活方式相关性疾病明显高发的国家，这种疾病谱的改变，引起现代医学研究的重视。其中根据对活血化瘀这一古代中医传统方法的现代实验的研究结果，将其创造性地应用于现代冠心病的治疗，取得令人瞩目的成果，使活血化瘀法治疗冠心病，渐渐成为中医临床的主流。后来随着对此类疾病病因病机的深入认识和研究，对其临床表现多样性的观察积累，逐渐看到气滞血瘀、气虚血瘀、痰瘀互阻等也是常见的致病因素，随后行气化瘀、益气活血、化痰通瘀等成为新的辨治理念，但缺少中医的辨证论治是临床中最大的误区。

　　1976 年的一个病例让我感触颇深。一位患者因冠心病先后反复多次住院，有时出院不到一周就又住进医院，使用了当时所有的中西药物仍不能完全缓解，后请我会诊，患者自诉胸中憋闷痞满，不思饮食，望之舌淡，苔厚腻，切之脉细小滑。这是痰湿中阻的表现，因为湿阻中焦，导致气机升降失常，于是给患者开了一张化痰祛湿、健脾和胃、调畅气机的处方，服药三天后病情缓解，一周出院，此后未再复发住院。

　　另一个印象深刻的病例是在 1998 年 9 月 10 日。一位患者从新疆到北京求医，55 岁，男性，是新疆当地的维吾尔族干部。心前区呈阵发性疼痛半年，每次疼痛持续约 1~3 分钟，伴胸闷气短，心慌心悸，平素四肢乏力，腹胀便稀，问其饮食生活习惯，知其生活在高寒地区长期多以牛羊肉为主食。望舌黯淡、苔白腻，切脉沉细。心电图诊断：窦性心律，ST-T 改变，心肌缺血。这是痰瘀阻滞，心脉不通的证候，给予芳香化浊，涤痰祛瘀的处方服药 2 个月，症状基本消失，心电图 ST-T 改变明显好转。随访 3 年，偶有心前区疼痛不适，继续服上方仍有效，且病情稳定改善。后来当时跟我学习的一位进修医生以"路志正老中医芳香化浊治疗心绞痛经验"为题目，将这个病例发表在《新疆中医药》杂志上。

带着这些病例对心中产生的触动，重温经典。《金匮要略·胸痹心痛短气病脉证治》篇中的栝蒌薤白白酒汤、栝蒌薤白半夏汤、枳实薤白桂枝汤、人参汤等都是从痰入手，从脾胃入手治疗胸痹心痛的方剂。《黄帝内经》将心痛分为肝心痛、肺心痛、脾心痛、胃心痛、肾心痛，及真心痛。由于这些启示和理论支持，又可能因自己出生在河北藁城，初入医道时，无不深受脾胃大家李东垣著作的影响，遂萌发了对中焦脾胃与胸痹关系的兴趣。1981年按照医院的安排，我牵头组建了中医内科研究室，为这一探索提供了契机和条件。在20世纪80~90年代，我带研究生开始以调理脾胃治疗胸痹为研究方向，进行流行病学调查、临床观察和临床经验的总结。这些研究工作的成果厘清和明确了不良饮食及不良生活习惯与脾胃的关系、与心病的关系；进一步揭示了湿、浊、痰、瘀等与胸痹之间的关系、脾胃与心病的关系，以及认识到调理脾胃也是胸痹辨治中不可忽视的一环和重要方法。

随后我们出版了《实用中医心病学》《中医湿病证治学》等专著，期间完成了多项课题，从临床和实验系统深入探讨健脾祛湿化浊在胸痹，及现代临床高血脂治疗中的作用等。通过30多年的不断探索和积累，逐渐形成了调理脾胃的临床特色。在本书正文中阐述了这样的理念和我们的临床经验，在附录中也详细呈现了这些学术观点和思想的形成过程与脉络。

中医心病的概念源远流长，含义甚广。心主血脉，亦主神明，脾胃位于中焦，为人体气机升降之枢纽，执中央运四旁，东垣谓"内伤脾胃，百病由生"。脾胃失和，除可夹食、夹滞、夹湿、夹痰、夹瘀，导致各种疾病，亦可因升降失常，导致五脏失调，气血失和，变生多证。人是有机整体，五脏失调亦可致心病，是谓心病病位在心，但不止于心,尤其是脾胃运化功能和气机升降功能失司,也是引发心病不可忽视的原因。

中医心病及调理脾胃在心病治疗中的应用,是我从 20 世纪 70 年代以来,开始思考和探索的临床问题,后来慢慢系统化。经过几十年不懈的叩问、思考和实践,光阴似箭,岁月留痕,一条条涓涓细流,已渐汇成河。

在《路志正医学丛书》最后一本分册《路志正中医心病学》付梓之际,要感谢我的家人,感谢我的团队,包括子女、学生、弟子及再传弟子的积极参与和付出!

最后,对中国中医科学院广安门医院的各级领导和部门给予的大力支持和帮助,表示由衷的感谢,并致以崇高的敬意!

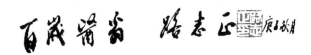